宁夏医科大学史

（2008—2018）

马林 孙涛 主编

黄河出版传媒集团

宁夏人民出版社

图书在版编目(CIP)数据

宁夏医科大学史:2008-2018 / 马林,孙涛主编. —银川:宁夏人民出版社,2018.8

ISBN 978-7-227-06934-8

Ⅰ.①宁… Ⅱ.①马… ②孙… Ⅲ.①宁夏医科大学—校史—2008-2018 Ⅳ.①R-40

中国版本图书馆 CIP 数据核字(2018)第 190760 号

宁夏医科大学史(2008—2018)　　　　　　　马 林　孙 涛　主编

责任编辑　赵学佳　杨　皎
责任校对　闫金萍
封面设计　魏　佳
责任印制　肖　艳

黄河出版传媒集团
宁夏人民出版社　出版发行

地　　址　宁夏银川市北京东路 139 号出版大厦　(750001)
网　　址　http://www.yrpubm.com
网上书店　http://www.hh-book.com
电子信箱　nxrmcbs@126.com
邮购电话　0951-5052104　5052106
经　　销　全国新华书店
印刷装订　宁夏凤鸣彩印广告有限公司
印刷委托书号　(宁)0010388

开本　787 mm × 1092 mm　1/16
印张　19.5　　字数　350 千字
版次　2018 年 8 月第 1 版
印次　2018 年 8 月第 1 次印刷
书号　ISBN 978-7-227-06934-8
定价　48.00 元

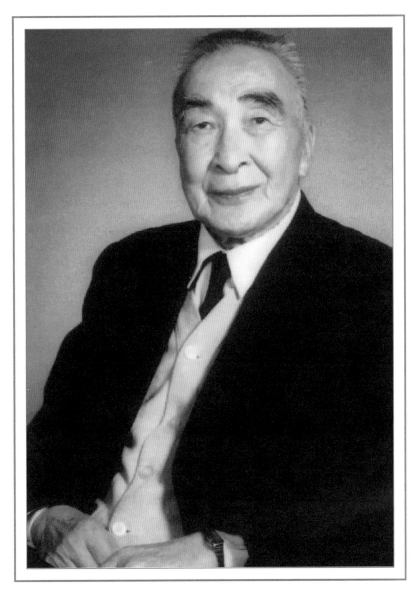

　　陈应谦（1911—2006 年），我国著名医学教育家，江苏省吴江县人。1939 年 9 月参加八路军。1939 年至 1960 年，先后任延安医大教员兼系主任、中国医科大学副校长兼附属医院院长、人民卫生出版社副社长兼总编辑等。1961 年至 1980 年，先后任宁夏大学副校长兼医学系主任，宁夏医学院院长、党委副书记。1980 年至 1984 年任北京第二医学院（现首都医科大学）院长、党委副书记。

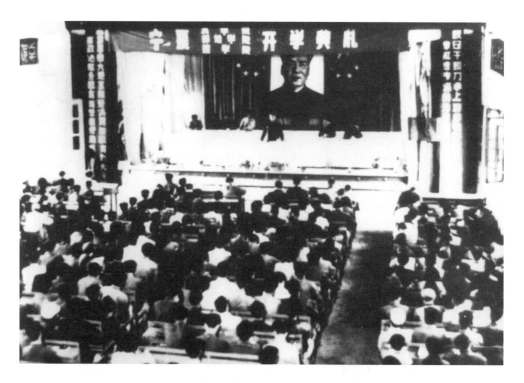

1958 年 9 月 15 日，宁夏医学院、宁夏师范学院和宁夏农学院共同举行开学典礼

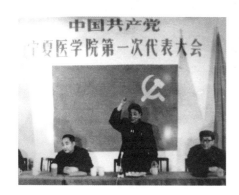

1981 年 2 月，中国共产党宁夏医学院第一次代表大会召开

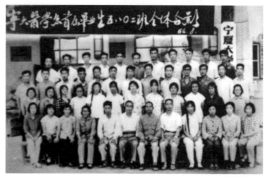

学校首届毕业生——五八〇二班合影

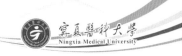

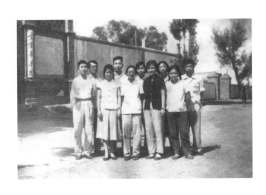

20 世纪 60 年代初期，学校借银川卫戍区司令部（现自治区人民政府对面）办学时部分教师合影

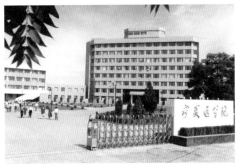

20 世纪 90 年代学校大门

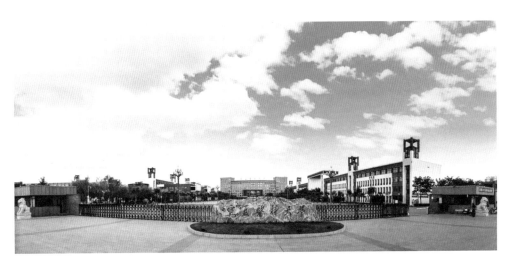

2017 年 7 月，学校雁湖校区建成投入使用

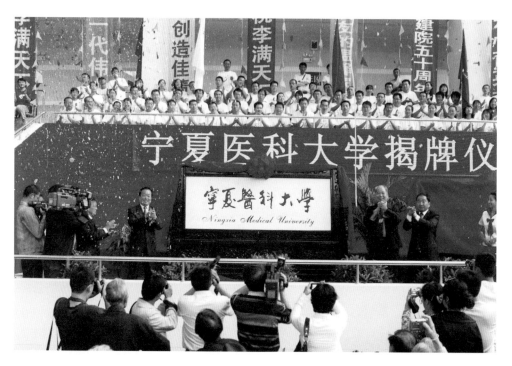

2008年9月6日，学校更名宁夏医科大学暨建校50周年庆典

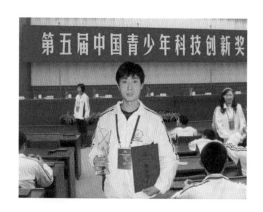

2008年11月，廉鹏同学获得第五届中国青少年科技创新奖

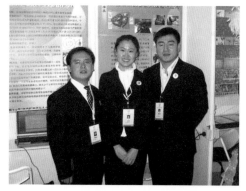

2009年10月，梁青同学（中）获得第十一届"挑战杯"全国大学生课外学术科技作品竞赛二等奖

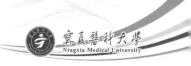

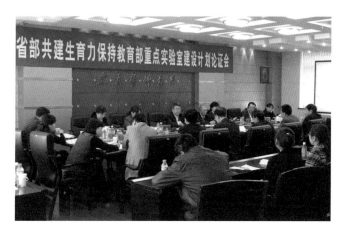

2010 年 2 月，"生育力保持重点实验室"获批省部共建教育部重点实验室建设立项

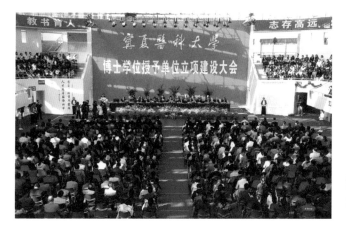

2010 年 3 月，学校举行博士学位授予单位立项建设大会

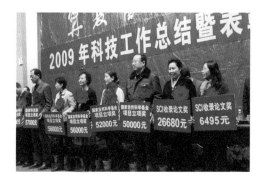

学校重奖科技工作者

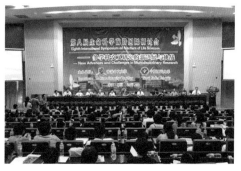

2010 年 8 月，第八届生命科学前沿国际研讨会在学校举行

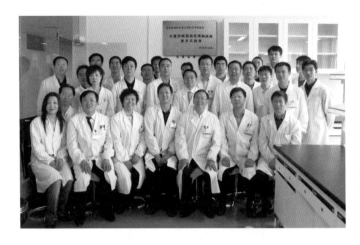

2010 年 9 月，"宁夏颅脑疾病重点实验室"获批为省部共建科技部重点实验室培育基地

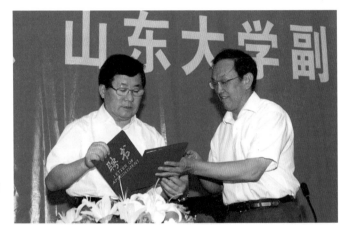

2010 年 12 月，学校双聘引进中国工程院张运院士

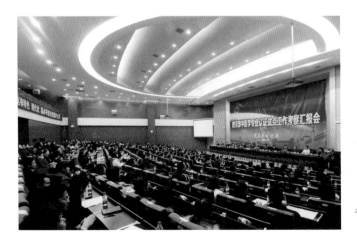

2010 年 12 月，中医学专业通过教育部专业认证

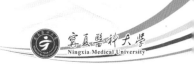

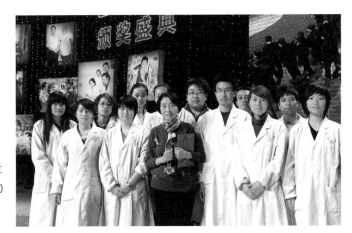

2011 年 2 月，陈树兰
教授当选"感动宁夏·2010
年度人物"

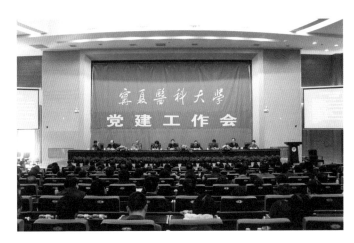

2011 年 3 月，学校实
施"塞上堡垒"党建工程

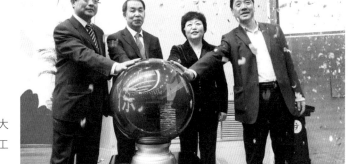

2011 年 4 月，山东大
学对口支援宁夏医科大学工
作启动

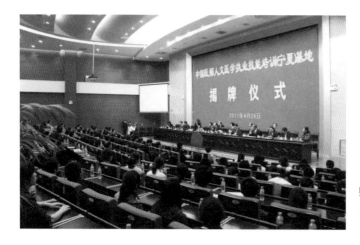

2011 年 4 月，中国医师人文医学执业技能培训（宁夏）基地落户学校

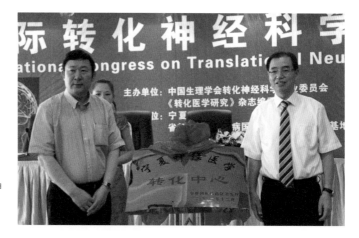

2012 年 7 月，宁夏神经医学转化中心成立

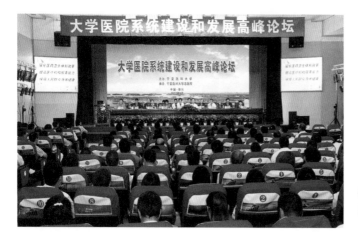

2012 年 8 月，学校举办"大学医院系统建设和发展高峰论坛"

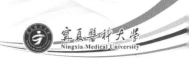

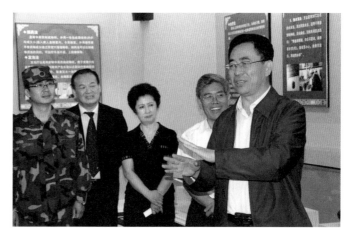

2012 年 9 月，自治区
党委书记张毅来校调研

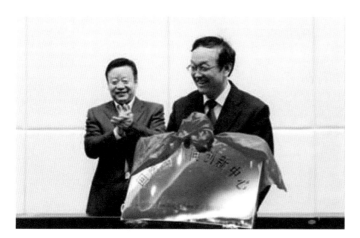

2012 年 9 月，宁夏回
医药协同创新中心成立

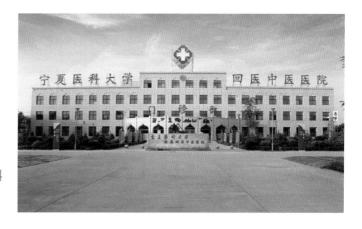

2012 年 9 月，宁夏医科
大学附属回医中医医院建成

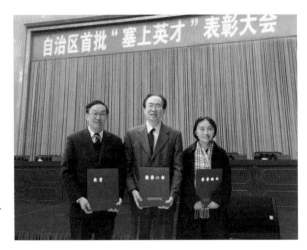

2013 年 2 月，孙涛、陈树兰、孔繁元荣获首批"塞上英才"

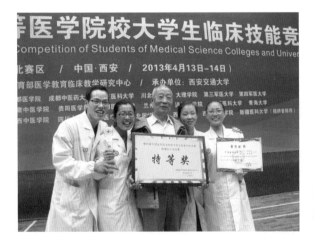

2013 年 4 月，宁医学子获得第四届全国高等医学院校大学生临床技能竞赛西南西北分区赛特等奖

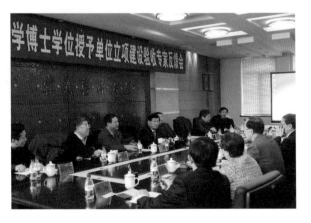

2013 年 7 月，临床医学、基础医学和公共卫生与预防医学三个一级学科获批博士学位授予点

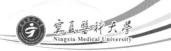

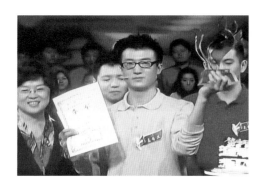

2013 年 9 月，姜希卫同学获得第十届海峡两岸知识竞赛全国季军

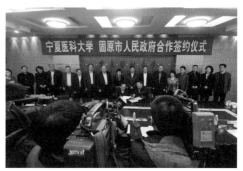

2013 年 12 月，学校与固原市政府签署合作协议

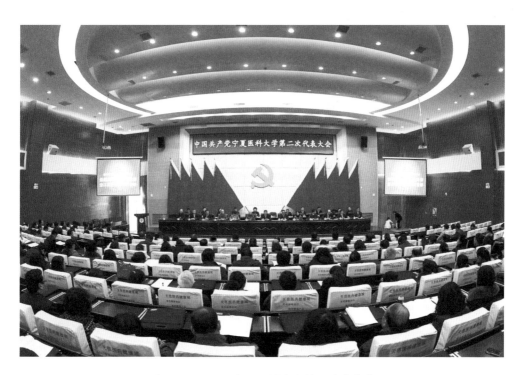

2014 年 1 月 13 日，宁夏医科大学第二次党代会召开

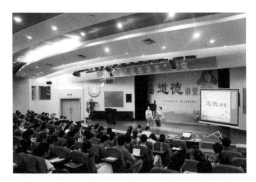

2014 年 6 月，学校开展道德讲堂巡讲

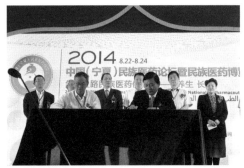

2014 年 8 月，学校与中国民族医药协会签署《创建宁夏医科大学回医药教育发展与科学研究院框架协议》

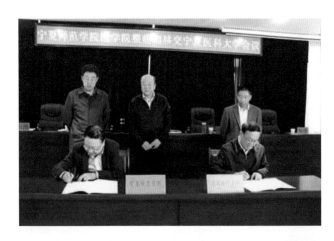

2014 年 10 月，宁夏师范学院医学院正式移交宁夏医科大学

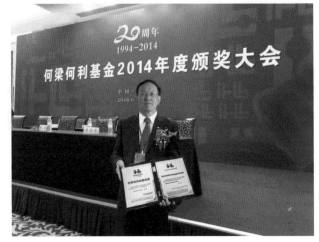

2014 年 10 月，孙涛校长荣获"何梁何利科学与技术创新奖"

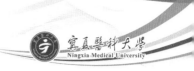
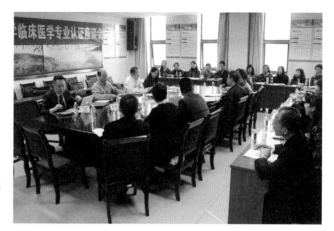

2014 年 11 月，临床医学专业通过教育部专业认证

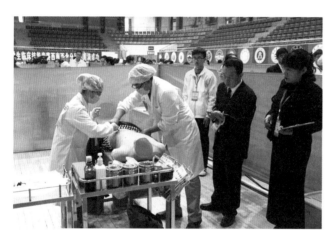

2015 年 4 月，学校承办第六届全国高等院校大学生临床技能竞赛西南西北分区赛

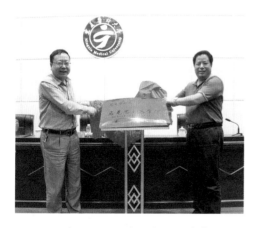

2015 年 5 月，马克思主义学院成立

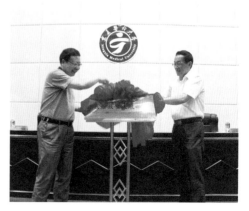

2015 年 7 月，教师教学发展中心成立

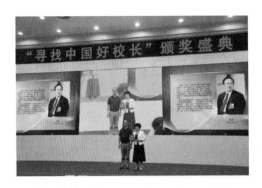

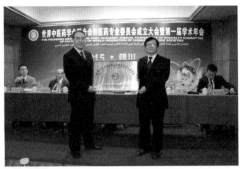

2015 年 8 月，孙涛校长荣获"中国好校长"荣誉称号

2015 年 9 月，世界中医药学会联合会回医药专业委员会成立

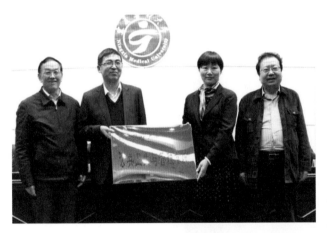

2015 年 10 月，实行大学院制改革，学校领导为新学院授牌

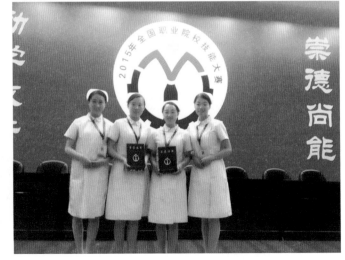

2015 年 11 月，学校学生荣获首届全国护理专业本科临床技能大赛团体三等奖

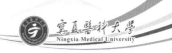

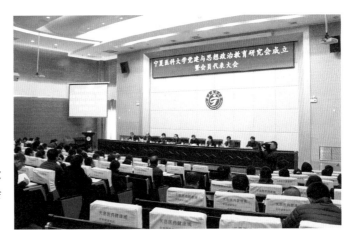

2015 年 11 月，学校党建与思想政治教育研究会成立

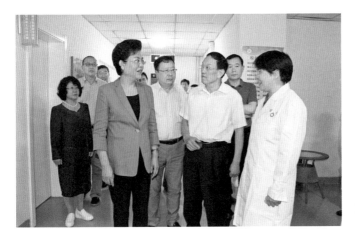

2016 年 7 月，自治区主席刘慧来学校调研

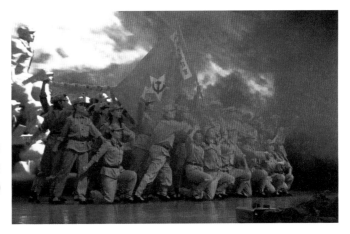

2016 年 6 月，学校举行庆祝建党 95 周年暨纪念中国工农红军长征胜利 80 周年活动

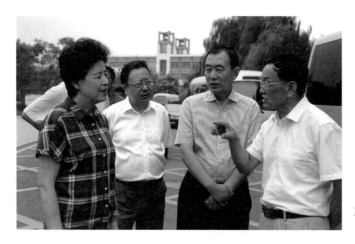

2016 年 8 月，自治区主席咸辉来校调研

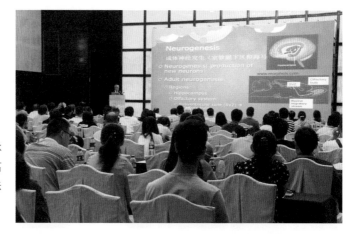

2016 年 7 月，学校承办 2016 年国际神经再生高峰论坛暨第十届亚太国际神经再生论坛

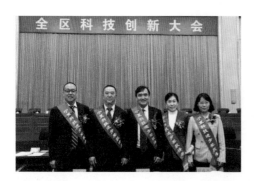

2016 年 11 月，学校科技成果取得新突破（2013—2015 年度自治区科技进步奖获奖者）

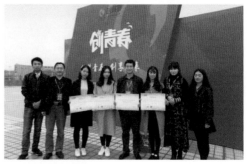

2016 年 11 月，学校在"创青春"全国创业大赛中喜获银奖、铜奖

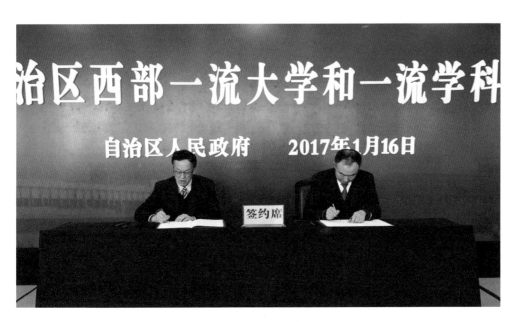

2017 年 1 月，签订一流学科建设目标责任书

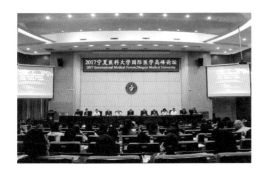

2017 年 9 月，学校举办国际医学高峰论坛

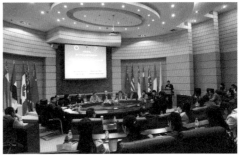

2017 年 10 月，亚太环境与健康论坛在学校举行

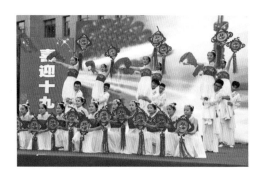

2017 年 10 月，学校举行"喜迎十九大同心共筑中国梦"文艺演出

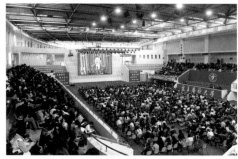

2017 年 10 月，学校师生集体收看十九大开幕会

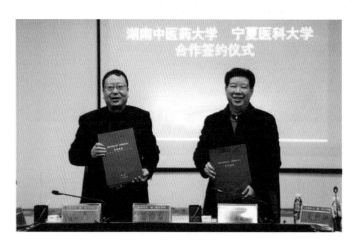

2017 年 12 月，学校与湖南中医药大学签署校际合作协议

2017 年 11 月，学校获全国医科院校研究生院联盟首届研究生临床能力（医学影像）竞赛三等奖

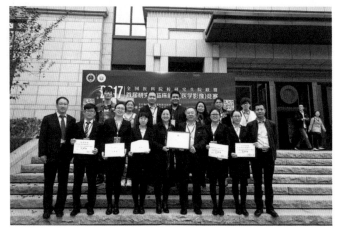

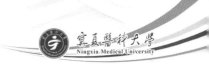

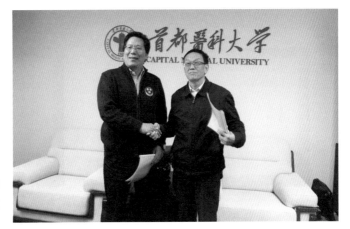

2018 年 1 月，学校与
首都医科大学续签合作协议

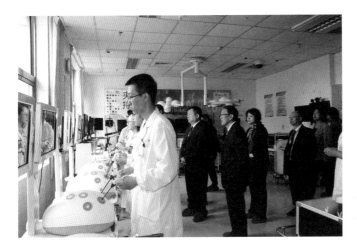

2018 年 4 月，教育部
专家组对学校本科教学工作
进行审核评估

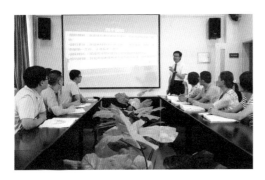

2018 年 4 月，人体解剖学教师团队被评
为全国高校"黄大年式教师团队"

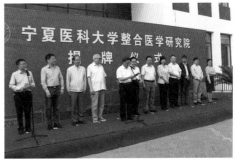

2018 年 5 月，宁夏医科大学整合医学
研究院成立，樊代明院士参加揭牌

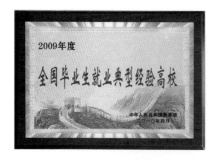

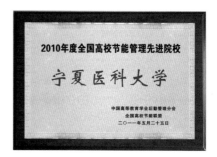

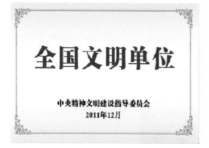

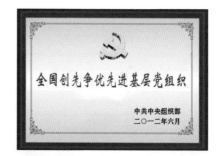

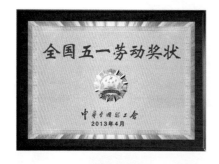

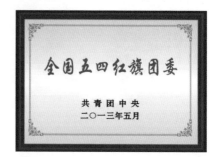

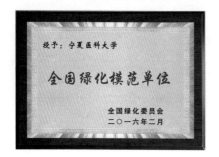

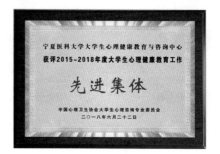

前　言

栉风沐雨，薪火相传；春华秋实，桃李芬芳。

2018 年，宁夏医科大学迎来了 60 周年华诞。60 年沧桑巨变，承载宁医人矢志不渝、开拓进取的奋斗足迹；60 年弦歌不辍，书写宁医人艰苦创业、砥砺前行的灿烂华章。宁医的历史是一部洒满汗水、开拓进取的奋斗史，是一部攻坚克难、追求卓越的发展史，是一部解放思想、与时俱进的创业史。

为了回顾历史，总结经验，振奋精神，开创未来，更好地传承、弘扬宁医精神，不断开创学校事业发展新局面。在《宁夏医学院史》（1958—2008）的基础上，学校决定续编《宁夏医科大学史》（2008—2018），全面记述 10 年来学校以人才培养为使命，抢抓机遇、深化改革，促进内涵发展所走过的不平凡的历程，反映广大师生员工凝心聚力、奋发有为、争创一流的精神风貌；展现学校在人才培养、科学研究、队伍建设、社会服务等方面取得的辉煌成就。

学为黔首而修，业为桑梓而立。10 年来，学校凝练了"修德济人，笃学精术"的校训精神；提出了"艰苦创业、自强不息，开放办学、内涵发展，强化特色、注重创新，全面提高教育质量和效益"的办学理念；传承着"艰苦奋斗、无私奉献"的宁医精神；形成了比较完善的学科专业体系、办学层次、办学特色和较为完善的大学医院系统，大学治理能力、文化建设水平和学校知名度不断提升。

10 年来，宁医发展的步伐坚定沉稳，铿锵有力。建成博士学位授权单位、跻身部委省共建高校行列、"双一流"建设稳步推进，校园面貌焕然一新，各项办学指标不断优化，核心竞争力和社会影响力显著提升，服务地方的能力明显增强。

近 10 年，是学校历史上发展最快、变化最大、取得成果最多的时期，是全体宁医人为之欣喜、倍感自豪的 10 年。这 10 年的发展，为学校打造"两个一流"（西部一流，有一流学科），建设西部地区有特色、现代化、高水平的医科大学打下了坚实的基础。

历史是最好的教科书。只有研究历史、铭记历史，才能把握当下，赢得未来，不断汲取前行的力量。宁医之所以在曲折前行中不断奋进，不断发展，崛起于西部地区，得益于先辈们矢志不渝、勇于担当的创业精神，得益于师生员工上下求索、脚踏实地的拼搏精神，也得益于社会各界、广大校友的亲切关怀、鼎力支持。60 年来，不管遇到多大困难，宁医人心中的梦想从未动摇，前进的步伐从未懈怠。

国以史为鉴，校以史明志。我们编史的宗旨是:既忠实于原汁原味的历史，又注重提炼归纳，使校史不至于成为资料数据的简单堆砌，而与时代发展相融合，让我们在历史的回忆中有感悟、有启迪、有自信；既保持资料的全面性、权威性，又注重突出思想性、知识性、可读性，存史资政、教化育人，为社会及学校提供翔实、客观的历史资料。"数千年往事，注上心头。"在某种意义上，校史的魅力源于触动我们内心的情感体验，突破时间与空间的思想共鸣。我们期待，它有更坚定的出发，更久远的抵达。

历史的脚步清晰而凝重，文化的传承任重而道远。宁医精神是一种无形的力量，一脉相承，历久弥新。今天的宁夏医科大学已经站在了新的历史起点上。坚持以习近平新时代中国特色社会主义思想为指导，坚持正确的政治方向，坚定不移地走内涵发展、特色发展、科学发展之路，把立德树人作为检验学校一切工作的根本标准，是时代赋予我们的光荣使命，是一项充满希望和挑战的事业。

"所当乘者势也，不可失者时也。"新时代、新征程、新使命、新作为，让我们继续发扬宁医精神，不忘初心，锐意进取，抓住机遇，奋发有为，助力"健康中国"，服务地方发展。

我们有理由相信，宁医的明天将更加美好，更加辉煌。

宁 医 赋

塞上江南，沃野千里，天蓝地绿水清。天府凤城，人杰地灵，回汉兄弟欢聚。西眺巍巍贺兰，东临滔滔黄河。熠熠乎学府慧址奠基，煌煌乎宁医昂然屹立。

沧海横流，人间正道。戊戌仲秋，宁医初创。肇始之际，荒野采撷以为标本；四方借栖，草泥成坯而筑陋室。揽鬓为霜，身以疮疾仍作远忧。皓首而歌："扎根边疆，献我青春。忠诚事业，献我终身。寄望未来，有我子孙。"承国运，吉时丁亥岁中，落成雁湖新区；逢盛世，腾飞自新世纪，更名医科大学。申博功成，夯实百年基业。一本招生，岁岁捷报频传。省部共建，更有工程助力。列国弟子，万里接踵来学。善哉宁医！集天时地利之良机,兼政通人和之优长。追梦圆梦，此其时也。好风凭借力，送我上青天！

嘉木十载，浩渺绿荫；雁湖双怡，迤逦美景。极目览之，气象庄严，风骨雅隽。中园俯瞰，形取太极，元亨利贞，利涉大川。惬意徜徉，曲径蜿蜒，亭台相望，学子争鸣，欲展鸿鹄之志；碧潭印月，菊兰争妍，小燕栖枝，正待鲲鹏展翅。书香伴杏林春暖，汗雨随身影矫健。屋舍鳞次兮，正德厚生，慧者芸芸；楼宇栉比兮，怀仁至善，智士灼灼。若夫推窗观湖，柳岸如沐，花絮轻飏。晨诵夜读，和鸥鹭齐鸣；华灯繁星，伴渔人晚归。美哉宁医！此圣境育名医兮，功同良相；筑凤巢聚英才兮，橘井流芳。

凝心聚力，岁月悠悠；薪火相传，雄心勃勃。开放办学，内涵发展，业为桑梓而立；强化特色，注重创新，学为黔首而修。修德济人，弘扬医学人文；笃学精术，敬畏普天生灵。筑"塞上堡垒"，党政同心；获文明单位，师生共襄；得五一奖状，业精于勤；擎五四红旗，俊杰扬名。志存大医精诚，肩负家国情怀。卓显师表，物究其极，勤细物而无遗；行彰学范，御书千卷，穷学理为能技。中西结合，无影灯下济苍生；专本硕博，兹庠序里集万众。倡学术、强科研、提质量，厚植学养；有特色、现代化、高水平，志在一流。壮哉宁医！夜半扪心，矢壹志不忘初衷；白昼警醒，思远道砥砺前行。

　　盛哉宁医！鼎力健康中国，情系父老乡亲。骄子四海翱翔，师者五湖道荡。杏坛德昭后昆，医理源远流长。俊才莘莘济济，日月浩浩荡荡！感怀万千，赋以颂之。

二〇一六年九月

目 录

第一章　发展战略与规划

第一节　发展规划

宁夏医科大学始建于 1958 年。建校 60 年来，学校始终高举中国特色社会主义伟大旗帜，以马列主义、毛泽东思想、邓小平理论、"三个代表"重要思想、科学发展观和习近平新时代中国特色社会主义思想为指导，全面贯彻党的教育方针，坚持社会主义办学方向和立德树人的根本任务，秉承"修德济人，笃学精术"的校训，着力培育德业兼修、理论厚实、技能扎实的高素质医学专门人才，全力服务国家和地方经济社会发展。

学校注重发展战略研究，以国家和自治区教育、卫生总体发展规划为指导，先后编制并实施"十一五""十二五""十三五"发展规划。在规划制订与实施过程中，学校遵循高等教育规律和现代教育理念，根据高等医学教育发展趋势、国家医药卫生事业及区域经济和社会事业建设发展的需要，紧密结合自身办学实践，致力于满足人民群众对高质量医疗服务的需求，确定办学宗旨与目标。学校的办学指导思想、定位和目标随时代变迁、社会经济发展变化而不断丰富和发展。学校总体发展目标、办学定位和办学格局日益明晰。"十二五"和"十三五"期间，学校还配套制订并实施了本专科教育教学发展规划、师资队伍建设发展规划、学科建设发展规划等专项（子）规划。通过规划的实施，学校人才培养质量不断提升，学科特色日益凸显，师资实力明显增强，基础条件持续优化，体制机制充满活力，办学综合实力、核心竞争力和社会影响力显著提升。

一、"十一五"发展概况

学校"十一五"发展坚持以质量求生存，突出重点与全面推进相结合、特色取胜与协调发展相结合、内涵建设与规模效益相结合的原则，走多科性医科大学发展道路，较好地理顺了"规模、质量、结构、效益"协调发展的关系。"十一五"期间，学校顺利完成了教育部本科教学工作水平评估和新校区建设使用，在办学条件大幅改善的同时，通过以评促建、评建结合，学校办学指导思想、育人理念和发展定位更加明确，教学中心地位得到巩固，教育教学改革进一步深化，教学质量监控体系得以完善，人才培养工作跃上了新的台阶。

二、"十二五"发展概况

（一）指导思想

坚持以邓小平理论和"三个代表"重要思想为指导，全面贯彻落实科学发展观，坚持党的教育方针和医疗卫生工作方针，坚持以育人为根本、以改革创新为动力、以提高教育教学质量为核心、以服务社会为己任，全面提升人才培养质量、科技创新能力和医疗服务水平，为自治区经济社会和医药卫生事业发展提供坚实的人才保障和智力支撑。

（二）发展定位

优化本科教育，着力发展研究生教育，积极扩展留学生教育，办好专科教育，协调成人教育和继续教育；以医学学科为核心，医学及医学相关学科、理学、管理学等学科协调发展；立足宁夏，服务西部，面向全国，以人才培养为中心，教学、科研、医疗和社会服务同步协调发展；建设综合实力明显、学科特色显著、服务地方卓有成效和民族特色突出的教学研究型大学。

（三）发展主旨

以国家深入实施新一轮西部大开发为契机，以博士学位授予单位建设为龙头，紧紧围绕一个目标，狠抓三项工作，推进三项建设，协调三种关系，实现三大突破。

——围绕一个目标。即打造"两个一流"（西部一流，有一流学科），建设西部地区有特色、现代化、高水平的综合性医科大学。

——狠抓三项工作。狠抓提高层次、优化结构、提升内涵三项工作。提高层次即尽早获得博士学位授予权；优化结构即要进一步优化学科发展、队伍、生源等结构；提升内涵即要进一步全面提升学科建设、科学研究、队伍建设、人才培养的内涵。

——推进三项建设。即大力推进学科建设，全面提高整体办学水平；大力推进人才队伍建设，积极构筑高层次高技能人才高地；大力推进校园建设，努力营造人文、和谐、优美的育人环境。

——协调三种关系。协调好学校发展规模、结构、质量和效益之间的关系；协调好学校人才培养、科学研究和服务社会之间的关系；协调好学校建设优势学科、特色学科、新兴学科之间的关系。

——实现三大突破。即实现博士学位授予单位的突破，力争国家科技成果的突破；力争国家级教学名师的突破。

（四）主要成绩

1. 突出教学中心，人才培养质量稳步提高

办学结构逐步优化，实现博士研究生招生，截至"十二五"末，学校全日制在校生总量达到 9415 人，其中，本科生 5136 人，硕士研究生 1488 人，博士研究生 24 人，专科生 2276 人，预科生 219 人，留学生 272 人。成为教育部首批建设的"卓越医生教育培养计划"试点高校并获得 6 项改革项目，临床医学专业获得教育部第一批国家级本科专业综合改革试点项目，承担"临床医学硕士专业学位与专科医师规范化培训一体化培养模式"国家教育体制改革试点项目，并在全国推广经验。获国家教学成果二等奖 1 项，自治区教学成果特等奖 1 项、一等奖 2 项。本科专业增至 18 个，所有涉医本科专业实现一本招生，连续 4 年被评为全区高校毕业生就业工作先进集体。

2. 强化内涵发展，学科和学位点建设成效显著

2013 年 7 月，临床医学、基础医学、公共卫生与预防医学 3 个一级学科获得博士学位授予权，新增 1 个一级学科硕士学位授权点，2 个硕士专业学位授权点。到 2015 年年底，共有一级学科博士学位点 3 个，一级学科硕士学位点 8 个，专业硕士学位点 5 个。有自治区级重点学科 9 个，国家中医药管理

局中医药重点学科 8 个。

3. 激发创新活力，科研实力明显增强

新增省部共建重点实验室 1 个，生育力保持重点实验室获批教育部重点实验室。共承担各级各类科研项目 2010 项，总经费 2.06 亿元，其中，国家级科研项目 321 项，经费近 1.5 亿元。

4. 加大引才用才，人才队伍结构不断优化

到"十二五"末，学校有专任教师 862 人，其中，具有副高以上职称人员 658 人，具有博士学位人员占专任教师比例为 30.63%，研究生导师 519 人。现有享受国务院政府特殊津贴专家 13 人，国家"百千万人才工程"二、三层次人选 13 人，卫生部有突出贡献的中青年专家 6 人，入选教育部新世纪优秀人才支持计划 4 人，"何梁何利基金科学技术创新奖"获得者 1 人，享受自治区政府特殊津贴专家 24 人，获自治区"塞上英才"称号 7 人，获自治区"塞上名师"称号 1 人，入选自治区"313 人才工程"33 人、"海外引才百人计划"8 人、"国内引才 312 计划"6 人，自治区级教学名师 7 人，自治区科技领军人才 2 人。

5. 夯实基础设施，办学条件大幅改善

固定资产总值累计达 12.3 亿元，教学科研仪器设备总值 3.01 亿元，馆藏图书 94.6 万册。建成了双怡校区学生公寓楼、学生食堂、全科医师培训基地、运动场及风雨操场。完成了南院二期和西夏区职工住宅建设工程。数字校园初具规模，建成校园安防监控系统、标准化考场，基本实现了无线网络校园全覆盖。

6. 深化管理体制改革，运行机制逐步优化

2012 年 9 月，启动《宁夏医科大学章程》制定工作，进一步深化校院两级管理，组织实施大学院制改革，整合教学机构，优化资源配置，初步构建起科学、合理、高效的运行机制。

7. 扩大合作交流，开放办学加快推进

2011 年 3 月，学校与山东大学建立对口支援关系，取得多项合作成果。加强与上海交通大学、美国南佛罗里达大学的交流合作。借助中阿博览会，与阿曼东方大学等建立了友好关系。实施本科生境外短期交流，与日本岛根大学、台湾辅英科技大学开展访学、学分互认。正式成为中国政府奖学金生

委托培养院校。留学生国别增加到 16 个，规模达 272 人。

8. 加快实践基地建设，大学医院系统趋于完善

到"十二五"末，学校共有附属医院 12 所，教学医院 16 所。总医院医疗水平和服务质量显著增强，开放床位数达到 3600 张，年门急诊总数达 200 万人次。2011 年 11 月，吴忠市中医医院整体移交宁夏医科大学，并更名附属回医中医医院，2012 年获批成为"国家重点民族医医院"建设单位，2013 年 12 月，经国家中医药管理局批准成为国家三级甲等民族医医院。

9. 推进回医药建设，办学特色日益鲜明

2011 年 10 月，成立回医学院（挂靠中医学院），依托中医学一级学科开展了回族医药学文献、回族医学研究等方向硕士研究生教育。回医学、回药学获批国家中医药管理局重点学科，建成宁夏回医药协同创新中心、回医药现代化省部共建教育部重点实验室，建成了中华回医药文化博物馆。

10. 加强党建和思政工作，夯实办学治校政治基础

坚持党委领导下的校长负责制，实行党委常委制，开展了党的群众路线教育实践活动、"守纪律 讲规矩"主题教育活动、"三严三实"专题教育和"基层服务型党组织评星定级"活动。2011 年 4 月，实施了"塞上堡垒"党建工程，开展了"清风校园"建设。2015 年 5 月，成立了马克思主义学院和党建与思政教育研究会。先后获"全国文明单位""全国五一劳动奖状""全国创先争优先进基层党组织""全国五四红旗团委""自治区级党建示范点"等荣誉。

三、"十三五"发展概况

1. 指导思想

高举中国特色社会主义伟大旗帜，全面贯彻党的十八大和十八届三中、四中、五中、六中全会和十九大精神，以邓小平理论、"三个代表"重要思想、科学发展观和习近平新时代中国特色社会主义思想为指导，认真落实"五位一体"总体布局、"四个全面"战略布局、"四个宁夏"和"健康宁夏"建设目标，认真落实创新、协调、绿色、开放、共享五大发展理念，认真落实国家教育规划纲要和高等教育"两个一流"建设方案，认真落实自治区推进高等教育发展的决策部署。传承"宁医"精神，以立德树人为根本，

以人才培养为核心，以支撑创新驱动发展战略、服务经济社会为导向，以深化体制机制改革和建设现代大学制度为动力，坚持解放思想、稳中求进，坚持改革创新、特色发展，坚持依法治校、开放办学，坚定不移地走以提高质量为核心的内涵式发展道路，全面提高教育质量和办学效益，为自治区经济社会发展提供坚实的人才保障和智力支撑。

2. 定位及发展目标

"十三五"期间，争取进入"省部共建高校"行列，努力打造"两个一流（西部同类院校一流，有国内一流学科）"，建设西部地区有特色、现代化、高水平的医科大学。

——办学类型。建设综合实力突出、学科特色显著、服务社会卓有成效的教学研究型大学。

——办学层次。以本科教育为基础，积极加强留学生教育，大力发展研究生教育，优化专科教育，稳定继续教育。

——学科专业。以医学专业为主体，强化传统优势和地方特色专业，大力建设回医学专业，努力办好理学和管理学专业，形成多学科协调发展，具有地方特色的学科体系。

——人才培养。培养具有良好思想道德与职业素养，具有国际视野与科研能力，掌握扎实专业知识和技能的应用型、复合型、创新型人才。到2020年，全日制在校生规模10000人左右，本科生6000人，研究生2000人，留学生400人，专科生1800人。

——科学研究。加强基础研究，鼓励原始创新，建设一批高水平科研基地和科研平台，着力培育协同创新能力，获国家级科学研究成果奖。

——师资队伍。继续优化结构，汇聚高端人才，形成一批以教学名师和科研领军人才为核心的创新团队。

——服务面向。立足宁夏，服务西部，面向全国，辐射东南亚、中东、东非等地区和国家。

"十三五"期间，是学校深化改革、加快发展的新阶段，是续写宁夏医科大学发展新篇章的重要节点，全校师生员工和医护人员以习近平新时代中国特色社会主义思想为指导，认真学习贯彻党的十九大和十九届一中、二中、三中全会以及自治区第十二次党代会精神，不忘初心，开拓进取，向着"两个一流"的目标奋力迈进。

第二节　重大项目

一、跨入"部委省共建"行列

2011年，全国医学教育改革工作会议提出，实施"教育部、卫计委、省级政府共建地方医学院校试点"等重大改革项目，以提升地方医学院校综合实力和办学水平，推动共建高校在区域高等教育中发挥引领示范作用，为区域医疗事业健康发展提供支持。

在自治区党委、政府的大力支持下，学校积极努力争取，2016年8月，教育部、国家卫生计生委和宁夏回族自治区联合印发《关于共建宁夏医科大学的意见》，标志着宁夏医科大学成功获批为教育部、国家卫生计生委和自治区政府共建的地方医科大学，正式跨入"部委省共建"高校行列，这是宁夏医科大学发展历程中的一个重要里程碑。

根据共建意见，教育部和国家卫生计生委将进一步加强对学校的指导，通过政策倾斜和项目扶持，深化学校教育综合改革，促进学校根据卫生计生行业需求，优化人才培养结构、提升办学水平和人才培养质量；自治区政府在学校办学条件、学科专业建设、人才队伍建设、人才培养、社会服务和科学研究等方面给予学校与自治区政府管理的"211工程"院校同等的政策；学校的责任和义务是服从自治区政府、国家卫生计生委和教育部的指导，遵循医学教育规律，深化医学教育综合改革，加强内涵建设，实现医教研管协调发展。学校及其附属医院要主动适应卫生计生事业改革与发展需求，并发挥引领示范作用。重视和支持全科及产科、儿科、精神科等紧缺专业人才的培养。重视和提高人才培养质量，确保临床医学本科毕业生首次执业医师资格考试通过率达到全国平均水平并逐年提高。重视和支持宁夏回族自治区毕业后医学教育和继续医学教育工作，落实住院医师规范化培训制度，加强以全科医生为重点的基层卫生人才培养。积极参与公立医院改革，破除公立医院逐利机制，建立起维护公益性、调动积极性、保障可持续的运行新机制。加大对农村山区、贫困地区、少数民族聚居地区的医学人才培养支持力度。

实施部委省共建，对于学校进一步加强医学人才培养、科学研究和医疗服务，加强医教协同，服务宁夏经济社会发展和医疗卫生事业具有重要的意义。

二、跻身"中西部高校基础能力建设工程"

2012年，教育部启动并组织实施"中西部高校基础能力建设工程"，旨在提升中西部高校办学能力，提高人才培养质量，促进中西部高等教育振兴和区域高等教育协调发展，使中西部一批高质量的普通本科高校的基础教学实验条件得到较大改善，师资队伍素质结构更加优化，学生学习、实践、就业和创新创业能力明显提升，学校办学特色逐步彰显，高等教育服务经济社会发展能力显著增强。这一工程既是国家整体推进高等教育区域发展的全局性考虑，也是国家特别针对中西部高校自身发展特点、发展阶段而考虑的战略决策。

为进一步改善学校的教育硬件和基础教学实验实训条件，加快医学教育信息化进程，推进课程体系、教学内容与教学方法改革，强化实践教学环节，满足医学生培养过程中实践性环节要求，着力提升学生的学习、实践、就业和创新创业能力，更好地适应医学生发展需要的人才培养体系，使岗位胜任能力明显提升，学校启动国家"中西部高校基础能力建设工程"项目申报工作。

2016年年初，学校经过广泛调研论证，确定申报"宁夏医科大学医教协同实践教学基地"建设项目；4月，学校完成了"宁夏医科大学中西部高校基础能力建设工程规划项目建设方案"，上报自治区发改委。该项目建筑面积30000平方米，其中，综合教学实验楼25000平方米，解剖实验楼5000平方米，项目估算总投资为12758万元。

2016年5月，自治区发改委通过学校建设项目方案，并组织专家对"宁夏医科大学医教协同实践教学基地"项目建议书进行论证，2016年11月通过审批。2016年12月，自治区发改委组织专家对"宁夏医科大学医教协同实践教学基地"项目可行性报告进行了论证，2017年2月通过审批。此项目已被国家发改委立项，项目后续各项工作正在有序、扎实推进中。

三、获批"中央财政支持地方高校发展专项资金"项目

为支持地方高校的重点发展和特色办学，进一步改善办学条件，提高人才培养能力和科学研究水平，增强地方高校为国家和地方经济建设、社会进步以及行业发展服务的能力，国家财政部自 2010 年设立"中央财政支持地方高校发展专项资金"项目，重点支持一批办学层次较高、办学特色鲜明、符合行业和地方区域经济及社会发展需要的地方高校。学校根据《财政部 教育部关于印发〈支持地方高校改革发展资金管理办法〉的通知》等文件精神，结合自身发展现状、战略规划和改革发展重点工作，本着突出学校优势与特色，提升学校整体办学实力，适应宁夏地区高等教育和医疗卫生事业发展的原则，认真编制建设规划，争取项目资金用于学校建设。自 2010 年以来，在自治区财政厅、教育厅的正确指导下，学校严格按照专项资金管理办法的规定，专款专用，安全高效地使用项目资金，取得了显著的建设成效。

(一)项目资金

2010—2017 年，共获得专项资金 28970.16 万元，其中，中央财政 21400 万元、地方财政 4220 万元、学校自筹 3350.16 万元，分别投入省级重点学科建设、教学实验平台建设、科研平台与实践基地建设、公共服务体系建设及人才队伍建设等 5 类共 98 个项目，24383.36 万元用于采购教学科研仪器设备和服务软件以及校园基础设施建设，4586.8 万元用于师资队伍建设。在自治区财政厅、教育厅的正确指导下，严格按照专项资金管理办法的规定，专款专用，安全高效地使用项目资金。

(二)项目管理

1. 成立项目管理组织机构

学校高度重视中央财政专项资金建设项目的管理和实施，加强领导、明确责任，成立了由孙涛校长任组长的项目领导小组，全面管理学校的中央财政专项资金项目建设，项目办公室设在发展规划处。

2. 建立完善各项规章制度

学校分别制定了项目管理、资金管理、设备采购招标、仪器设备管理、

研修人员选拔等管理制度，实施项目责任制，从制度上保障了项目的顺利实施。

表 1　2010—2017 年中央财政支持地方高校发展项目实施情况汇总表

年度	资金安排（单位：万元）				项目数	资金用途
	汇总	中央财政	地方财政	学校自筹		
2010 年	1920	1500	320	100	4 类 7 项	1350 万元用于采购教学科研仪器设备、图书和服务软件；570 万元用于师资队伍建设。
2011 年	2254.8	1800	300	154.8	4 类 8 项	1804.8 万元用于采购教学科研仪器设备和服务软件等条件建设；450 万元用于师资队伍建设。
2012 年	2715.36	2000	400	315.36	5 类 7 项	2258.56 万元用于采购教学科研仪器设备和服务软件等条件建设；456.8 万元用于师资队伍建设。
2013 年	3700	2500	600	600	5 类 10 项	2860 万元用于采购教学科研仪器设备和服务软件以及校园基础设施维修等条件建设；840 万元用于师资队伍建设。
2014 年	4080	3000	600	480	4 类 14 项	3090 万元用于采购教学科研仪器设备和服务软件以及校园基础设施维修等条件建设；990 万元用于师资队伍建设。
2015 年	5500	4300	600	600	5 类 19 项	4900 万元用于采购教学科研仪器设备和服务软件以及校园基础设施维修等条件建设；600 万元用于师资队伍建设。
2016 年	4600	3400	600	600	5 类 16 项	4400 万元用于采购教学科研仪器设备和服务软件以及校园基础设施维修等条件建设；200 万元用于师资队伍建设。
2017 年	4200	2900	800	500	4 类 17 项	3720 万元用于采购教学科研仪器设备和服务软件以及校园基础设施维修等条件建设；480 万元用于师资队伍建设。
合计	28970.16	21400	4220	3350.16	5 类 98 项	24383.36 万元用于采购教学科研仪器设备和服务软件以及校园基础设施维修等条件建设；4586.8 万元用于师资队伍建设。

3. 加强项目建设过程中的协调和监督工作

学校严格按照项目规划的建设内容做好仪器设备购置、人才培养等相关工作，确保项目顺利实施；对项目工程进行全过程监督，保证工程建设的高效优质，确保建设资金的安全有效使用。

（三）建设成效

1. 极大地改善了学校教学科研条件

项目的实施，从根本上改善了教学条件，促进教师转变教学理念、更新教学方法，提高教学科研水平。同时，大量急需教学仪器设备的购置，提高了实验室周开放学时数，让广大学生有了更多的动手机会开展创新性和设计性实验，从而促进了人才培养质量的提升。项目实施不仅大大充实了学校科研平台，提升了科研平台的层次，满足教师科研所需，而且对学校学科建设、博士学位授予单位建设及研究生培养有着极大的促进作用。

截至 2017 年 9 月，学校教学科研仪器设备总值由 2010 年的 1.42 亿元增加至 3.54 亿元，生均值由 2010 年的 1.3 万元增加至 2.86 万元。

2. 师资队伍建设不断加强

学校坚持以人为本的办学理念，按照培养与引进并重的建设思路，进一步加快人才引进步伐，加大教师的培养力度。2010—2017 年，学校利用专项资金 4586.8 万元，作为高层次人才科研启动、引进博士安家费、创新团队培育与扶持、国内外高级访问学者学术交流及培训等专项经费，积极做好高层次人才培养和引进、创新团队建设、师资队伍培训与交流等工作，使人才队伍的学历结构和梯队层次更趋合理、专业视野和学术视角更为开阔。

3. 公共服务平台建设水平不断提升

项目实施为学校补充了图书文献、科研数字资源，完善了校园网络信息服务平台设备和资源，添置更新了部分大型共享仪器设备，改善了医学实验动物繁殖饲养和动物实验条件，优化了校园环境，促进了学校公共服务平台发展层次和服务水平的不断提升。学校公共科研平台建筑面积达 3 万余平方米，拥有蛋白质组学工作站、IVF 工作站、生物芯片和干细胞研究等大型仪器设施，是自治区大型仪器共享分中心。2012 年建成的实验动物中心，建筑面积 5000 平方米，拥有先进的动物生产繁殖和动物实验设备，实验动物品种齐全，被确定为自治区级实验动物中心。截至 2017 年 9 月，纸本图书总量由 2010 年的 76.16 万册增加至 2017 年的 102.83 万册，建有多媒体课件服务、电子图书服务、精品课程服务等平台，形成了"以医学教育为主，人文素质教育并重"的馆藏体系；校园网主干网带宽 1.4G，IP 地址资源数 4056 个，校园网络节点数达 8350 个，无线网节点数 830 个，实现了无线网络校园全覆盖。

4. 有效促进学校综合实力的提升

项目的实施，极大地改善了教学、科研软硬件条件，促进了学校重点学科、科研平台、科研队伍和科学研究水平的快速发展，对学校办学规模、学科专业建设和人才培养质量的提升起到了强大的促进作用，推动学校整体实力提层次、上水平。

第二章　管理体制和运行机制

第一节　管理体制

学校严格执行《中华人民共和国教育法》《中华人民共和国教师法》《中华人民共和国高等教育法》和国务院《普通高等学校设置暂行条例》等有关法律法规，全面贯彻党的教育方针，坚持党的领导、坚持社会主义办学方向、坚持依法治校，以《宁夏医科大学章程》为统领，构建现代大学管理体制和运行机制。

一、学校性质及隶属关系

学校为全日制普通高等学校，是以公益性为目的、具有独立法人资格的事业单位，依法独立享有权利、承担义务。学校的举办者是宁夏回族自治区人民政府，教育教学业务归口宁夏回族自治区教育厅管理。

2016年自治区出台了《加强高等教育统筹管理实施办法》，其中规定："自治区教育厅（教育工委）负责统筹全区高等教育事业发展，统一受理区内各高校建设发展的重大事项，在职权范围内的，由自治区教育厅（教育工委）与有关部门协商一致后作出批复，不在职权范围或者协商不能形成一致意见的，由自治区教育厅（教育工委）提请自治区人民政府研究决策。"

二、管理体制

学校实行中国共产党宁夏医科大学委员会领导下的校长负责制，实行党委领导、校长负责、教授治学、民主管理。

根据中央和自治区有关坚持和完善普通高等学校党委领导下的校长负责

制的有关文件精神，《宁夏医科大学章程》进一步明确了校党委、校长、教代会、学位评定委员会的职责。其中规定：

中国共产党宁夏医科大学委员会（以下简称学校党委）是学校的领导核心，履行党章等规定的各项职责，把握学校发展方向，决定学校重大问题，监督重大决议执行，支持校长依法独立负责地行使职权，保证以人才培养为中心的各项任务的完成。党委实行集体领导与个人分工负责相结合，坚持民主集中制，集体讨论决定学校重大问题和重要事项，领导班子成员按照分工履行职责。党委书记主持党委全面工作，负责组织党委重要活动，协调党委领导班子成员工作，督促检查党委决议的贯彻落实，主动协调党委与行政之间的工作关系，支持校长开展工作。

校长是学校的法定代表人，在学校党委领导下，贯彻党的教育方针，组织实施学校党委有关决议，行使高等教育法等规定的各项职权，全面负责教学、科研、行政管理工作。设副校长若干人，协助校长工作并对校长负责。

学校实行以教师为主体的教职工代表大会制度，依法保障教职工参与民主管理和监督，维护教职工合法权益。学术委员会是学校的最高学术评议、审议与咨询机构。学术委员会依照《宁夏医科大学学术委员会章程》履行职责。学位评定委员会是学校学位工作的审议机构，依照《宁夏医科大学学位委员会章程》履行职责。

三、会议制度

根据《宁夏医科大学章程》，中国共产党宁夏医科大学委员会全体会议、中国共产党宁夏医科大学委员会常务委员会议、宁夏医科大学校长办公会议为学校集体议事决策机构。中国共产党宁夏医科大学委员会全体会议、中国共产党宁夏医科大学委员会常务委员会议主要对学校改革发展稳定和教学、科研、行政管理及党的建设等方面的重要事项做出决定，按照干部管理权限和有关程序推荐、提名、决定任免干部。校长办公会是学校行政议事决策机构，主要研究提出拟由党委讨论决定的重要事项方案，具体部署落实党委决议的有关措施，研究处理教学、科研、行政管理工作。

2011年，学校修订了《宁夏医科大学校长办公会议制度》，出台了《宁夏医科大学行政工作规则》《宁夏医科大学集体决策和专家咨询制度》。2015 年印发了《宁夏医科大学贯彻执行"三重一大"决策制度实施办法》，学校重大决策、重要人事任免、重大项目安排和大额度资金使用必须遵照此制度进行集体研究决策。

第二节　领导班子

学校认真贯彻落实自治区党委《关于进一步加强高等学校领导班子建设的意见》和《宁夏回族自治区高等学校实行党委领导下的校长负责制实施办法(试行)》，不断加强领导班子建设，为学校教育事业又好又快发展提供了坚强的保障。

表 1　2008—2012 年学校历任党委委员

时　间	书　记	党委委员
2008.1—2008.3	齐　岳	孙涛（副书记）、刘平和（副书记）、张发智（纪委书记）、陈生春、张建中、李正直、李秀萍
2008.4—2009.7		孙涛（副书记）、刘平和（副书记）、张发智（纪委书记）、张建中、李正直、李秀萍
2009.8—2010.4	吴世彩	孙涛（副书记）、马继军（副书记）、张发智（纪委书记）、张建中、李正直、李秀萍
2010.5—2012.5		孙涛（副书记）、田淑卿（副书记）、马继军（副书记）、张发智（纪委书记）、张建中、李正直、李秀萍

表 2　2012—2018 年学校历任党委常委

时　间	书　记	党委常委
2012.5—2012.11	吴世彩	孙涛（副书记）、田淑卿（副书记）、马继军（副书记）、张发智（纪委书记）、张建中、李正直、李秀萍
2012.12—2013.2		孙涛（副书记）、田淑卿（副书记）、马继军（副书记）、张发智（纪委书记）、张建中、李正直、李秀萍、牛阳
2013.3—2013.8		孙涛（副书记）、田淑卿（副书记）、马继军（副书记）、张发智（纪委书记）、张建中、李正直、牛阳
2013.9—2013.12		孙涛（副书记）、田淑卿（副书记）、马继军（副书记）、张建中、李正直、牛阳、朱建华（纪委书记）
2014.1—2015.2		孙涛（副书记）、田淑卿（副书记）、马继军（副书记）、张建中、李正直、杨银学、牛阳、朱建华（纪委书记）

续 表

时 间	书 记	党委常委
2015.3—2016.9	马 林	孙涛（副书记）、田淑卿（副书记）、马继军（副书记）、张建中、李正直、杨银学、牛阳、朱建华（纪委书记）
2016.10—2017.5		孙涛（副书记）、田淑卿（副书记）、张建中、李正直、杨银学、牛阳、朱建华（纪委书记）
2017.6—2017.7		孙涛（副书记）、田淑卿（副书记）、李正直、杨银学、牛阳、朱建华（纪委书记）
2017.7—2017.8		孙涛（副书记）、田淑卿（副书记）、李正直、杨银学、牛阳、易刚强（挂职）、朱建华（纪委书记）
2017.9		孙涛（副书记）、田淑卿（副书记）、李正直、牛阳、金群华、易刚强（挂职）、朱建华（纪委书记）
2017.10		孙涛（副书记）、李正直、牛阳、金群华、易刚强（挂职）、朱建华（纪委书记）
2017.11–2018.7		孙涛（副书记）、刘庆武（副书记）、朱建华（副书记）、牛阳、金群华、易刚强（挂职）、刘志宏、谢波（纪委书记）、姜怡邓

表3　2008—2018年学校历任校长、副校长

年、月	校长	副校长
2008.1—2008.3	孙 涛	陈生春　张建中　李正直　戴秀英
2008.4—2012.7		张建中　李正直　戴秀英
2012.8—2012.11		张建中　李正直
2012.12—2013.11		张建中　李正直　杨银学　牛阳
2013.12—2015.11		张建中　李正直　杨银学　牛阳　何仲义
2015.12—2016.11		张建中　李正直　杨银学　牛阳　何仲义　林实（挂职）
2016.12—2017.5		张建中　李正直　杨银学　牛阳　何仲义
2017.6—2017.7		李正直　杨银学　牛阳　何仲义
2017.8		李正直　杨银学　牛阳　何仲义　易刚强（挂职）
2017.9—2017.10		李正直　牛 阳　何仲义　易刚强（挂职）
2017.11—2018.7		牛阳　何仲义　易刚强（挂职）　刘志宏　姜怡邓

第三节　管理改革

学校遵照《国家中长期教育改革和发展规划纲要（2010—2020年)》和《关于坚持和完善普通高等学校党委领导下的校长负责制的实施意见》等精神，深化管理改革，构建与新时代新要求相适应的管理体制和治理模式，为内涵式

发展奠定坚实基础。

一、设立常委制

2012年5月，自治区党委批复宁夏医科大学党委设立常务委员会。党委会设委员21名，设党委常委9名，其中，党委书记1名，副书记3名（含校长），纪委书记1名。

2014年1月，学校党委进行换届选举，产生了新一届学校党的委员会和常务委员会。

二、改革校院管理体制

2012年12月，《宁夏医科大学校院二级管理实施细则（试行）》印发，推行校院二级管理体制改革。改革主要围绕教学、学科建设与研究生、科技、人事、学生、财务、资产7个方面，逐项明晰界定了学校和学院各自的管理权限与职责，扩大了学院在教学运行、学科建设、科学研究、师资建设、学生培养、经费与资产管理等方面的自主性，调整确立了校院二级管理的工作范围和日常工作关系。本次改革按照责、权、利统一的原则，构建了职责明确、决策科学、管理规范、权责统一、有效监督的校、院（部）两级管理体制和运行机制，实现了管理重心下移，权力下放，理顺了校、院（部）两级管理职责，突出了院（部）的办学主体地位，明晰了校级机关的服务与协调职能。

三、推进大学院制改革

2015年7月，《宁夏医科大学大学院制实施方案》《宁夏医科大学学院内部机构设置及资源调配实施方案》印发，推行大学院制改革。将原有16个教学单位整合为13个。原临床医学院与检验学院合并成立临床医学院，全科医学培训中心划归临床医学院管理；公共卫生学院与管理学院合并成立公共卫生与管理学院，原管理学院信息管理与信息系统专业并入理学院；护理学院与高等卫生职业技术学院合并成立护理学院（高等卫生职业技术学院），原高等卫生职业技术学院各专科专业和教研室划归相关学院；成人教育学院更名为继续教育学院；研究生院（研究生工作部）列入学校职能管理部门；医院实训管理处（医教协同管理中心）增加毕业后教育（含规范化培训和全科培训）管理职责。其他教学单位保留原有建制。

2015年10月，《宁夏医科大学学院内部机构设置及资源调配实施方案》印发，明确了各学院内部管理机构、学系及专业设置，调整了部分教职工工作岗位，统一调配了办公设施、设备等资源。此次改革是学校推进综合改革，深化校院二级管理的重要举措，推动了校一级管理由微观管理向宏观管理转变、由过程管理向目标管理转变，突出了学校在办学过程中制定政策、宏观协调、条件保障和服务的职能，进一步强化了学院人才培养、科学研究、队伍建设、学科建设等方面的权力和责任，充分调动了学院的主动性和积极性，增强了学院在管理决策方面的权重，形成了资源共享、功能明确、高效运行的校院两级管理模式。

四、颁布《宁夏医科大学章程》

2016年6月，经自治区教育厅核准，学校颁布了《宁夏医科大学章程》，明确了学校的基本定位和人才培养目标，明晰了学校的管理体制和运行机制，并对学校的内部治理结构及校内外各种关系等内容进行了阐释，为构建以《宁夏医科大学章程》为统领的规范、统一的现代大学制度体系奠定了基础。

第三章　党建与思想政治工作

第一节　党的建设

学校党委认真贯彻党的十八大、十九大精神，坚持以习近平新时代中国特色社会主义思想为指导，不忘初心、牢记使命，深入贯彻新时代党的建设总要求，坚持党要管党、全面从严治党，以党的政治建设为统领，突出问题导向，落实党建责任，不断提高党建质量，为学校各项事业的科学发展提供了坚强保证。

一、开展主题教育活动

2009 年，开展深入学习实践科学发展观活动。校党委紧密联系实际，科学设立了 18 个党政群机构、16 个教学机构、8 个教辅科研机构，调整设置，理顺关系，形成高效务实的管理机制。提出了打造"两个一流"的近期目标和建设"西部地区有特色、现代化、高水平的综合性医科大学"的长远目标。

2011 年，开展"创先争优"活动。校党委确定了"打造党建品牌，提升办学水平，争创一流高校"的创建主题，实施"塞上堡垒"党建工程，构建"金字塔"式的网络化工作格局。进一步明确了建设"两个一流"和"西部地区有特色、现代化、高水平综合性医科大学"的办学定位和工作思路。2011年 7 月，学校荣获全国"创先争优先进基层党组织"称号。

2013 年，开展党的群众路线教育实践活动。成立活动领导小组，围绕管理、科技创新、信息、后勤保障"四个平台"深入开展调研，广泛征求群众建议，认真查摆、集中解决"四风"方面存在的突出问题，切实把教育实践活动成果落实在提内涵、强校风、促发展的方方面面。

2015 年，开展"三严三实"专题教育。紧扣"严与实"的主题，通过发放征求意见表、召开座谈会、走访师生等形式，深入基层调研，查摆"不严不实"突出问题 136 项。精心组织"三严三实"专题民主生活会，抓好问题整改，确保了专题民主生活会开出高质量、取得好效果。

2016 年，开展"两学一做"学习教育。制定"两学一做"学习教育实施方案，坚持以上率下、分类指导，增强学习教育的有效性、灵活性和针对性。坚持以问题为导向，把学习教育与巡视反馈意见的整改相结合，与落实中央八项规定"回头看"相结合，抓好专项检查和联动整改，确保取得实效。

2017 年，推进"两学一做"学习教育常态化制度化。依托理论中心组学习、民主生活会、领导干部带头讲党课、党支部"三会一课"、专题组织生活会、民主评议党员等制度，突出学习教育的常态化。不断深化拓展真"学"实"做"，将推进"两学一做"学习教育与贯彻落实全国高校思想政治工作会议精神、推进"双一流"建设、本科教学工作审核评估等重点任务和中心工作结合起来，切实做到学习教育与日常工作"两手抓、两促进"。

二、加强干部队伍建设

(一)加强干部选拔任用

学校党委坚持"德才兼备、以德为先"的标准，按照《党政领导干部选拔任用工作条例》的要求，严格干部选拔程序，完善群众公认、民主测评、任前公示等干部选拔工作机制。创新开展干部选拔任用工作，进一步提高选人用人公信度，先后在 2010 年、2011 年、2014 年开展了处、科级岗位的竞争上岗、公开选拔和公开招聘工作。10 年来，共选配处级干部 208 名（正处 85 名，副处 123 名），科级干部 144 名，交流调整处级干部 220 人次，科级干部 37 人次。

(二)强化干部监督管理

2008 年以来，先后补充修订了《处级干部选拔任用工作实施办法》《总医院党委干部管理的意见》《党员领导干部联系党支部》等干部选拔任用工作配套制度。制定《关于对处级领导干部进行提醒、函询和诫勉的实施办法》《处级干部因私出国（境）证件管理规定》《宁夏医科大学处级领导干部兼职管理办法》等制度，有效发挥干部监督主体作用。加强与纪检审计、宣传部门的沟通合作，坚持干部监督工作联席会议制度，坚持干部廉政教育常态化。加强对干部档案的管理，认真做好领导干部个人有关事项报告工作，为学校党委选好、用好干部提供准确、翔实的干部信息和资料。

（三）加大干部教育培训

每年制定干部教育培训计划，定期开展处级、科级干部和党务干部、党支部书记培训班，每两年开展新任领导干部集中培训。通过"走出去"与"请进来"相结合的培训方式，开拓干部眼界，提高工作能力。10年来，学校先后选派220名处级以上干部参加自治区党校培训、区外调训和挂职锻炼，组织校内培训达50余次。其中，受训的处级干部3200余人次，行政管理科级干部360余人次。2011年，学校与山东大学建立干部培训、挂职对口支援合作关系，连续5年选派32名干部赴山东大学挂职学习。

三、提升基层组织工作

（一）加强领导班子建设

2009年1月5日，学校召开中国共产党宁夏医科大学第一次代表大会，选举产生了第一届委员会和纪律检查委员会。第一届委员会委员由齐岳、孙涛、刘平和、张发智、张建中、李正直、李秀萍7人组成，选举齐岳为书记，孙涛、刘平和为副书记。纪律检查委员会由张发智、周运生、刘荣耀、陕秀琴、段凤梅5人组成，选举张发智为书记。

2014年1月13日，中国共产党宁夏医科大学第二次代表大会召开，大会选举马晓东、马继军、牛阳、田淑卿、刘志宏、朱建华、孙涛、李正直、杨银学、吴世彩、邹嘉宾、张生、张云飞、张建中、金群华、周文韬、陕秀琴、郝银菊、徐方、霍正浩、魏振斌21人为党委委员，选举丁文锦、马丽、马璀、马建荣、朱建华、汤榕、魏晋怡7人为纪委委员。选举马继军、牛阳、田淑卿、朱建华、孙涛、李正直、杨银学、吴世彩、张建中为常务委员会委员，选举吴世彩为党委书记，孙涛、田淑卿、马继军为党委副书记，选举朱建华为纪委书记，魏晋怡为副书记。

(二)进一步完善组织体系

2014年,全校137个党支部和16个基层党委(党总支)相继完成换届改选;2015年,认真做好大学院制改革中基层党组织的建设,口腔医学院等5个基层党总支设置为基层党委;2016年,撤销国际教育学院等3个党总支,成立研究生院等8个直属党支部,并指导新成立的基层党组织完成选举工作。2017年,以基层党支部换届选举工作为契机,把选优配强支部"带头人"作为推进"两学一做"学习教育常态化制度化的有力抓手,固本强基,为促进学校事业科学和谐发展提供坚强组织保证。截至2017年12月,学校党委下设10个基层党委、8个党总支、8个直属党支部、126个基层党支部。

(三)实施"塞上堡垒"党建工程

2011年,学校党委实施"塞上堡垒"党建工程,构建了由基层党组织重点建设内容立项、党支部特色活动立项、功能党小组具体任务立项、党员党建课题立项等覆盖面广、实效性强的"金字塔"式项目化党建工作模式,有效调动了基层党组织和党员的主观能动性,丰富了党建工作的载体,创新了党建工作的有力抓手,开展党支部活动立项336项。2017年,学校党委凝练"塞上堡垒"党建工程成果,延续党建工作项目化管理,结合"两学一做"学习教育和"两个一流"建设,开展"主题党日"立项活动72项,调整建立功能党小组92个。制定下发《加强基层服务型党组织建设实施方案》《关于基层服务型党组织评星定级管理考核办法》,建立基层服务型党组织晋位升级机制,学校现有四星级基层党组织15个。

(四)注重党建理论研究

学校党委不断总结工作经验,创新工作思路,形成了一批具有一定理论价值和实践指导意义的研究成果,理论文章多次刊发在《共产党人》《宁夏党建研究》等杂志和报纸上。2012年,学校在全区教育系统党的建设研究会课题论文评选中荣获一等奖2项,三等奖4项。课题《民族地区推进高校组织工作科学化研究》获宁夏党建研究会课题研究优秀成果一等奖。2013年,以党建工作项目化管理为内容申报全区组织工作调研奖荣获三等奖。2016年,立项全区教育系统党建课题13项,报送宁夏党建研究会课题调研成果6项。学校获自治区党建研究会 2016 年度优秀会员单位，获宁夏党建研究会调研成果一、二、三等奖各 1 项。

四、严格党员教育管理

(一)严格党员发展工作

修订《宁夏医科大学发展党员工作程序》，制定《关于加强在青年教师和高知群体中发展党员工作的办法》，严格按照"控制总量、优化结构、提高质量、发挥作用"的总要求，做好发展党员工作。10 年来，学校共计发展党员 3330 人，其中，学生 3179 人，教工 151 人。2017 年 12 月，学校共有党员 3365 名。其中，学生党员占全日制在校生（不含预科生和留学生）的 10.25%，教职工党员占学校教职工总数的 44.93%，离退休党员占离退休人员总数的 40.45%。

(二)构建三级党校教育培训体系

构建了院部党校、学生党校和学校党校三级教育培训体系，明确职责、分级培训，切实提高入党积极分子、预备党员、党员和党务干部培训的针对性和实效性。坚持每年召开党校工作会，制订年度党校工作计划，坚持把"两学一做"学习教育规定内容和学习贯彻十九大精神融入党校各类培训课程，充分发挥党校思想政治教育主阵地作用。制定了《三级党校工作规程》、规范教学师资和培训大纲，提高党校工作科学化、制度化和规范化水平。

(三)发挥典型示范引领作用

积极创建基础医学院、中医学院、人文社科部 3 个自治区教育系统基层党建示范点，临床医学院、公共卫生学院、附属回医中医医院 3 个校级党建工作示范点，以培育典型、示范引路、整体推进为主要形式，全面提升学校基层组织党建工作整体水平。2018 年 7 月，机关党委、基础医学院党委获批自治区教育系统五星级基层党组织。每两年开展一次评先选优活动，选树先进典型集体和个人，不断加大教学科研、管理服务等基层一线的评优比例，突出典型示范带动作用。2008 年以来，学校党委共表彰 113 个先进基层党组织、446 名优秀共产党员和优秀党务工作者。

五、加强党风廉政建设

2008 年以来，学校党的纪律检查委员会在自治区纪委和学校党委的正确领导下，紧紧围绕学校中心工作，坚持全面从严治党、依规治党，强化"两个责任"，始终把纪律摆在前面，持之以恒地落实中央八项规定精神，严格监督执纪问责，积极推进"清风校园"建设，努力营造风清气正的教育政治生态，为依法治校、从严治教和推进学校健康发展保驾护航。

2009 年 1 月 5 日，中国共产党宁夏医科大学召开第一次党员代表大会，会议选举张发智、陕秀琴、周运生、刘荣耀、段凤梅为纪委委员，张发智任纪委书记。2014 年 1 月 13 日，召开第二次党员代表大会，会议选举朱建华、魏晋怡、马丽、汤榕、丁文锦、马瑾、马建荣为新一届纪委委员，朱建华任纪委书记，魏晋怡任纪委副书记。2017 年 11 月，学校领导班子调整，谢波任纪委书记。

(一)建立健全制度，扎紧扎牢管党治党的制度"篱笆"

学校纪委从完善工作机制、规范执行程序、强化监督检查等方面，进一步清理、修订和制订了党风廉政建设相关制度，形成了用制度管权、按制度办事、靠制度管人的廉政制度体系。2008 年以来，先后制定完善制度 64 项。如，2015 年制定《落实党风廉政建设党委主体责任和纪委监督责任的实施办法》《落实党风廉政建设党委主体责任清单和纪委监督责任清单》；2016 年修订《领导干部廉政谈话规定》；2017 年制定《基层党委、党总支、直属党支部落实党风廉政建设责任制工作报告制度》《党风廉政建设巡察工作制度》《全面从严治党责任清单》《全面从严治党问题清单和问责清单》《关于规范使用廉政意见回复用语的办法》《谈话函询工作流程》等。

(二)加强廉政教育，筑牢思想基础

为深入推进学校党风廉政建设，积极营造风清气正的校园氛围，充分发挥教书育人、管理育人、服务育人和环境育人优势，2011 年学校纪委以"清风校园"建设工作为重要载体和抓手，结合"三严三实"主题教育活动、"两学一做"学习教育，充分发挥教育在反腐倡廉中的基础作用。通过对违反法律法规人员案例的警示教育，新职工入职岗前培训，邀请自治区纪委领导做廉政专题报告,委托上海复旦大学举办贯彻十八届六中全会精神培训班,观看反腐倡廉电教片,邀请宁夏检察机关开展职务犯罪预防专题宣讲会,组织全校处级、科级领导干部及"青马班"学生参观廉政警示教育基地等多种形式,不断加大对师生教育的力度,提醒教职工要心存敬畏、手握戒尺,筑牢思想道德和法纪防线,促使领导干部廉洁从政的意识进一步增强,教师的学术作风更加严谨,学生敬廉崇洁的思想更加牢固,在全校营造了以廉为荣、以贪为耻、崇尚廉洁、诚实守信、遵纪守法的良好氛围。

2015 年 3 月,采取上下同步、党群结合的方式开展了"守纪律讲规矩"主题教育活动,活动紧紧围绕习近平总书记提出的"五个必须"总要求,把"守纪律,讲规矩"作为加强党性修养的根本标准,开展对照检查,切实解决存在问题。此次活动使全体党员进一步深化了认识,触及了思想灵魂,锤炼了党性观念,同时也聚焦了突出问题。

(三)深化作风建设,持续改进干部作风

认真贯彻落实中央八项规定精神,从小事抓起,着力解决干部队伍履职不力、作风不实、纪律不严问题,加强学校重点工作落实情况、各单位工作人员遵守劳动纪律情况和会议考勤情况的效能检查,完善了《党政部门服务承诺制》《党政部门首问责任制》《党政部门限时办结制》《党政部门效能责任追究制》等配套制度。

2015 年 9 月,学校纪委以加强校风教风学风和师德师风建设、解决群众反映强烈的突出问题、转变干部作风、规范办学行为为重点,在校内开展了"群众评议部门和干部作风活动"。学校共有 226 人参加了测评,136 名处级干部被测评。通过召开座谈会,设立征求意见箱、电子邮箱等方式广泛征求师生的意见和建议,着力找准干部作风方面存在的五个方面的问题,制定了具有针对性的整改措施。通过评议,进一步加强了机关和干部作风建设,密切了学校党群干群关系,检验和展示了干部作风建设成效,突出解决了部门政风行风及干部作风方面存在的问题,为营造风清气正的校园发展环境,为学校科学发展打下了良好基础。

2016 年 7 月,为推进中央八项规定精神落地生根,学校开展了"贯彻落实中央八项规定精神'回头看'工作",通过对贯彻落实八项规定精神的情况进行自查、督查，坚持问题导向，深挖细查隐形、变异"四风"问题，采取有力措施健全完善制度机制，创新监督执纪方法，严防不正之风反弹。各基层党组织结合中央八项规定精神"回头看"督查组反馈的问题，从"三公"经费管理使用、财务管理、精简会议文件、制度建设、党员领导干部执行廉洁自律等方面分类逐项深入开展自查自纠。共自查梳理问题 50 多个，健全完善了各项制度，共清理各类制度 100 多个、修订完善制度 30 多个、废止制度 10 多个，出台了《宁夏医科大学领导干部外出公务活动暂行管理办法》《宁夏医科大学关于国内公务接待工作的有关规定》《宁夏医科大学差旅费管理办法》《关于进一步严格工作纪律　加强作风建设的通知》，使各项制度更加符合实际，增强了适应性和执行力。学校进行了调研督查，对学校、总医院、附属回医中医医院的差旅费、公务接待、劳务费等项目进行了专项检查，对存在的主要问题，进行函询，下达了"整改通知书"和"督办函"。对自治区督查组给学校下达的"督办函"，学校党委高度重视，调查核实清楚事实，作出准确定性，明确责任人，分别进行了问责和纪律处分。

(四)坚持问题导向，强化监督执纪

学校坚持党风廉政建设日常检查和年度中期检查，开展专项督查，加强招生录取、干部选拔、基本建设、物资采购及资产管理、财务管理、教育收费、科研经费等重点领域风险预警和监控，严格防范利益输送问题，健全以廉政风险防控为重点的内部控制机制。加大对学校重大决策部署、重要工作项目、内部规范化管理等的监督检查，推进正风肃纪，提升监督的针对性和实效性。认真落实《宁夏医科大学党风廉政建设巡察工作制度》，2017 年在基础医学院开展校内巡察试点工作，把从严治党推向纵深。

(五)践行"四种形态"，强化责任追究

第一，充分利用当今信息化便捷途径，通过多种方式发送、播放廉洁信息，在细微处及时提示。坚持新任职干部廉政谈话、集体廉政谈话、约谈等，进行提醒，提出要求，使党员干部知敬畏、明底线。坚持惩前毖后、治病救人的方针，抓早抓小，对出现的苗头性、倾向性问题及监督检查中发现的问题，通过谈话函询、发放督办函、整改建议书等形式，及时提醒，做到关口前移，防止小错酿成大错。

第二，加强纪律审查，加大查办力度，2008—2017 年，对"教师中出现违法违纪"的问题，分别给予开除党籍、降低岗位等级、调离教师岗位、撤销教师资格的处分；对"领导干部有违法犯罪行为的"，给予开除党籍、开除公职的处分；对"教职工中出现违反廉洁纪律"的现象，给予党内警告或行政警告处分。

第三，认真执行《中国共产党纪律检查机关监督执纪工作规则（试行）》，规范工作程序，严明工作纪律，严格执行问责。持续释放有权必有责、有责要担当、用权受监督、失责必追究的强烈信号。

2012 年，学校被命名为全区第一批也是高校中唯一的廉政文化建设示范点单位；2012 年，护理学院荣获全区"惩治和预防腐败体系建设和落实党风廉政建设责任制"先进单位；2014 年，学校被自治区教育工委、自治区教育厅评为"清风校园"建设先进集体；审计处荣获 2011—2013 年度"全国内部审计先进集体"和"全区内部审计先进集体"称号。

六、重视离退休人员生活

退休干部服务工作在 1996 年 12 月前由学校组织部兼管。1996 年 12 月成立离退休干部服务处，2002 年 11 月成立离退休干部党总支。

（一）离退休干部党建工作

2003 年，原宁夏卫校、护校合并后，按业缘型、地缘型划分成离休干部党支部，退休一、二、三、四党支部和西夏离退休党支部，实现离退休干部基层党组织全覆盖。将离退休人员服务处在职党员分派到各支部担任副书记或联系人，建立功能党小组开展工作，增强了党组织的生机活力，进一步夯实了离退休干部党建工作的基础。制定《宁夏医科大学离退休党支部组织生活制度》《宁夏医科大学离退休干部政治积分办法》，充分调动各党支部积极主动谋划支部工作的积极性和离退休党员参加组织生活的积极性。各届党总支班子严格按照学校党委的工作部署，认真组织全体离退休党员学习党的理论、路线、方针、政策，提高老同志的思想觉悟。

（二）关心关爱老同志

第一，认真落实老干部待遇。宁夏医科大学老干部处成立以来，始终遵从老干部"基本政治待遇不变"的原则，全面落实老干部政治待遇。按规定组织离退休厅级干部每月阅读一次学校和上级文件。组织离退休干部进行政治理论学习，定期向离退休干部通报情况。2018年6月，学校党委制定出台了《中共宁夏医科大学委员会关于进一步加强和改进离退休人员工作的实施办法》，为扎实开展离退休人员工作提供政策依据。

学校坚持把握四个原则落实老干部生活待遇。一是老干部生活待遇略为从优原则。二是保底的原则。离休费（含政策性补贴）做到按时足额发放，医药费做到按规定实报实销。三是共享的原则。离退休干部服务处与老同志一道积极争取分享改革开放成果。四是服务和关爱的原则。及时探望生病、住院老同志，向组织部申报离休干部护理费和无自理能力高龄老人护理费，每年组织离退休干部进行健康检查；每年为年满80岁、90岁老人祝寿；每年两次走访慰问足不出户、孤寡、困难和学校聘请的担任督导工作的离退休专家及教职工。

第二，建设老年活动中心等文体活动场所。关心离退休人员身心健康，学校投资近80万元建成了上下两层、使用面积488平方米的老年活动中心及室外标准门球场。2017年，离退休人员服务处与西夏区朔方路办事处达成共建共享协议，联合向银川市申请维修改造资金60余万元，对西夏区老干部活动中心进行改造升级，开创了宁夏老干部活动阵地建设的新途径。

第三，成立宁夏老年大学医科大分校。2018年4月，在宁夏老干部局、宁夏老年大学的大力支持下，学校投入办学场地和经费，成立了宁夏老年大学医科大分校。分校目前开设音乐、书画、舞蹈3个班，招收学员250余人。分校的设立，为学校、附属总医院及银川市南郊的老同志就近上学提供了便利。

第四，开展丰富多彩的活动。每年组织离退休教职工在区内参观考察1次，足迹遍及宁夏山川，让老同志了解宁夏日新月异的变化发展，开阔视野。

注重发挥老同志"自我管理、自我服务、自我教育"的作用，自1997年成立老年体协以来，经过近20年的发展，目前协会拥有门球、台球、乒乓球、健身球、健步行、唱歌、舞蹈、书画、朗诵等12个兴趣团队。坚持每季度开展一次老年室内趣味运动会，增加活动项目，适当开展室外体育活动。坚持常态化的门球、台球、合唱团、舞蹈、健步行等活动。组织老同志聆听报告会，参加征文、书画、摄影展览等形式多样、富有特色和教育意义的纪念活动。举办太极扇、乒乓球、健身秧歌和健身球培训班，使大家老有所学、老有所乐。组织离退休教职工参加自治区党委老干部局、老年活动中心举办的各项文体活动。组织参加学校历届运动会、"清凉宁医"专场等表演项目。

（三）老有所为发挥余热

一是关工委工作。十年来，关工委的老教授、老专家累计应邀讲课近百次，听课人数达近万人次。开通了《知心朋友》心理咨询热线，随时为学生答疑解惑。为固原市贫困学生组织捐款购买学习用品120套。2016年，为银川职业技术学院永宁分校学生开展"生命科学科普展"40多学时，受益学生1280人。组建网宣员骨干队伍，影响和带动更多的离退休老党员传播好党的声音。在新生入学时，进行医学生职业规划专题讲座。

二是教学督导工作。每年都有10余名老教授、老专家坚持在教学一线，承担教学督导和传帮带工作。他们常年深入教学第一线检查监督教学，做好教学评估评价工作。

三是"义诊"活动。组织临床经验丰富的离退休老专家每年两次赴基层进行健康知识讲座和义诊。10年来，"义诊"专家组的足迹遍布宁夏几乎所有县市，为基层群众送去了健康，深受老百姓欢迎。

（四）取得的荣誉

2014年陈树兰荣获"全国离退休干部先进个人"；2016年钱立群荣获"全国教育系统关心下一代工作先进个人"；2014年离退休干部党总支获"全区离退休干部先进基层党组织"；2016年宁夏医科大学获"全区离退休干部工作部门宣传信息调研工作先进单位""全区离退休干部网络宣传先进集体"；2017年获"全区离退休干部工作创新奖""全区离退休干部工作调研先进集体""全区离退休干部网络宣传工作先进集体"；2018年在全区老干部知识竞赛中获第二名。

第二节 思想政治教育

学校全面贯彻党的教育方针，始终坚持社会主义办学方向，紧紧围绕立德树人根本任务，不断巩固马克思主义的指导地位，推动思想政治教育创新发展，思想政治工作取得显著成效。

一、解放思想推动内涵发展

2008 年，学校开展办学思想大讨论，提出"两个转变"的办学思路，坚持"从教学向教学科研转变、从硬件建设向内涵发展转变"，在全校师生中形成共识。2009 年 1 月，宁夏医科大学第一次党员代表大会召开，确立了"打造'两个一流'（西部一流，有一流学科），建设西部地区有特色、现代化、高水平综合性医科大学"的奋斗目标。学校党委将办学治校的新思路转化为进一步解放思想、开拓创新的新动力，把全体教职员工对学校建设"两个一流"目标的深入思考、实践行动集结成册，先后出版了《我们为宁夏做什么——建设宁夏医科大学的思考》和《我们在为宁夏做什么——宁夏医科大学对建设博士单位的思考》。

2012 年 3 月至 5 月，为全面客观地了解当前学校在学生、学风、学术、学者等方面存在的新情况、新问题，改进工作机制，提升学校教育、科研工作水平，学校领导班子就学校学生、学者、学术、学风工作开展大调研。

2013 年至 2015 年，学校实施了大学院制改革，通过有针对性的、扎实有效的思想政治工作，统一了全校师生员工的思想，形成了共识，平稳有序地完成了学校教学机构设置及资源调配，为学校教育教学改革发展夯实了基础。

二、深入开展专题学习教育

学校注重用马克思主义中国化的最新理论成果武装师生，结合学习贯彻党的十七大、十八大、十九大精神，邀请自治区党校、讲师团、党史研究室的专家教授来校为党员干部和师生作辅导报告。自治区领导也先后来校为师生作形势与政策报告和专题讲座。2008 年 4 月，时任自治区党委副书记于革胜为师生作专场形势政策报告；2010年6月，时任自治区党委常委、统战部部长马金虎为师生作统一战线和民族宗教政策专题讲座；2012年11月，时任自治区党委常委、宣传部部长蔡国英为师生作形势与政策报告；2014年10月，自治区党委统战部副部长杨洪为师生作党的民族宗教政策报告；2016年6月，时任自治区主席刘慧为师生作培育和弘扬社会主义核心价值观专题报告；2017年11月，自治区主席咸辉为师生宣讲党的十九大精神。

　　根据中央和自治区党委的安排部署，结合学校实际，学校扎实开展了一系列专题教育活动。2009年以来，先后开展了深入学习实践科学发展观、学习型党组织建设、"创先争优"、党的群众路线教育实践、"守纪律　讲规矩"主题教育、"三严三实"专题教育、"两学一做"学习教育等。通过不断的学习与实践，全体师生对党的领导衷心拥护，对以习近平同志为核心的党中央充分信赖，对"四个全面"战略布局高度认同，对中国特色社会主义的道路自信、理论自信、制度自信和文化自信更加坚定，对实现中华民族伟大复兴的中国梦充满信心。

三、强化党员干部理论武装

　　学校党委把强化领导干部理论学习和思想教育放在首位，严格坚持校院两级中心组学习制度，学习有计划、有安排、有落实、有记录。学习内容既包含不同时期党的方针政策和精神，又包含教育、文化、科技、法律等多个专题；在学习形式上，既有集中领学，又有个人自学，既有交流研讨，也有参观实践。每年学校党委中心组组织的集中学习都不少于12次。自2011年开始，通过宁夏干部网络培训平台，全体处级干部积极参学，每年完成9个学分，54个学时的学习任务；自2016年开始，学校又将科级干部学习纳入其中，要求全年完成60个学时的学习任务。每年学校处级、科级干部的参学率都达到了100%。

　　学校党委高度重视教职工的理论学习，把每月单周三下午确定为教职工政治理论学习时间，由党委宣传部统筹学习安排，既有不同时期党的方针政策和学校不同时期重点工作的学习，又有《中华人民共和国宪法》《中华人民共和国教育法》等法律法规和廉洁从教方面的学习，各基层党组织认真组织学习和实践活动，抓好学习时间、地点、内容、记录的四落实，确保学习效果。

四、牢牢把握意识形态导向

2015年1月，中共中央办公厅、国务院办公厅印发《关于进一步加强和改进新形势下高校宣传思想工作的意见》。学校随即召开了学习会和工作部署会，统一思想，提高认识，制定了《宁夏医科大学关于进一步加强和改进新形势下宣传思想工作的实施办法》，明确工作部署。2016年，学校党委印发了《关于加强意识形态工作责任制的实施细则》，切实加强对意识形态工作的领导。2016年开始，进一步规范网络安全与信息化管理，加强网络舆情管控和评论员队伍建设，探索构建师生共同参与的网络舆情工作团队。

五、深化学生理想信念教育

2013年以来，按照教育部《关于在全国各级各类学校深入开展"我的中国梦"主题教育活动的通知》精神，学校将中国梦教育与大学生思政教育紧密结合，举办了校长与大学生共同解读中国梦专题报告会和 "导航·中国梦"——理论学习培训班、"中国梦·宁医梦·我的梦"主题升国旗仪式、"中国梦·青春志"导师制演讲比赛、"传播·中国梦"成果展等13项相关活动，将中国梦深深根植于每一位学生心中，引导全校学生刻苦学习、同心奋进，将个人梦想融入伟大的中国梦，为中华民族伟大复兴贡献智慧和力量。

六、实施医学教育铸魂工程

培育和践行社会主义核心价值观，是高校思想政治工作的核心内容。党的十八大以来，学校始终紧紧抓住这一主线，大力加强校风学风建设。深入实施医学教育铸魂工程，切实推进全员育人、全程育人、全方位育人。

（一）实施人文医学素质教育

2011年6月，学校党委制定并印发了《宁夏医科大学创新性人文医学素质模块化教育教学改革实施方案》，同年10月，学校"创新性人文医学素质教育活动"启动。由此起步，学校通过第一课堂和第二课堂，不断深化创新性人文医学素质模块化教育教学改革。增加人文课的教学内容和时数，2011年秋季学期开始，学校先后开设了 40 余门人文医学选修课和 50 余门媒体选修课，编印了《核心价值与人文医学》《国医经典诵读》读本，使人文素质教育渗透于医学教育之中。拓展人文医学和职业道德教育的平台，2011 年 4 月"中国医师人文医学执业技能培训（宁夏）基地"落户学校，截至 2017 年年底，共开展培训 12 期，1492 人通过培训考试取得了"中国医师人文医学执业技能资格证书（初级）"。

（二）凸显第二课堂育人特色

先后举办了"医学与人文"知识竞赛、"中华传统文化与社会主义核心价值观"专题讲座、"书香宁医·我爱阅读"品读分享活动，国粹京剧、曲艺杂技等"高雅艺术进校园"活动，"榜样在身边"经验学习交流会，学风建设月，文明宿舍评比，组织国家奖学金答辩会、优秀学子事迹巡讲等活动，引领校园新风尚，传播校园正能量。

（三）蓬勃开展社会实践活动

一年一度的大学生暑期志愿者"三下乡"社会实践，学生们在实践中受教育、长才干、做贡献。学雷锋志愿服务活动常态化，宁医学子深入社区、街道、军营、敬老院、特殊教育学校、义务支教学校等地深入开展学雷锋活动，社会主义核心价值观通过学雷锋、做榜样得以实践化。

（四）强化医德医风教育

2011 年 4 月，学校举办了"奉献爱心 生命永恒"向遗体捐献者致敬主题教育活动。自此开始，每年清明节前夕，学校都要举办"仁心友善，大爱无疆"向逝者及遗体捐献者致敬仪式，追思逝者、感恩无言良师，使宁医学子"敬畏生命、感恩生命"，以实际行动传承大爱无疆，让"善良"永驻医学生内心。学校老教授、校领导结合自身专业背景，身先示范引领青年学子全面成长。2011 年 3 月，"感动宁夏·2010 年度人物"、学校德高望重、年届 80 岁高龄的名誉院长陈树兰教授以"怎样做一名德才兼备的好医生"为题，与师生分享她从医 50 余载的心灵感悟。连续多年坚持开展校院科技文化节活动，2013 年 11 月，在第五届研究生科技文化艺术节上，孙涛校长为研究生们作了专题讲座——"如何做一名合格的外科医生"，张建中副校长作了题为"医学科学研究中的机遇——创新思维的体现"的专题讲座。王燕蓉教授多次为新生作"成为未来的健康卫士，你准备好了吗"的专题讲座。2016 年 4 月，学校关工委组织离退休的老专家们与学生欢聚一堂，开展"读出未来 书送希望"活动，把影响、激励他们那一代人成长的书籍推荐并送给学生。

（五）实施素质教育科学评价

学校印发了《宁夏医科大学医学生素质教育记录册》，实施人文医学素质 教育记录认证，采用学分制的素质教育评价体系。2014 年 2 月，学校被命名 为全区培育和践行社会主义核心价值观示范提名单位；2016 年在"中国电信 奖学金"暨"践行社会主义核心价值观先进个人"遴选寻访活动中，学校临 床医学院 2012 级影像 2 班张思敏同学获得"践行社会主义核心价值观先进个 人"荣誉称号。

七、落细做实思想政治教育

一是开展专题学习活动。学校组织广大师生学习全国"两会"，十八大、 十九大精神，切实提高师生政治素养。举办了"与信仰对话"专题讲座、中 国南丁格尔获奖者事迹展暨南丁格尔获奖者事迹报告会、自治区道德模范高 校巡讲报告会等，坚定师生理想信念，唱响校园主旋律。

10 年来，通过"院士讲堂""雁湖论坛""大医讲堂"和"医学与人文 大讲堂"等形式举办了 500 余场次专题讲座，邀请王忠诚、张运、胡文瑞、 樊代明、刘以训、苏国辉、钟南山、包卫民、叶培建、张志愿、廖万清、徐 建国、陈凯先、王红阳等十余位院士来校讲座，对开拓师生视野、提升师生 综合素养起到了积极的推动作用。深入实施十九大精神大宣讲、大学习、大 调研等活动，开展"学习新思想，师生同上一堂课"活动，教育引导广大师 生认真学习领会习近平总书记在北京大学师生座谈会上的重要讲话精神，内 化于心，外化于行。

二是丰富主题教育活动。以"七一"建党日、"十一"国庆节等重大节 点为契机，先后举办了庆祝建国 60 周年"祖国万岁"歌咏大会、庆祝建党 90 周年"永远跟党走"文艺汇演、庆祝中国共产党成立 95 周年暨纪念中国工农 红军长征胜利 80 周年活动、"党在我身边"演讲比赛、"广播评书《传奇将 军》开播暨向全区大学生赠送收音机仪式"等主题鲜明的文化活动，寓教于乐。把升国旗教育活动常态化，每月一个主题，让爱国情结内化于心、外化于行。实施周末晚点名常态化，开展廉洁教育、诚信教育、安全教育、学风教育等主题教育活动，不断提高学生思想水平、政治觉悟、道德品质。

三是建好用好网络宣传阵地。2010年12月，宁夏医科大学新闻网上线。2012年9月，宁夏医科大学官方微博开通。2014年7月，宁夏医科大学官方微信服务号开通；2016年10月，宁夏医科大学官方微信订阅号开通。2017年11月，学校网站群建设完成投入使用。10年来，学校不断健全完善主页、新闻网、信息门户等传统网络平台，搭建起以微博、微信、QQ群等新媒体为中心的"学校—部门—学院—班级"四级工作平台，形成网络思政工作合力。借助新媒体平台，开展最受学生欢迎教师评比、校园之星评比、活力团支部暨十佳主题团日评选、星级志愿者评选、最美运动人评选等活动。开展了博文大赛、随手拍大赛、微视频大赛等网上活动。通过网易直播学校大型活动，第一时间向外界提供丰富翔实的图文报道，在学校热点事件的新闻宣传上掌握主动权。针对社会热点问题，加强舆论引导，回应师生关切，把控正确方向，巩固网络思想政治教育阵地。

四是改革创新传统媒体平台。2008年9月，《宁夏医学院报》更名为《宁夏医科大学报》，版面由原来的四开四版扩为对开四版。2012年12月，《宁夏医科大学报》改为彩色印刷。2014年12月，校报数字版上线。2016年9月起，《宁夏医科大学报》排版由原来的委托排版改为自主排版，每期发行量2000份。

2008年以来，《宁夏医科大学报》始终坚持"三个贴近"，围绕学校中心工作，宣传学校的重大方针政策，反映各方面工作的成就，展现师生积极向上的精神风貌和丰富多彩的校园生活，反映师生员工的心声。对学校更名、建校55周年、党代会、职代会、第六届全国医学高等院校大学生临床技能竞赛西南西北分区比赛及校园文化体育活动等做了特刊宣传。对学习实践科学发展观活动，学习型党组织建设，"三严三实"专题教育，党的群众路线教育实践活动等及时做好宣传。对新校区建设、中医学专业认证、临床医学专业认证、审核评估等做了专版报道。坚持正确的舆论导向，积极倡导社会主义核心价值观，深入宣传党的十八大、十九大精神和习近平新时代中国特色社会主义思想，开办了"学习新思想""院士讲堂""模范教师""光荣榜""'六五''七五'普法""道德讲堂""书香宁医""廉政警句"等专栏，及时反映广大师生员工的精神风貌和学校精神文明建设新成果。校报在版面设置、栏目细化、版面美化方面力求出新，形成端庄大气、清新简约的风格，使校报更具观赏性和可读性，得到了全校师生的认可。

五是实施思政教育进公寓。2008 年，学校建立了思想政治教育及辅导员队伍进公寓工作长效机制。为学生公寓党支部授牌，建立了 5 个学生公寓党支部活动基地。2012 年，以人文医学素质宣传教育为基准，建设了 8 个特色公寓党支部活动室，搭建起学生党校和学生公寓党支部实践活动平台。2017 年，实施了"公寓党建+"项目和"百名种子"计划，充分发挥学生党员干部在宿舍的模范带头作用，使学生公寓日益成为课堂之外对学生进行思想政治教育和素质教育的重要阵地。

六是贯彻高校思想政治工作会议精神。2016 年 12 月，全国高校思想政治工作会议召开，习近平总书记发表重要讲话。为全面贯彻落实全国和全区高校思想政治工作会议精神，学校先后召开了党委中心组专题学习会、师生座谈会。2017 年，印发了《关于进一步加强和改进新形势下思想政治工作的实施细则》和《关于进一步加强和改进新形势下思想政治工作的责任分工》，明确目标任务，细化责任分工，切实把工作落细落小落实，形成了学校"三全育人"的思想政治工作格局。

八、加强党建和思政教育研究

为贯彻落实《关于进一步加强和改进新形势下高校宣传思想工作的意见》及全国高校党建工作会议精神，不断提升学校意识形态工作的主导权和话语权，提升党建与思想政治教育工作的科学化水平，2016 年 11 月 26 日，宁夏医科大学党建与思想政治教育研究会成立。马林当选为会长；孙涛、田淑卿、马继军、朱建华、金群华当选为副会长。近 5 年来，学校获国家社科基金项目 15 项，自治区哲学社会科学课题 19 项，自治区党建与思想政治教育研究课题 49 项。近年，学校汇编了《"塞上堡垒"党建工程工作研究文集》《宁夏医科大学社会主义核心价值观论文集》。2013 年 4 月，学校思想政治工作研究会荣获全区优秀政研会和全区思想政治工作调研组织奖，汤波、陈晶等 15 人的思政论文获表彰奖励。2016 年 11 月，学校党建与思想政治教育研究会，立项资助校级研究课题 44 项。2017 年 12 月，学校推荐 8 篇论文参加教育工委、教育厅组织开展的"学习贯彻习近平新时代中国特色社会主义思想和党的十九大精神征文"活动，4 篇获得二等奖，1 篇获得三等奖。2018 年 6 月，学校召开 2018 年党建与思想政治教育理论研讨会暨思想政治工作例会，会议表彰了"学习贯彻习近平新时代中国特色社会主义思想和党的十九大精神征文"获奖论文及作者 37 人次。2017 年，自治区延安精神研究会论文征集，学校选送 11 篇，1 篇获得一等奖，2 篇获二等奖，5 篇获得三等奖，1 篇获得优秀奖，学校被授予优秀组织单位奖。

九、推进马克思主义学院建设

2014 年 12 月，学校校长办公会议研究决定，将"人文社科部"更名为"马克思主义学院"。同时，学校马克思主义学院与山东大学马克思主义学院建立对口支援关系。2015 年 5 月，学校举行"马克思主义学院"挂牌仪式。学校将马克思主义学科建设纳入"十三五"规划。马克思主义学院学科建设不断发展，为学校思想政治教育和理论研究提供了有力支持。

十、着力打造"清风校园"

加强党风廉政建设，开展形式多样、内容丰富的廉政教育。以"廉洁从政、廉洁从教、敬廉崇洁"为抓手，打造具有宁医特色的"清风校园"。2010 年，"12·4"全国法制宣传日 10 周年之际，学校举办了法制与廉政文化书画摄影作品展。2011 年 10 月，由宁夏纪委、监察厅、文化厅主办，宁夏话剧艺术发展有限公司承办的"塞上清风"廉政文化建设大篷车巡回演出走进宁医，近千名师生观看了演出。2014 年 5 月，自治区纪委副书记陶进为师生作"当前反腐败斗争的形势与任务"专题讲座。2015 年 6 月，为落实"两个责任"，宁夏检察机关职务犯罪预防宣讲团走进校园。2015 年 12 月，举办了《中国共产党廉洁自律准则》《中国共产党纪律处分条例》宣讲报告会。护理学院被评为全区"惩治和预防腐败体系建设和落实党风廉政建设责任制"先进单位。

2008 年，李秀萍荣获全国卫生系统"优秀思想政治工作者"称号；2009年，窦红莉荣获"全国高校优秀思想政治课教师"称号；2010 年，《关注心理健康 构建和谐校园——"我爱我"大学生心理健康教育工作纪实》荣获教育部 2010 年高校校园文化建设优秀成果奖。2013 年，学校思想政治研究会荣获全区优秀政研会和全区思想政治调研组织奖。2014 年，马晓东荣获"全国高校优秀思想政治教育工作者"称号。

第三节 统一战线工作

一、统战工作开展情况

2009 年 10 月，学校统战部从党委宣传统战部分离，单独设置党委统战部。

（一）认真落实党的统战工作方针政策

深入开展理论学习，不断加强思想建设。党委统战部积极做好各民主党派、党外知识分子的思想政治工作。多年来，加强对各党派理论学习的组织和指导，坚持每月一次的学习制度，引导民主党派人士树立全局观念，增进团结，凝心聚力，共谋发展。认真学习贯彻习近平新时代中国特色社会主义思想和十九大精神，学思践悟，增强"四个意识"，坚定"四个自信"，坚守精神家园，进一步激发党外人士"为执政党助力，为国家尽责，为患者、学生服务"的责任心和使命感。

为适应新形势下高校统一战线工作的新任务新要求，进一步加强学校统战工作，2010 年 3 月，修订了《中共宁夏医科大学委员会关于进一步做好统一战线工作的实施意见》，制定了《各民主党派宁夏医科大学基层组织工作制度》，建立了统战工作责任机制、联系机制。2016 年 3 月，制定了《宁夏医科大学关于进一步加强统一战线工作的意见》，同时成立了学校统一战线工作领导小组，为民主党派发挥作用提供了有效的制度保障。初步形成了党委统一领导，统战部牵头协调，机关各职能部门、各基层党委（党总支）共同配合、分工负责的大统战格局。

(二)切实做好民主党派和党外知识分子工作

第一，凝聚人心，汇聚力量。民主党派和党外知识分子具有人才密集、层次高、影响大等特点。学校现有党外知识分子482人，占专任教师总数的54.6%。其中，各民主党派成员245人，知联会成员45人，留联会成员190人。学校党委把政治引领摆在首位，支持党外知识分子在高等教育事业和经济社会发展中发挥积极作用。10年来，学校每年定期向民主党派和党外知识分子通报教学、科研、管理等工作，通报学校改革措施和重大决定的实施情况。每年多次与民主党派和无党派人士进行交流座谈，学校重要会议邀请民主党派负责人参加，及时向他们传达党的方针政策，民主党派和无党派人士积极参政议政，广开言路，为学校的建设与发展建言献策。

第二，注重培养，积极推荐。学校党委注重培养、选拔民主党派和党外知识分子担任不同层次的行政领导职务。积极推荐民主党派、党外知识分子到自治区人大、政协、民主党派区委会任职，他们在人大、政协会上积极建言献策，参政议政，提交高质量的提案，一些提案被国家及自治区政府采纳，为自治区经济建设和学校发展作出了积极的贡献。

第三，搞好换届，有序发展。2011年和2016年是各民主党派基层组织的换届之年，学校党委注重把好政治关，严格换届程序，主动与各党派基层组织及区委协商，做好后备人才的发现和培养，帮助他们顺利完成换届工作。

第四，加大投入，改善条件。学校每年都把统战经费列入财政预算，统战工作开展得到学校大力支持，经费从原来的3万元增加到15万元。设立了民主党派活动室，为各项工作开展提供了有力保障。

第五，发挥优势，服务社会。针对学校民主党派成员的医疗专业优势，积极组织民主党派医疗专家深入区内各市县开展送医送药义诊活动，为基层医院开展医疗帮扶等活动，取得了良好的社会效益。

(三)扎实做好民族团结教育工作

一是加强党的民族宗教政策的宣传教育。在校内各基层党组织中积极宣传党的民族宗教政策，促进民族团结，维护校园和谐稳定。

二是深入开展"民族团结月"活动。每年九月，围绕"中华民族一家亲，同心共筑中国梦"的主题，扎实有效地开展民族团结月宣传教育活动，在广大师生中举办民族知识"大讲堂"、民族团结知识竞赛、"中国梦、大学梦——寻梦宁医"等活动；组织师生参观宁夏博物馆、银川大健康产业基地、中卫云计算和大数据中心，开展医疗专家下基层送医送药活动。

二、民主党派基本情况

学校现有民革、民盟、民建、民进、农工、九三学社六个民主党派。各民主党派在学校教学、科研、医疗、管理、服务等工作中发挥了积极作用。

(一)民革宁夏医科大学支部委员会

1989年4月，民革宁夏医学院支部成立，袁虹任支部主委，李亚凡任委员。1994年5月，民革宁夏医学院支部换届改选，袁虹任主委，薛长林、韩斌任委员，有7名党员。1998年4月支部改选，袁虹任主委，徐武清、高碧霄任委员。党员发展至11名。2002年支部换届改选，袁虹任主委。2006年换届后徐武清任主委，沈冰任副主委。2011年11月民革宁夏医科大学支部分为医科大学支部和总医院支部。2016年3月医科大学支部换届，赵巍任主委，王琦任副主委，有党员20名；总医院支部换届，王丽任主委，牛占锋任副主委，有党员10名。

(二)中国民主同盟宁夏医科大学总支委员会

1979年成立了中国民主同盟宁夏医学院支部，黄志霖任第一届主委。1985年民盟宁夏医学院支部改选，朱建玲任主委，盟员发展到11人。2000年支部改选，何仲义任主委，盟员有10人。2004年增选王效军、李光华为副主委。2008年增选漆明为副主委。2011年11月成立中国民主同盟宁夏医科大学总支委员会，盟员有26人，何仲义任总支委员会第一届主委，漆明、李光华任副主委。2014年12月民盟宁夏医科大学总支改选，李光华任总支委员会第二届主委，陈伟、杨海波任总支副主委。现有盟员48人。

(三)民建宁夏医科大学支部委员会

2008年10月，民建宁夏医科大学支部正式成立，李胜玲任主委，胡向莲、曹秀琴任副主委。2017年11月换届改选，崔瑞琴任主委，吴立春、王锐任副主委。现有会员21人。

(四)民进宁夏医科大学总支委员会

1994年4月成立了民进宁夏医学院支部，王大力任主委，任金霞任副主委，1996年增补赵国忠任副主委。2000年换届改选，贾卫东任主委，任金霞、赵国忠任副主委，有会员12名。2001年，贾卫东因工作调离，任金霞负责工作，2007年会员发展至17名；2009年10月，民进宁夏医科大学总支委员会成立，马瑞霞任主委，任金霞任副主委，有会员35人。2016年，总支委员会换届改选，选举产生了新一届总支委员会，下设两个支部委员会——宁夏医科大学支部委员会和宁夏医科大学总医院支部委员会。马瑞霞任主委，陈兵、孙利宏、马辉任副主委。现有会员38人。

（五）中国农工民主党宁夏医科大学总支委员会

1985年，农工党宁夏医学院支部成立，戴秀英任主委。2006年换届改选，何士平任主委，陈中伟任副主委，有党员25人。2008年经农工党区委批准成立了农工党宁夏医科大学总支委员会，下设三个支部，即附院一支部，附院二支部，医科大支部，党员人数发展到40人。2016年换届改选，陈中伟任主委，孙维红、杨晓军、马科任副主委。现有党员59人。

（六）九三学社宁夏医科大学委员会

1989年3月，九三学社宁夏医学院支社成立，陆满文任主委，沈咏任副主委。1992年3月，选举产生第二届委员会，沈咏任主委，高天顺任副主委。2002年1月，选举产生第三届委员会，刘秀芳任主委，秦毅任副主委。2007年12月，选举产生第四届委员会，秦毅任主委，赵海萍、贺栋任副主委。2012年3月，成立了九三学社宁夏医科大学委员会；4月，选举产生了第一届九三学社宁夏医科大学委员会委员，秦毅任主委，赵海萍、贺栋任副主委。2016年12月，选举产生了第二届九三学社宁夏医科大学委员会委员，裴秀英任主委，刘志军、赵海萍任副主委。现有社员49人。

三、统战团体基本情况

学校现有党外知识分子联谊会和留学归国人员联谊会两个统战团体。2012年12月，宁夏医科大学党外知识分子联谊会成立，张毓洪任会长，卞良、王振海、杨怡任副会长，陈群任秘书长。现有会员45名。2017年7月，宁夏医科大学留学归国人员联谊会成立，张毓洪任会长，刘娟、柯亨宁、芦鸿雁任副会长，卞良任秘书长，刘志宏、赵峥、孙冬梅任副秘书长。现有会员190名。

第四节　精神文明建设

一、创建文明校园

（一）机构设置与调整

2009年6月，学校调整了"宁夏医科大学精神文明建设领导小组"，齐岳、孙涛任组长，办公室设在党委宣传部，宣传统战部部长魏晋怡兼任主任，学校精神文明建设领导小组即为国家级文明单位创建工作领导小组。随后，根据学校工作实际，多次调整工作领导小组。2010年10月，吴世彩任组长；2015年9月，马林、孙涛任组长；宣传部部长周文韬先后兼任办公室主任。2017年7月，学校根据中央和自治区有关文明校园创建工作要求，及时将"宁夏医科大学精神文明建设领导小组"调整为"宁夏医科大学文明校园创建领导小组"，马林、孙涛任组长，学校文明校园创建领导小组办公室主任由宣传部部长周文韬兼任。

（二）多措并举开展创建工作

多年来，学校以精神文明建设为统揽，始终坚持"立德树人"，不断把文明校园建设提升到更高水平，推动教学、科研、管理等各项工作全面协调发展，取得了良好成效。2000年至今，学校连续三届荣获"自治区文明单位"。

多年来，学校党委高度重视精神文明建设，多次进行专题研究，对具体工作做出部署。2009年年初，学校党委审时度势提出了争创"全国文明单位"的工作目标，制定了《宁夏医科大学国家级文明单位创建工作规划》。6月，学校召开了创建国家级文明单位启动大会，按照围绕大局、服务师生、改革创新的总要求，以建设社会主义核心价值体系为根本，以提高师生文明素质和社会文明程度为目标，以群众性文明创建活动为抓手，深入开展全国文明单位创建工作。在全校师生员工的不懈努力下，2011年12月，在全国文明委表彰的第三批全国文明城市（区）、文明村镇、文明单位中，学校荣膺"全国文明单位"称号，学校总医院也同获殊荣。同年，学校被评为银川市创建全国文明城市工作先进集体。

在创建全国文明单位期间，学校始终坚持"两手抓、两促进"，开展了一系列扎实有效的精神文明创建活动。

一是扎实推进社会主义核心价值体系建设。坚持把建设社会主义核心价值体系作为教育人、引导人的基础工程和灵魂工程，贯穿到学校精神文明建设各个领域。以庆祝新中国成立 60 周年、中国共产党成立 90 周年、建党 95 周年和长征胜利 80 周年为契机，围绕党的十八大、十九大胜利召开等大事开展了丰富生动的主题教育活动，大力弘扬民族精神和时代精神；加强校园文化建设，引导医学生树立远大理想，确立崇高追求，培养大德、大爱品质，不断提升人文医学素质；深入开展志愿服务活动，配合银川市创建全国文明城市工作，组织师生志愿者开展关爱留守儿童、关爱空巢老人、关爱农民工、关爱残疾人等活动，开展医疗卫生服务和不文明行为劝导、"大手拉小手共织大学梦"共建帮扶等志愿服务活动。

二是深入拓展群众性精神文明创建活动。以校级文明单位评选为抓手，把开展师德模范评选表彰活动与加强社会公德、职业道德、家庭美德和个人品德教育结合起来，与加强诚信教育结合起来，全校师生思想道德素质进一步增强。创建全国文明单位期间，学校大力开展培植文明细胞活动，创建工作深入人心。开展了校级文明院部（处室）、文明科室、文明家庭、文明班级（宿舍）和文明大学生等"文明细胞"评选命名表彰活动，使师生人人参与文明创建、事事围绕文明创建。学校投入专项经费用于校级文明单位评选奖励，保障了学校精神文明建设工作有序开展。以道德讲堂建设为抓手，大力培育和践行社会主义核心价值观。2014 年以来，建设道德讲堂 23 个，举办医学与人文大讲堂、"书香宁医　我爱阅读"悦读分享会、"寻找我身边的雷锋和雷锋故事"事迹分享会、师德演讲比赛、经典诵读、核心价值观公开课等特色活动百余场。2016 年，学校荣获全区 50 佳"道德讲堂"称号。学校大力开展文明餐桌"光盘"行动，广泛开展勤俭节约的宣传教育，倡导"节俭养德"，使"节约光荣、浪费可耻"的观念深入人心。

2015 年 2 月，经复查合格，学校继续保留"全国文明单位"荣誉称号。2017 年，按照中央文明办、教育部制定的《全国高校文明校园测评细则》，学校开始转评全国高校文明校园工作。2017 年 8 月，自治区文明办组织检查工作组对学校全国文明校园创建工作进行检查验收。

（三）取得的成果

通过全国文明单位的创建工作，学校精神文明建设水平进一步提升，师生精神面貌得到进一步改善，学校教育教学质量、学术科研水平、管理服务能力等不断加强，各项工作取得了突破性进展。近 10 年来，先后获得全国文明单位、全国五一劳动奖状、全国五四红旗团委、全国内部审计工作先进集体、全国节约型公共机构示范单位、全国绿化模范单位等多项荣誉。涌现出全国高校优秀思想政治教育工作者、全国五一劳动奖章获得者、全国医德标兵、全国优秀科技工作者、国家安全人民防线先进个人、全国优秀社会科学普及工作者、全国无偿献血奉献奖及全区优秀党务工作者、自治区"塞上英才"、2010 感动宁夏先进人物等先进模范人物。师生中涌现出了热心公益事业、常年坚持献血的全区岗位学雷锋标兵秦毅教授，积极抢救车祸妇女的大四学生李公三，火车上抢救孕妇的研究生刘铮，拾金不昧的高职学生丁园园，用生命拒绝贿赂的交警吴涛，勇救落水青年的杨雄、虎生、白涛、马小军等优秀学子。宁医师生用平凡的行为记录着宁医人勇于担当，敢于奉献，弘扬社会正气的良好风尚。截至 2017 年，学校获上级表彰奖励 815 项，其中省部级以上 100 余项。

（四）荣获省部级奖励集体和个人统计

表 1　2008—2018 年集体获省部级奖励一览表

序号	获奖时间	获奖项目	授奖单位	主管部门
1	2008 年 6 月	惩治和预防腐败体系建设和落实党风廉政建设责任制先进单位	自治区党委、政府	纪　委
2	2008 年 6 月	全区支教帮扶工作先进集体	自治区支援基层教育工作领导小组	组织部
3	2008 年 12 月	全区思想政治工作先进单位	自治区党委宣传思想工作领导小组	基础医学院
4	2008 年 12 月	2008 年全国大中专学生志愿者暑期"三下乡"社会实践活动先进单位	中央宣传部　中央文明办　教育部　团中央　全国学联	团　委
5	2008 年 12 月	2008 年全国大中专学生志愿者暑期"三下乡"社会实践活动优秀团队	中央宣传部　中央文明办　教育部　团中央　全国学联	基础医学院
6	2009 年 2 月	全国第二届大学生艺术展演艺术表演类甲组三等奖	教育部	团　委

续 表

序号	获奖时间	获奖项目	授奖单位	主管部门
7	2009 年 9 月	全国教育系统"祖国万岁"歌咏活动优秀组织奖	教育部	宣传部
8	2009 年 12 月	2006—2008 年度支教帮扶工作"先进集体"	自治区人民政府	组织部
9	2010 年 4 月	2009 年度全国毕业生就业典型经验高校	教育部	毕业生就业处
10	2010 年 5 月	全国科普工作先进集体	科技部　中共中央宣传部　中国科协	科技处
11	2010 年 7 月	全国"志愿者助残优秀示范基地"	中央文明办　国家民政部　中国残联	团　委
12	2010 年 8 月	第十届全国中医药院校传统保健体育运动会"体育道德风尚奖"	国家中医药管理局	中医学院
13	2010 年 12 月	全区教育系统先进集体	自治区人民政府	研究生学院
14	2010 年 12 月	中国科技核心期刊	中国科学技术信息研究所	学报编辑部
15	2011 年 12 月	全国文明单位	中央精神文明建设指导委员会	宣传部
16	2011 年 1 月	2011—2014 年度"自治区文明单位"	自治区精神文明建设指导委员会	宣传部
17	2011 年 4 月	扶贫开发定点帮扶先进单位	自治区扶贫开发领导小组	组织部
18	2011 年 4 月	全区节水型社会建设工作先进单位	自治区节水型社会建设工作领导小组	后勤管理处
19	2011 年 5 月	自治区建设学习型党组织示范单位	自治区学习型党组织工作协调小组	宣传部
20	2011 年 6 月	全区先进基层党组织	中共宁夏回族自治区委员会	基础医学院
21	2011 年 9 月	全区引进高层次人才工作先进单位	自治区人才工作领导小组	人事处
22	2011 年 10 月	2011 宁洽会暨第二届中阿经贸论坛保障服务工作先进单位	中共宁夏回族自治区委员会　自治区人民政府	团　委
23	2011 年 10 月	全国大学生课外学术科技作品竞赛高校优秀组织奖	全国大学生课外学术科技作品竞赛组委会	团　委
24	2011 年 11 月	全国科协系统先进集体	中国科学技术协会	科技处
25	2011 年 12 月	2011 年全民健身活动先进单位	国家体育总局	工会、体育部

续 表

序号	获奖时间	获奖项目	授奖单位	主管部门
26	2012 年 2 月	全国第三届大学生艺术展演活动优秀组织奖	中华人民共和国教育部	团 委
27	2012 年 6 月	全国创先争优先进基层党组织	中共中央组织部	组织部
28	2012 年 9 月	自治区精神文明建设先进单位	自治区精神文明建设领导小组	宣传部
29	2012 年 10 月	全区会计工作先进集体	自治区人民政府	财务处
30	2012 年 10 月	2012 宁洽会暨第三届中阿经贸论坛保障服务工作先进单位	自治区党委 自治区人民政府	团 委
31	2012 年 12 月	2012 年全国科普日优秀特色活动	中国科学技术协会	学校科协
32	2013 年 1 月	全区惩治和预防腐败体系建设落实党风廉政建设责任制先进单位	自治区党委 自治区政府	护理学院
33	2013 年 4 月	宁夏扶贫开发定点帮扶先进单位	自治区扶贫开发领导小组	组织部
34	2013 年 5 月	全国五四红旗团委	共青团中央	团 委
35	2013 年 10 月	中国民主同盟组织发展工作先进集体	中国民主同盟中央委员会	民盟学校总支部
36	2014 年 2 月	全区培育和践行社会主义核心价值观示范提名单位	自治区党委宣传思想工作领导小组	宣传部
37	2014 年 4 月	2013 年度全国"安康杯"竞赛优胜班组	全国总工会 国家安全生产监督管理总局	临床医学院
38	2014 年 9 月	全国内部审计先进集体	中国内部审计协会	审计处
39	2014 年 12 月	中国青年志愿者优秀组织奖	共青团中央 中国青年志愿者协会	团委
40	2014 年 12 月	2012—2013 年度全国无偿献血促进奖单位奖	国家卫计委 中国红十字会总会等	团 委
41	2015 年 2 月	全国文明单位	中央精神文明建设指导委员会办公室	宣传部
42	2015 年 7 月	全区优秀志愿服务组织奖	自治区精神文明建设指导委员会	临床医学院
43	2015 年 11 月	第十四届"挑战杯"全国大学生课外学术科技竞赛优秀组织奖	第十四届"挑战杯"全国大学生课外学术科技作品竞赛组委会	团 委
44	2015 年 12 月	第二届中国志愿服务项目大赛银奖	共青团中央 中央文明办 民政部等	团 委
45	2015 年 12 月	全国节约型公共机构示范单位	国家机关事务管理局 国家发改委 财政部	后勤管理处
46	2016 年 2 月	全国绿化模范单位	全国绿化委员会	后勤管理处

续表

序号	获奖时间	获奖项目	授奖单位	主管部门
47	2016 年 11 月	2016 年"创青春"中航工业全国大学生创业大赛优秀组织奖	共青团中央　教育部人力资源社会保障部中国科协等	团　委
48	2016 年 12 月	第二届中国青年公益创业大赛银奖	共青团中央　中央文明办民政部　水利部等	团　委
49	2016 年 12 月	第三届中国青年志愿服务项目大赛银奖	共青团中央　中央文明办　民政部　水利部等	团　委
50	2018 年 4 月	自治区"工人先锋号"	自治区总工会	护理学院

表 2　2008—2018 年个人荣获省部级奖励一览表

序号	获奖时间	获奖个人	获奖项目	授奖单位
1	2008 年 8 月	苏泉安	全区支援基层教育工作先进工作者	自治区支援基层教育工作领导小组
2	2008 年 9 月	王燕蓉	自治区民族团结先进个人	自治区党委　自治区人民政府
3	2008 年 12 月	魏晋怡	全区思想政治工作先进个人	自治区党委宣传思想工作领导小组
4	2009 年 1 月	崔春林	第六届全国法制书画赛书法优秀奖	全国"普法"办
5	2009 年 2 月	李亚红	全国第二届大学生艺术展演艺术表演类甲组三等奖	教育部
6	2009 年 6 月	牛　阳	中华医学会"先进学会干部"	中华医学会
7	2009 年 6 月	朱西杰	中华医学会"先进学会干部"	中华医学会
8	2009 年 7 月	王惠芳	2007—2009 年度优秀会员	中国图书馆学会
9	2009 年 9 月	张　琳	全国三八红旗手	中华全国妇女联合会
10	2009 年 9 月	窦红莉	全国优秀教师	教育部
11	2009 年 9 月	裴秀英	全区"优秀教师"	自治区人民政府
12	2009 年 11 月	马　瑾	全国普通高等学校毕业生"就业工作先进个人"	教育部
13	2009 年 12 月	苏泉安	全区支援基层教育工作先进工作者	自治区支援基层教育工作领导小组
14	2010 年 4 月	杨　怡	自治区先进工作者	自治区党委　自治区人民政府
15	2010 年 7 月	吴　娟	2010 年上海世博"中国红十字世博爱未来行动优秀志愿者"	中国红十字总会
16	2010 年 8 月	徐　方	中国侨界（创新人才）贡献奖	中华全国归国华侨联合会

续 表

序号	获奖时间	获奖个人	获奖项目	授奖单位
17	2010 年 9 月	付雪艳	第七届"挑战杯"中国大学生创业计划竞赛铜奖优秀指导老师	共青团中央 教育部 中国科协 全国学联
18	2010 年 9 月	秦 毅	全国九三学社优秀社员	九三学社中央委员会
19	2011 年 2 月	王燕蓉	全国五一巾帼标兵	中华全国总工会
20	2011 年 4 月	张 斌	宁夏扶贫开发社会帮扶先进个人	自治区扶贫开发领导小组
21	2011 年 4 月	冯俊彪	2010 年度全区公共节能先进个人	自治区公共节能工作领导小组
22	2011 年 5 月	何仲义	民盟中央先进个人	中国民主同盟中央委员会
23	2011 年 6 月	霍正浩	全区优秀共产党员	中共宁夏回族自治区委员会
24	2011 年 11 月	张 斌	支教工作先进个人	自治区支教工作领导小组
25	2012 年 3 月	陕秀琴	全国妇女创先争优先进个人称号	中华全国妇女联合会
26	2012 年 8 月	徐 方	第四届中国侨界创新人才奖	中国侨联
27	2012 年 11 月	张 斌	全区支援基层教育工作先进工作者	自治区支援基层教育工作领导小组
28	2012 年 12 月	赵 巍	全国优秀科技工作者	中国科学技术协会
29	2013 年 4 月	张秀曦	宁夏扶贫开发定点帮扶先进个人	自治区扶贫开发领导小组
30	2014 年 7 月	汤 波	全国优秀社会科学普及工作者	全国社会科学普及工作组委会
31	2014 年 9 月	马晓东	全国优秀教育工作者（全国高校优秀思想政治教育工作者）	教育部
32	2014 年 10 月	冯俊彪	国家安全人民防线先进个人	自治区国家安全工作协调小组
33	2014 年 11 月	孙利宏	民进全国组织建设先进个人	民进中央委员会
34	2014 年 12 月	徐 方	自治区"塞上英才"	自治区党委 自治区人民政府
35	2014 年 12 月	刘 娟	全国优秀科技工作者	中国科协
36	2014 年 12 月	孙冬梅	2012—2013 年度全国无偿献血促进奖	国家卫计委 中国红十字会总会等
37	2015 年 3 月	秦 毅	2012—2013 年度全国无偿献血奉献奖	国家卫计委 中国红十字会总会等
38	2015 年 8 月	刘敬霞	全国医德标兵	中国教科文卫体工会全国委员会 国家卫计委

续 表

序号	获奖时间	获奖个人	获奖项目	授奖单位
39	2016 年 1 月	赵 巍	全国五一劳动奖章	中华全国总工会
40	2016 年 5 月	徐 方	第七届"全国优秀科技工作者"	中国科协
41	2016 年 7 月	郝银菊	全区优秀党务工作者	自治区党委
42	2016 年 11 月	李晓玉	2016 年新闻出版统计先进个人	国家新闻出版广电总局
43	2016 年 12 月	朱西杰	全国中医药高等学校教学名师	国家中医药管理局　教育部　国家卫计委
44	2017 年 2 月	李 伟	驻村帮扶工作先进个人	自治区扶贫开发领导小组
45	2017 年 11 月	邱洪流	2013—2017 年度参政议政工作先进个人	九三学社中央
46	2017 年 11 月	赵海萍	2013—2017 年度参政议政工作先进个人	九三学社中央
47	2017 年 11 月	马英锋	全国少数民族医药工作表现突出个人	国家中医药管理局　国家民族事务委员会
48	2017 年 11 月	马 科	全国少数民族医药先进个人	国家中医药管理局
49	2017 年 12 月	马 科	自治区第二批"塞上名医"	自治区卫生计生委
50	2018 年 1 月	霍正浩	自治区"塞上名师"	自治区人才工作领导小组　教育厅　财政厅　人社厅
51	2018 年 4 月	霍正浩	自治区五一劳动奖章	自治区总工会

二、开展普法教育

（一）"五五"普法

"五五"法制宣传教育规划实施以来，学校认真开展法制宣传教育，大力推进依法治校进程，坚持法制教育与师生思想道德教育相结合、与学校精神文明建设相结合。学校根据《自治区党委、人民政府关于在全区公民中开展第五个五年法制宣传教育深入推进依法治区进程的实施意见》精神，制定了《宁夏医学院法制宣传教育第五个五年规划》。

按照"五五"普法的规划要求，学校根据不同对象，分层次对党政领导干部、教师及科研人员、党政管理及其他人员和全体学生开展普法学习教育工作。在普法教育对象上，确定了领导干部和广大学生两个重点。在教育内容上坚持以宪法为核心，以公共法为重点，同时抓好有关高等教育、医学专业等与师生日常工作、生活、学习相关的法律法规，以及新颁布法律法规的宣传学习。在教育形式上，坚持以法律课教学和培训学习为主渠道，结合建章立制、依法管理、文化活动、综合治理、文明创建等工作，开展丰富多彩的教育宣传活动。学校先后组织科以上干部参加"宁东杯"全民法律知识竞赛、师生参加"五五"法治宣传教育知识竞赛、管理人员参加《档案法》知识竞赛、全校师生参加"筑牢人生根基 构建和谐宁医"理论知识竞赛，普及法律知识，增强师生的法制观念。

"五五"普法以来，学校先后制定修订了《不正当交易行为自查自纠工作检查评估实施细则》《处级干部管理办法》《宁夏医科大学推行廉政风险防范管理工作实施方案》《宁夏医科大学处级以下领导干部任期经济责任审计实施办法》《宁夏医科大学甲型H1N1流感防控工作应急预案》等百余项规章制度，确保各项工作切实做到"有法可依、有章可循"，避免学校各项事务管理运行的无序性和随意性。

（二）"六五"普法

2011年以来，学校认真贯彻落实《自治区党委、人民政府关于在全区公民中开展第六个五年法制宣传教育 深入推进依法治区进程的实施意见》和《关于贯彻全国教育系统"六五"普法规划 进一步加强教师普法工作的通知》精神，制定了《关于开展第六个五年法制宣传教育深入推进依法治校进程的实施方案》。

为更好地推进普法工作深入开展，不断提高师生的法律素质，在做好常规普法教育活动的同时，学校不断创新普法宣传教育的途径和方法。2013年5月，学校在学生中成立了学生明法社团；2014年9月，在《宁夏医科大学报》开展了"大力弘扬法治精神 共筑伟大中国梦"普法知识有奖竞答活动；2015年5月，开设了"贺兰山法律大讲堂"；2015年11月，在全校范围内开展了"倡行法治 遵法守法"师生法律知识竞赛。各学院还先后开展了"医学与人文"法律知识竞赛、国防教育月国防知识竞赛、"学法懂法 有你有我"法律知识竞赛、"增强法律意识 构建和谐校园"模拟法庭主题教育活动，引导师生依法治教、依法治学，做到知法、懂法、守法、用法，维系好和谐的医患关系，做"德业双馨"的优秀医学人才。

学校结合节庆日、宣传日和纪念日等，因地制宜、因时制宜、因人制宜，开展普法宣传活动。2014年12月4日首个国家宪法日暨全国法制宣传日，利用校园网、校园广播、校报等阵地开展法制宣传教育活动，同时利用新媒体开展"互联网+法治宣传"行动，扩大普法的覆盖面。通过案例宣传、校园媒体、创建活动等促进普法，使法律知识和法制观念在润物无声、潜移默化中深入人心。

2014年，学校开展了"用身边人说身边事、用身边事教育身边人"的"守法好师生"评选表彰活动。2014年12月，临床医学院2012级黄辰同学荣获宁夏"守法好公民"称号，是此次唯一获此殊荣的大学生。2015年9月，自治区"六五"普法检查验收组对学校普法工作进行检查指导。2016年4月，学校对"六五"普法工作进行了总结表彰，表彰了先进集体7个，先进个人30人。2016年9月，学校荣获全区"六五"普法先进单位。

（三）"七五"普法

学校认真贯彻全面依法治国方略，在师生中牢固树立社会主义法治理念。"七五"普法工作开展以来，学校制定了"七五"普法工作实施方案，调整了普法工作领导小组成员。把宣传法律知识与培养法治精神有机结合起来，扎实推进社会主义法治文化建设，大力弘扬社会主义法治精神，努力形成人人自觉学法守法用法的校园环境。以大学章程建设为统领，推进现代大学制度建设，促进大学治理能力和水平不断提升。加强法治文化宣传和实践探索，将法治文化与精神文明建设、中华传统文化、校园文化等有机融合，扩大法治文化的辐射效应，增强法治文化在师生中的影响力、渗透力和感染力。2016年4月15日首个全民国家安全教育日，学校开展国家安全法主体宣传活动、征文比赛及专题讲座。2016年11月、2017年11月，在全校范围内开展"学宪法讲宪法"主题演讲比赛。普法宣传教育活动的开展，有力地推动了学校教学、科研、医疗、后勤和管理工作有序发展，促进了学校法制建设和精神文明建设双丰收。

三、安全与综合治理

2008年以来，学校以"平安校园"建设为主线，坚持"预防为主、综合治理"，全面落实安全稳定责任制和校园治安综合治理各项措施，完善校园安全稳定常态化工作体系，确保了校园安全稳定。2013 年，学校被自治区教育厅评选为"全区学校安全管理工作先进集体"，连续 5 年被胜利街工委和办事处评选为"综合治理先进单位"。

（一）加强组织领导

学校党委、行政高度重视平安校园建设工作，始终坚持将其纳入学校发展总体规划和年度计划之中，明确长远目标和年度任务。始终坚持安全稳定工作主要领导亲自抓，形成了领导有力、组织健全、运转协调的工作体制。坚持每年初由学校党政主要负责人、学校安全稳定与综治领导小组组长分别与各单位党政主要负责人签订《综合治理与安全工作目标管理责任书》，强化守土有责、守土尽责意识，坚决落实好"一把手"的责任。

2009 年 6 月，学校对安全保卫工作进行社会化改革，促进教育资源的优化配置，提高服务质量和管理水平。2009 年 11 月，学校调整完善了国家安全工作小组、社会治安综合治理小组、安全稳定领导小组，分别由学校党委书记任组长，校长、分管副书记、副校长及附属医院党委书记任副组长。领导小组办公室设在保卫处，主任由保卫处处长兼任。

2015 年 9 月，为进一步加强领导、理顺关系、形成合力，学校将国家安全工作小组、社会治安综合治理小组、安全稳定领导小组合并为国家安全工作领导小组（安全稳定与综合治理工作领导小组），由校党委书记、校长任组长，党委副书记、副校长及总医院党委书记任副组长。

2017 年，学校为进一步强化安全稳定与综合治理工作，制定了《校园安全稳定与综合治理工作规定》，建立和完善了学校综合治理考核制度，不断完善工作机制，层层落实安全工作责任。

（二）健全工作体系

学校高度重视人防、物防、技防"三位一体"安全防控体系建设，有力推动了校园及周边治安综治工作。2014 年 4 月，建成了高清视频安防监控系统，安装 600 多个监控探头，实现了对雁湖、双怡两个校区重点部位的全天候视频监控，为及时发现和处置校园突发事件，加强学校及周边治安管理提供了技术保障。学校现有警务值班室 4 个，有 60 多名安保人员，配备应急处突警用器材和校园巡逻车，实行 24 小时不间断校园巡逻。重视加强安全保卫工作队伍建设，经常开展业务训练和安全应急演练，每年选派人员参加业务培训，队伍的整体素质不断提升。

结合学校实际，先后修订完善突发事件总体应急预案和各类专项预案，建立健全应急管理机制，注重提高快速反应和应急处置能力；修订完善学校《学生安全管理规定》《校园消防管理安全规定》《外来人员安全管理规定》《涉外人员安全管理办法》等相关规章制度，完善和建立了相关的工作登记制度。落实领导带班制度、节假日双值班制度、保卫处24小时值班制度等，进一步提升了工作规范化水平，有效地提升了工作质量和服务水平。

(三)推进重点工作

重视加强与自治区和安全、公安等部门的联系，与银川市公安局建立了高校反恐维稳信息通报、会商工作机制，定期会同公安分局、国保大队、辖区派出所召开维稳工作会，及时与各级公安、安全部门互通信息，从机制上夯实安全稳定工作基础。积极采取措施防范和打击对学生的各类违法犯罪活动，会同公安、城管、街道、社区等有关单位加大校园及周边综合治理工作力度，不断改善校园及周边治安状况，大力整治校园及周边交通秩序。强化校园消防安全管理，严格落实各项消防安全规章制度和安全责任，坚持消防安全日巡查、月检查制度，严格检测维护消防设备设施，及时维修与更换消防器材，经常开展消防知识讲座，组织开展消防应急演练。重视做好外籍学生、外教的教育管理和服务工作。准确掌握师生思想情况，及时帮助解决实际困难，增强师生自觉抵御、防范"三股势力"和邪教组织的渗透活动。重视安全隐患排查与整改。经常组织开展安全检查和巡查，针对检查中发现的安全问题和隐患，制订整改清单，做到落实责任、落实责任人、落实整改时限、落实整改标准和要求，不断推进安全隐患自查整改工作常态化、制度化、规范化。

(四)开展安全教育

学校坚持安全教育常抓不懈，针对学校易发生危险部位、季节性安防特点、校园警情动向、节假日安全动态等情况，定期开展国家安全、消防、饮食、交通、法制、心理健康、反邪教、禁毒等方面的专题讲座，组织安全讲座、应急演练、知识竞赛、安防警情通报等，增强师生防范意识与防护能力，充分发挥社区、家庭在维护校园安全方面的积极作用，营造人人重视安全的良好氛围，动员全体师生积极参与平安校园建设。

第五节 群团工作

一、工会工作

学校工会依照《中华人民共和国工会法》和《中国工会章程》，紧紧围绕学校中心工作，切实履行维护、建设、参与、教育四项职能，以创新的精神和发展的理念，着力调动教职工的主动性、积极性、创造性，努力为教职工办好事、办实事、解难事，不断推进工会工作创新发展。

宁夏医科大学工会委员会设主席 1 人、副主席 1 人，内设妇联办公室和计划生育办公室。2008 年设 19 个分工会（含附属医院分工会），会员 3935人，杨群任工会主席；2010 年代良兵任工会主席；2012 年丁文锦任工会主席；2013 年至今冯天义任工会主席；2017 年增至 23 个分工会（含总医院和附属回医中医医院分工会），会员 7129 人。

（一）强化职能，促进民主管理

2010 年 4 月，宁夏医科大学第一届教职工代表大会暨工会会员代表大会召开。选举产生了宁夏医科大学第一届工会委员会、工会经费审查委员会和女工委员会。丁文锦、代良兵、白洁、刘国庆、何仲义、周永伟、贾立勤、徐武清、黄少云当选第一届工会委员会委员，代良兵当选为工会主席；丁文锦、白洁、刘国庆、苏羽、杨晓萍当选为女工委员会委员，丁文锦当选为主任。

2011 年，一届二次职代会通过《宁夏医科大学教职工绩效考核办法》和《宁夏医科大学奖励性绩效工资发放办法》；2013 年，杨怡被宁夏总工会第十一次代表大会推选为"中国工会第十六次全国代表大会"代表；2014 年，一届四次职代会通过《宁夏医科大学章程》和新的《宁夏医科大学教职工绩效考核办法》《宁夏医科大学奖励性绩效工资发放办法》以及《宁夏医科大学二级教职工代表大会暨工会会员代表大会实施细则》。2015 年，召开一届五次教职工代表大会，听取并讨论学校"十三五"规划（草案）。讨论通过马璀、代良兵、司琼辉、冯天义、刘国庆、吕鹏海、朱月英、刘敏颖、周永伟、姜怡邓、徐武清、贾立勤、黄少云、黄应川为执行委员会委员。2016 年，全面推行二级职代会制度，各基层分工会召开二级职代会，并进行分工会的换届选举，产生了新的一届分工会主席及委员。

2018年4月，召开了宁夏医科大学第二届教职工代表大会暨工会会员代表大会。听取并审议了《学校工作报告》《学校2017年财务决算执行情况报告和2018年财务预算编制方案》《第一届工会委员会工作报告》《第一届工会经费使用情况报告》《提案立案情况报告》和《职工绩效工资改革方案》的说明；选举产生了第二届工会委员会和工会经费审查委员会。马晓恒、冯天义、司琼辉、吕鹏海、朱月英、刘敏颖、刘敬霞、汤榕、李谦、张东宁、张海峰、陈群、周永伟、陕秀琴、黄应川当选为第二届工会委员会委员，冯天义当选为工会主席。根据工会章程推选王金凤、朱月英、朱彩虹、李颖、何向华、杨惠芳、钱月慧为女工委员会委员，朱月英当选为主任。

(二)搭建平台，展现职工风采

2012年，在雁湖校区和双怡校区相继建立"职工之家"，并配置了运动器械。相继成立教职工健美操、篮球、足球、乒乓球、羽毛球、集邮及钓鱼等协会。2013年，教职工趣味运动会增加了以分工会为单位的第九套广播操比赛。2014年，经学校党委常委会研究，将每周四下午四点以后定为教职工体育锻炼时间。2016年，举办了教职工排球及象棋、围棋、跳棋、纸牌类比赛。自2009年开始，学校工会连续五年承办全区教科文卫体系统工会庆"三八"女职工羽毛球赛。2010年起，每年组织教职工参加全区教科文卫体系统工会组织的乒乓球、羽毛球比赛。学校分别在2012年、2015年、2017年承办了此项比赛。

自2008年开始，工会同教务处联合组织青年教师参加两年一届的宁夏高校青年教师教学基本功大赛。2014年，基础医学院赵薇老师荣获基础学科一等奖，在全国高校青年教师授课比赛中获得三等奖，自治区总工会授予赵薇老师五一劳动奖章。2016年，理学院袁晶老师荣获理科组一等奖，在全国高校青年教师授课比赛中获得三等奖。2018年，基础医学院王浩荣获理科组一等奖，第二附属医院丁磊荣获工科组一等奖。学校荣获团体一等奖和优秀组织奖。2013年、2014年相继举办创建"优秀创新团队"项目活动。2017年5月，在全校教职工中开展以"引领书香校园，徜徉知识海洋"为主题的读书评奖活动。

（三）多措并举，送温暖献爱心

爱心奉献社会。2008年四川汶川发生强烈地震后，工会组织全校教职工捐款70432.34元；2010年青海玉树地震，工会组织全校教职工、学生捐款102310元。

爱心温暖职工。2010年以来，坚持每年为职工送生日蛋糕和鲜花，送去学校对职工的关心和祝福。2012年，组织教职工为身患重病职工捐款153480元。自2013年开始，将教职工直系亲属丧葬补贴标准从原来的200元调整为500元，2017年又调增到1000元。对在职离世职工家属、病危职工、生病住院职工，均通过工会或者分工会看望或慰问。2013年开始，对困难职工建档，年终一次性给予1000—5000元不等的慰问金。2014年开始，坚持每年组织100名一线教职工赴山东威海疗休养。坚持每年为教职工进行体检，2017年根据年龄和性别特点增加了体检项目。

（四）创新形式，开展学习培训

2009年，举办了首批中青年骨干教师多媒体教学课件制作培训班，124名学员通过了结业测试。2011年，学校成为全国高等医学教育工会的常务理事单位。2012年8月，举办了全国高等医学教育工会理论研讨年会，会议共收编论文92篇。同年10月，举办基层分工会主席、委员共计100余人的培训及素质拓展。2013年10月，举办分工会干部及委员以"学习优良传统，增强国防意识"为主题的军事体验活动。2017年6月，组织27名分工会干部赴广西工会干部培训学校进行学习。

（五）2008年以来获奖情况

表3　2008—2018年荣获集体荣誉一览表

获奖时间	获奖单位	获奖名称	授奖部门
2008年	宁夏医学院工会委员会	模范职工之家	自治区总工会
2009年	总医院呼吸与危重症医学科	全国工人先锋号	中华全国总工会
2010年	宁夏医科大学女工委员会	自治区妇联系统先进集体	自治区妇联
2012年	宁夏医科大学女工委员会	全国教科文卫体系统先进女职工组织	中国教科文卫体工会全国委员会
2012年	检验学院	全国三八红旗集体	中国教科文卫体工会全国委员会
2013年	宁夏医科大学	全国五一劳动奖状	中华全国总工会
2013年	护理学院	自治区"三八红旗集体"	自治区妇联
2018年	护理学院	自治区"工人先锋号"	自治区总工会

表4　2008—2018年荣获个人荣誉一览表

获奖时间	姓　名	奖励名称	授奖部门
2010 年	张　琳	全国"三八红旗手"	中华全国妇女联合会
2010 年	付雪艳	自治区"三八红旗手"	自治区妇联
2012 年	丁文锦	自治区五一巾帼奖章	自治区总工会
2013 年	杨　力	全国医德标兵	中国教科文卫体工会
2014 年	刘敬霞	全国医德标兵	中国教科文卫体工会　国家卫计委
2014 年	刘　英	自治区总工会、自治区教育厅"9·10"教育奖章	自治区总工会　教育厅
2014 年	黄少云	自治区优秀工会积极分子	自治区总工会
2014 年	赵　薇	自治区五一劳动奖章	自治区总工会
2016 年	赵　巍	全国五一劳动奖章	全国总工会
2016 年	余建强	自治区"最美家庭"	自治区妇联
2018 年	霍正浩	自治区五一劳动奖章	自治区总工会

二、共青团工作

学校团委始终以立德树人为宗旨，服务学校党政工作大局、服务青年师生成长成才，以改革的动力不断创新共青团各项工作，构建"凝聚青年、服务大局、当好桥梁、从严治团"四维工作格局，为学校发展建设贡献青春智慧与力量。

（一）组织建设

2007年12月，学校召开共青团宁夏医学院第八次团员代表大会，通过了《勤奋学习　全面成才　团结带领全校团员青年为宁夏医学院跨越式发展贡献力量》的工作报告，选举产生了马骏、马晓东、王新刚、孙志诚、张荣、张海峰、李菲、李颖、李亚红、李娅玲、辛林、岳鹏、胡俊、哈丽娜、姜红、徐云龙、黄河等17名同志组成的共青团宁夏医学院第八届委员会，黄河担任团委书记，马晓东、王新刚担任团委副书记。团委设组织宣传部、社团文体部、科技实践部、艺术教研室四个科室，下辖附属医院团委、基础医学院分团委、临床医学院分团委、预防医学院团总支、管理学院团总支、中医学院团总支、药学院团总支、检验学院团总支、口腔医学院团总支、护理学院团总支、理学院团总支、高等卫生与职业技术学院团总支、研究生院团总支、成人教育学院团总支共 14 个基层团组织。2010 年 6 月，成立教工团总支。

2013 年 4 月，根据《宁夏医科大学校院二级管理实施细则（试行）》的相关要求，调整了基层团组织设置，调整后校团委下辖总医院团委、附属回医中医医院团委、临床医学院团委、基础医学院团总支、口腔医学院团总支、公共卫生学院团委、中医学院团委、护理学院团委、药学院团委、管理学院团委、检验学院团委、高等卫生职业技术学院团委、理学院团总支、教工团总支共 14 个基层团组织。

2013 年 5 月，学校召开共青团宁夏医科大学第一次团员代表大会，通过了《激扬青春梦想 谱写精彩华章 为建设"两个一流"和西部地区有特色、现代化、高水平的综合性医科大学作出新贡献》的工作报告，选举产生了由马立虎、马丽、王新汉、孙冬梅、宋睿、张龙、张建明、哈丽娜、赵峥等 9 名同志组成的共青团宁夏医科大学第一届委员会，孙冬梅担任团委书记，赵峥、张龙担任团委副书记。2015 年 11 月，印发《关于进一步加强基层团组织规范化建设的通知》，进一步规范基层团组织设置。截至 2017 年年底，团委下辖 2 个直属医院团委、1 个教工团总支和 8 个学院团委（团总支），全校有 213 个团支部，学生团员 7277 人。

（二）推优入党

做好党的助手和后备军，规范学校推优入党工作制度，认真开展"推优"入党工作。2012 年，制定下发《宁夏医科大学关于推荐优秀团员作党的发展对象工作实施细则》；2017 年 10 月，修订并印发《宁夏医科大学关于推荐优秀团员作为入党积极分子人选工作实施办法》，对"推优入党"的条件和程序进一步明确细化，指导各基层团组织有计划、分步骤地严格实施"推优入党"工作。10 年来，共向党组织推荐优秀团员做党的发展对象 5210 名，其中 3179 名已被党组织发展为中共党员或预备党员。

（三）思想引领

近年来，学校团委主要以团校培训、文化熏陶、实践教育和网络思政等为抓手，开展团员青年思想政治教育工作。2007 年，学校正式启动"青年马克思主义者培养工程"，已连续 11 年举办校级"青马"培训班，2015 年又将青年教师纳入"青年马克思主义者培养工程"范围。2008 年以来，开展"团

学骨干"	"基层团干部"	"团支部书记"培训班 32 期，团校累计培训学员
12600 名。利用重大节日、纪念日开展以"高举团旗跟党走"	"看科学发展、
与信仰对话"	"团歌嘹亮、向党汇报"	"践行社会主义核心价值观"、践行
"八字真经"等各类主题教育活动，旗帜鲜明地用社会主义核心价值观开展大
学生思政教育。通过开展校园之星评选、宁医达人秀、校园明辨会、主题团
日创新大赛、寻找身边的雷锋和雷锋故事、高雅艺术进校园、国学经典诵读
等一系列的人文、艺术、体育、科技活动，使学生从中受到教育和启发，并
内化为自觉行动。在校内外广泛开展以"医疗服务、健康宣教、卫生清扫、
爱老助残、赛会服务、义务支教"为主要内容的志愿服务和社会实践活动，
每年参与的志愿者达万余人次，人均服务小时数达 80 小时。10 年来，志愿服
务和社会实践已成为学校引导青年学生成长成才的重要载体和思想政治教育
工作的鲜活手段。

（四）取得成绩

2008 年以来，学校团委先后荣获"全国五四红旗团委"	"全国志愿服务
优秀组织奖"	"全国无偿献血促进奖"	"全国大学生志愿者暑期'三下乡'
社会实践活动优秀组织奖"	"全国大学生艺术展演优秀组织奖"	"全国高校
校园文化建设优秀奖"	"'挑战杯'全国大学生课外学术科技作品竞赛高校优
秀组织奖"	"'创青春'全国大学生创业大赛高校优秀组织奖"	"全国志愿助
残示范基地"	"全国第五届百个志愿服务先进集体"	"赴宁研究生支教团先
进集体"等荣誉称号。

第四章 教育教学

第一节 夯实人才培养基础

高等医学院校本科人才培养方案是培养本科人才的总纲，体现了学校的办学理念、办学目标、办学规格、培养模式和办学特色，是高校实施人才培养工作的根本性、指导性文件，是学校组织教学活动、评价教学效果和保证教学质量的主要依据，同时也是推进教育教学改革的切入点和落脚点。多年来，学校不断优化原有的人才培养方案，实施了以"学分制管理、模块化课程、个性化培养"为核心的人才培养模式改革，为保障学校的人才培养质量奠定了基础。

培养方案原则上每5年修订一次，同时实施专业综合改革和开展教学方式方法改革。按照办学宗旨、目标及学校中长期发展规划，学校先后在2007年、2011年、2016年对本科各专业的人才培养方案进行了修订。

一、修订2007年人才培养方案

进一步完善了学分制管理模式，通过明确专业课程模块结构，缩减课内教学时数，将任选课纳入课内教学，设立机能学实验、临床前基础医学实验课程，完善实践教学体系，明确专业毕业实习要求，增加社区预防医学实习；设立创新学分，引入循证医学思想，加强全科医学、社区护理教育，提倡早期接触临床。

二、修订2011年人才培养方案

以提高实践能力为重点，把"培养应用型人才"的教学理念落实到教学的各个环节中，适当增加实践类课程学时，并按照全球医学人才培养要求及国家医学人才培养模式改革需求特点，适时增加了精神病学、医学法学、肿瘤学、危重病急救医学等课程；引入网络通识课教学，将医学史、行为科学、文学、卫生经济学、法学和回族医药课程纳入选修课教学内容。以"重人文、强实践"为医学人才培养主线，融合"医学专业知识""实践创新能力""医学人文精神"和"传统文化精髓"的四维教育体系，将"医学知识、民族文化、人文素质、实践能力"贯穿于医学教育的全过程，实现了"医学、民族、人文、实践"的有机结合。

三、修订 2016 年人才培养方案

为进一步坚持本科教育"质量、特色、内涵"发展，根据教育部关于印发《普通高等学校本科专业目录（2012 年)》《普通高等学校本科专业设置管理规定》等文件精神，体现学校的办学定位和办学理念，凸显办学特色，适应社会发展和区域医疗卫生事业对人才培养提出的新要求，对原有人才培养方案及教学大纲进行了修订和完善。

此次人才培养方案以"岗位胜任力"为导向，以培养学生终身学习能力为目标，合理规划课程体系和课程内容，适度压缩课内学时，科学分配理论课时与实践课时，强化专业实践能力培养，着力推进教学方法以及学生评价方式改革；将人文素质教育贯穿人才培养的全过程，完善实验、实训、实习、社会实践等实践教学环节的质量监控体系及质量标准，全面构建创新人才培养体系。此次修订体现了三个关注：关注社会发展需要、关注医学模式转变、关注各专业执业资格考试。充分吸收近年来的教学改革和教学研究成果，从专业发展趋势、单位用人需求、学生及学科等不同层面，优化课程体系。为增加学生自主学习的时间，压缩课堂学时数，一部分课程的实践教学内容涵盖课外学时，以网络视频课、讲座、社会实践、指导学生网络自主学习或几种教学形式共同存在的混合式教学形式完成。此次培养方案的修订，明确提出了深化形成性评价（过程性评价）改革。要求各专业根据自身特点，实施多元化考核。通过学习记录评价、PBL 评价、OSCE、随堂考核、床边考核、

网上自测等形式，注重对学生学习过程进行评价并提供指导和反馈，注重学生对自我学习效果的评价。

第二节　专业建设

高等院校设置和调整专业，应主动适应国家和区域经济社会发展，适应知识创新、科技进步以及学科发展需要，更好地满足人民群众接受高质量高等教育的需求；应遵循高等教育规律和人才成长规律，符合学校办学定位和办学条件，优化学科专业结构，促进学校办出特色，提高人才培养质量。

一、专业建设

截至 2008 年，学校共有 17 个本科专业。为适应自治区医疗卫生事业发展需要，学校积极组织新专业申报。开展专业建设专项检查，落实新专业培养方案、课程建设，确保新办专业顺利招生及授课安排。2015 年 3 月，获批康复治疗学（四年制）本科专业；2016 年 2 月，获批回医学（五年制）、临床药学（五年制）、基础医学（五年制）三个本科专业。同时，积极开展调研论证，2017 年 8 月完成儿科学专业申报工作。2018 年获批并开始招生。至此学校本科专业增至 22 个（见下表）。2015 年开始，在本科各专业中实施本科生转专业制度，充分体现了"以人为本，以学生为中心"的现代教育理念。

学校曾灵活设置本科专业方向，先后设置有预防医学（卫生检验检疫方向）、预防医学（营养与食品卫生方向）、临床医学（妇幼方向）、临床医学（免费订单全科医师方向）、临床医学（心理方向）、临床医学（检验方向）、临床医学（精神卫生方向）、护理学（涉外护理方向）、护理学（急危重症护理方向）、公共事业管理（医疗保险方向）、信息管理与信息系统（卫生信息技术与管理方向）、市场营销（医药营销方向）、电子信息科学与技术（医学信息方向）、生物技术（生物医药方向）等 14 个专业方向。2012 年，按照教育部出台的《普通高等学校本科专业目录（2012 年）》的规定，学校不再单独设置专业方向，统一为教育部规定的专业名称进行建设和管理。

表 1　宁夏医科大学本科专业一览表

序 号	学科门类	专 业	专业代码	学 制	学 位	获批年度
1	医 学	临床医学	100201K	五	医学学士学位	1958 年
2		麻醉学	100202TK	五	医学学士学位	2000 年
3		医学影像学	100203TK	五	医学学士学位	2000 年
4		口腔医学	100301K	五	医学学士学位	2004 年
5		预防医学	100401K	五	医学学士学位	1972 年
6		中医学	100501K	五	医学学士学位	1984 年
7		针灸推拿学	100502K	五	医学学士学位	2007 年
8		中西医临床医学	100601K	五	医学学士学位	2009 年
9		护理学	101101	四	理学学士学位	2000 年
10		药学	100701	四	理学学士学位	2003 年
11		中药学	100801	四	理学学士学位	2006 年
12		临床药学	100703TK	五	理学学士学位	2016 年
13		回医学	100509TK	五	医学学士学位	2016 年
14		基础医学	100101K	五	医学学士学位	2016 年
15		康复治疗学	101005	四	理学学士学位	2015 年
16		医学检验技术	101001	四	理学学士学位	2003 年
17		儿科学	100207	五	医学学士学位	2018 年
18	管理学	信息管理与信息系统	120102	四	管理学学士学位	2007 年
19		市场营销	120202	四	管理学学士学位	2007 年
20		公共事业管理	120401	四	管理学学士学位	2002 年
21	理 学	生物技术	071002	四	理学学士学位	2008 年
22		电子信息科学与技术	080714T	四	理学学士学位	2008 年

二、专业认证

专业认证是教育部实施高等学校本科教学质量与教学改革的重要内容，是高校保障本科专业教学质量的重要手段之一。近 10 年来，学校以专业认证为抓手，大力推动教育教学观念的转变，深入推进专业内涵建设，进一步规范专业管理，构建持续改进的质量保障机制，不断提升专业竞争力和人才培养质量。

2010 年，学校首次启动专业认证工作。2010 年 12 月 20 日至 23 日，教育部专家组进驻学校，对学校中医学本科专业进行为期四天的认证工作。在全校师生的共同努力下，顺利通过了教育部对学校中医学本科专业的试点认证。开展中医学专业认证是全面加强学校内涵建设，提升中医学专业建设水平和教育教学质量的重要手段，促进了学校中医学专业规范、健康、可持续发展。

2016年，学校启动了临床医学本科专业认证。根据教育部高教司2012年146号文件，参照《本科医学教育标准——临床医学专业（试行）》，并按照2011年最新修订的《临床医学专业认证指南（试行）》，学校对临床医学本科专业建设情况进行了全面梳理。2016年11月15日至18日，教育部临床医学专业认证工作委员会选派认证专家组，对宁夏医科大学临床医学本科进行了专业认证。2017年5月，学校顺利通过了临床医学本科专业认证（认证期限为6年），认证专家对学校的临床医学专业建设成效给予了充分肯定。通过本次专业认证，进一步更新了教育教学理念，进一步明确了办学宗旨和办学目标，进一步深化了教学改革，办学条件得到了改善，强化了教学管理，完善了质量保障体系，推动了学校教学工作的健康发展，带动了其他各本科专业建设水平的全面提升，为学校全面提高人才培养质量打下了坚实基础。同时，对学校的整体建设和发展具有重要的现实意义和深远的历史意义。

三、审核评估

审核评估既是对学校现有的办学条件、办学水平、办学状态的全面检查，也是推动学校教育事业新发展的重要契机。2017年6月，学校召开本科教学工作审核评估动员大会，正式启动本科教学审核评估评建工作。根据教育部和自治区教育厅的安排，学校于2018年4月23日至26日接受了教育部本科教学工作审核评估。评估专家组认为，学校的办学成绩主要反映在：一是学校党政领导班子高度重视本科教学；二是学校拥有一支数量充足、结构合理的教师队伍，为人才培养工作提供了有力的支撑；三是持续的教学资源投入为人才培养工作提供了有力保障；四是积极推进教育教学改革，不断强化实践教学体系建设；五是学生发展与服务体系完善，学生满意度高；六是重视本科教学质量保障工作，建立了比较完善的教学质量保障体系。专家组同时针对学校本科教学工作中存在的不足，提出了改进意见和建议。

四、教材建设

学校教材建设、教材管理工作走过了从数量满足到质量提高、从纸质媒介到多媒体数字化、从品种单一到体系建设的发展历程，积累了丰富经验。10 年来，学校转变原有教材管理模式，实行教材招标采购，不仅大大降低了采购成本，节省了人力物力，而且实现了学校教材"零库存"，避免了因教材版本更换造成的浪费。

2008 年以来，学校参编教材 352 部，其中，主编 103 部，副主编 105 部。2008 年，学校与科学出版社合作出版了基础医学实验教学系列教材，其中最具代表性的《临床前基础医学综合实验》是一部按照以重要系统典型疾病为引导、以问题为中心的基础实验教程，把分散在各学科中的医学知识链接成一个相互渗透、相互支撑的知识体系。该教材已修订出版两次。

第三节　教学改革与研究

一、教学改革

学校围绕"以岗位胜任力为核心，构建医学教育与人文教育、素质教育与专业教育、理论教育与实践教育、共性教育与个性教育协调发展"的人才培养理念，不断推进各项教学改革工作。

自 2008 年至今，学校逐步推进基础医学与临床课程整合，切实开展以问题为中心的启发式、研究式、讨论式教育方法，积极开展线上线下混合式教学方法改革，推进模拟技术、虚拟技术与 SP 病人等现代教育技术手段在临床教学上的综合应用。2009 年，学校探索并实施以强化学生临床思维、临床基本知识与基本技能训练、注重临床基本知识与临床基本技能早期衔接的"见习、实习双螺旋"临床实践教学模式改革。

2011 年起，学校全面实施《宁夏医科大学创新性人文医学素质模块化教育教学改革实施方案》，开展人文医学素质教育第二课堂学分认证，把社会主义核心价值观教育和人文医学教育进行有效融合，依托两个课堂、五项活动模块，打造医学生五种基本素质，逐步完善医学人文教育体系。同年，学校被批准为"中国医师人文医学职业技能培训（宁夏）基地"。

从 2012 年起，学校利用全国各知名高校一流的师资队伍、丰富的培训内容、灵活的学习时间等优势，引入网络通识课程，对非限定性选修课形成有益补充。

2014 年，以分级教学为突破口，倡导个性化发展，学校启动了新一轮的大学英语、计算机、体育等公共课程改革。此次改革的重点是根据学生实际水平及潜能，确定不同的培养目标，制定不同的教学方案，在讲授、辅导和评估等方面充分体现个性化。

2015 年，学校引进网络题库与在线考试系统，试题数达到 30 余万道，覆盖临床医学专业从基础到临床的全部课程，考题中多媒体素材的应用，可以直接向学生展示听诊和查体的音频、视频等，有助于对学生临床思维能力的考查。目前，学校综合考试的理论部分均模拟国家临床执业医师资格考试，启用网络化的题库和在线考试系统。此外，《大学英语》《医学伦理学》《医学免疫学》《医学微生物学》《文献检索》等课程已全部实施机考。

2016 年，学校启动并实施形成性评价（过程性评价）等考核方式改革，制定了《宁夏医科大学关于实施形成性评价的意见》，要求各专业根据自身特点，开展多元化考核，通过学习记录评价、PBL 评价、OSCE、随堂考核、床边考核、网上自测等形式，注重对学生学习过程进行评价并提供指导和反馈，注重学生对自我学习效果的评价，促使学生不断优化学习方式和方法，进一步提高学生学习效率和自主学习能力。同时，通过不断获得的有关学生学习情况的反馈信息，不断促进教师教学反思，及时对评价结果进行总结、分析，不断完善教学过程，从而形成"教学相长"的良性循环。

实施卓越医师培养计划。2012 年，学校被教育部批准为第一批建设的卓越医生教育培养计划项目试点高校，自 2011 年年底，学校根据教育部、卫生部《关于实施临床医学教育综合改革的若干意见》要求以及国际医学教育模式的转变，在前期临床医学教学改革的基础上，借鉴国内外医学教育经验，对五年制临床医学专业的人才培养方案进行了系统性改革，确定了五年制临床医学专业学生的培养目标，构建以系统整合为基础的核心课程体系；开展了以案例为中心、以问题为中心（PBL）、小组讨论、计算机辅助学习、模拟技术、虚拟技术、标准化病人为中心的体验式教学等教学方法与手段改革；构建形成性与终结性相结合的评价体系，实施客观结构化临床考核（OSCE），开展标准化病人、智能模拟病人、计算机模拟病例、全功能高级交互式急救系统、临床资料等多站式考站；建立多阶段、多途径的临床综合考核体系。2012 年开始，每年设置临床综合改革试点班，切实开展和落实各项改革工作。2016 年 7 月，在总结前期改革经验的基础上，以人体器官系统为线索，学校开始对临床医学专业后期临床课程学科间融合进行纵向整合。2015 年，学校获批教育部"卓越中医生五年制本科人才培养模式改革""卓越中医生面向基层的中医全科医学人才培养模式改革"项目。截至目前，学校共承担有 5 项国家级卓越医师培养计划项目，为进一步推进学校医学人才培养模式改革、探索多元化人才培养体系建设、提升医学人才培养质量奠定了坚实的基础。

全科医生培养。目前，学校是实施农村订单定向免费医学教育人才培养模式改革项目的高校之一，其主要任务是培养适用于农村基层医疗服务的全科医学人才。该项目于 2012 年获批为国家级卓越医生教育培养计划项目。从 2010 年开始，学校每年招收 50 名，截至 2017 年已经连续招生 8 年，培养学生共计 400 名。按照全科医学人才培养要求和特点，2012 至 2016 年，在原有临床医学专业课程体系的基础上，学校逐步调整和完善适用于全科医学专业特点的课程体系，加大适用于基层的临床技能培养力度，注重社区人群健康管理、卫生防疫和卫生保健等能力的培养，加大常见病的诊断和治疗技术的培训，探索中西医融合的全科医疗服务模式，强化医学与人文素质教育融合。项目的实施以积极探索和解决老百姓"看病贵、看病难"的基本民生问题为目标，为农村基层医疗卫生事业的发展提供了宝贵的人才支持和可借鉴的人才培养经验。项目的实施在全国全科医学讨论会上受到了教育部相关专家的认可。

医学教育研究。2010 年，成立了医学教育研究所，挂靠教务处。根据国际医学教育的发展趋势和热点问题，围绕学校发展目标和重点教改工作，编制学校医学教育研究项目指南，有针对性地组织和开展医学教育研究，科学管理和组织全校的教育教学研究项目工作。2013 至 2018 年，学校教改项目共立项317项，公开发表教育教学研究论文288篇。研究结果对提高教育教学质量、促进学校教学研究和教改工作有重要意义。

二、教研成果

近10年来，学校大力推进各项教学改革，产生了一批卓有成效的教学改革成果。2010年，"临床前基础医学综合实验课程教学团队"被评为国家级教学团队；2012年，"基础医学国家级实验教学示范中心"顺利通过教育部的验收；2013年，"临床医学综合技能中心"进入了国家级"本科教学工程"大学生校外实践教育建设基地的行列，2016年被建设为国家级实验教学示范中心，优越的基础设施除了为临床医学专业教学提供较为充足的教学条件外，也为承担国家执业医师资格考试实践技能考试与考官培训、腔镜和内窥镜专科医师培训等一系列毕业后教育提供了相应的软硬件条件支持。截至目前，学校有国家级特色专业5个，国家级实验教学示范中心2个，国家级大学生校外实践教育基地1个，国家级教学团队1支，全国高校"黄大年式教师团队"1支，国家级卓越医生培养计划项目5项，国家级大学生创新创业项目107项；新增各类自治区级"本科教学工程"项目共计400余项，其中特色专业9个、重点专业（群）5个、实验教学示范中心4个、精品课程12门、教学名师10人、教学团队9支、人才培养模式创新实验区3项、资源共享精品课程2门、精品视频公开课2门、优质公开课3门、双语教学示范课2门、大学生校外实践教育基地3个、在线课程3门、大学生创新实验项目253项、各类教改项目140余项。目前，学校正积极探索学校教育、毕业后教育、继续教育的医教协同培养体系的建设与改革。随着这些改革措施的深入实施，促进了学校教育教学质量的不断提高，提升了学校医学人才培养水平。

学校教学改革成效显著，连续两届获得国家级教学成果奖：2009年"宁夏回族地区'重人文、强实践'医学人才培养模式的构建、实施与效果"获得国家级教学成果二等奖；2014年"以岗位胜任力为导向，地方院校五年制临床医学专业综合改革探索与实践"获得国家级教学成果二等奖。2008年至今，学校共获得自治区级教学成果奖18项，其中，特等奖3项，一等奖8项，二等奖7项。

表2　2008—2018年获自治区级以上教学成果奖名单

序号	成果名称	获奖等级	获奖时间
1	宁夏回族地区"重人文、强实践"医学人才培养模式的构建、实施与效果	国家级二等奖	2009年
2	以岗位胜任力为导向，地方院校五年制临床医学专业综合改革探索与实践	国家级二等奖	2014年
3	宁夏回族地区"重人文、强实践"医学人才培养模式的构建、实施与效果	自治区级特等奖	2009年
4	宁夏农村卫生实用型人才培养长效机制构建与实践	自治区级一等奖	2009年
5	临床前基础医学综合实验教学改革及实验课程的建设	自治区级一等奖	2009年
6	本科教学质量监控体系的建立与探索	自治区级二等奖	2009年
7	学分制教学管理改革与实践	自治区级二等奖	2009年
8	"两课"教学改革的实践与体会	自治区级二等奖	2009年
9	民族地区医学研究生培养体系构建与实践	自治区级特等奖	2013年
10	以岗位胜任力为导向，地方院校五年制临床医学专业综合改革探索与实践	自治区级一等奖	2013年
11	临床医学实践教学模式的改革与实践	自治区级一等奖	2013年
12	集三级质量工程建设之合力，稳步提升医学人才培养质量	自治区级二等奖	2013年
13	"多学科渗透式"实验教学模式的探索与实践	自治区级二等奖	2013年
14	农村实用型卫生人才培养模式研究与实践	自治区级二等奖	2013年
15	基于护教协同发展的护理学专业人才"54321"培养模式的探索与应用	自治区级特等奖	2017年
16	全科医学人才培养模式的探索与实践	自治区级一等奖	2017年
17	地方医学院校多样化预防医学人才培养的创新与实践	自治区级一等奖	2017年
18	地方医学院校"科教协同，递进培养"人才培养模式的实践与成效	自治区级一等奖	2017年
19	药学专业技能训练教学模式及本科生导师制教育改革成果	自治区级一等奖	2017年
20	复合型医药生物技术专业人才培养模式探索	自治区级二等奖	2017年

第四节　质量监控与保障

学校建立由教学督导专家听课、领导干部听课、同行听课、学生评教、学生学习效能评价、第三方评价、教学信息员等组成的多途径综合教学质量监控体系以及反馈体系（见图1），多方位、多层次、多渠道对学校教育教学质量进行监控和反馈。

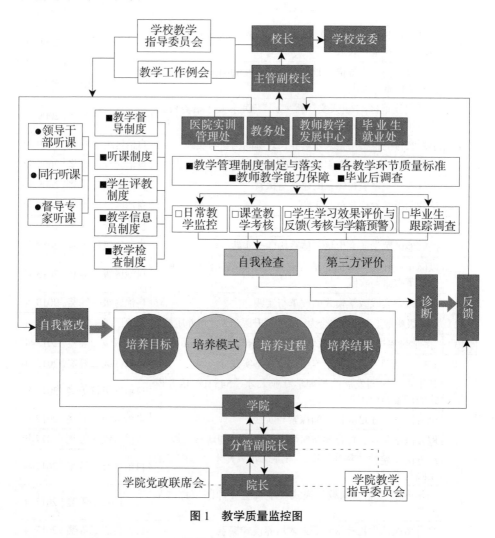

图1　教学质量监控图

一、教学督导

教学督导组是在学校主管教学副校长的领导下，由教师教学发展中心组织安排（2016年以前由教务处负责），开展有关本科、专科课堂教学及教学管理的督导工作。2008年至今，学校多次调整教学督导组人员结构及职责，为教师课堂教学提供指导、咨询和反馈工作。2016年，学校组建了新的教学督导组，由在职高级职称、教学经验丰富、热爱教学工作的一线教师和退休教授组成，截至 2018 年 1 月，新的督导组由成立时的 19 人扩充到 48 人。据统计，仅 2017 年教学督导组听课 2000 余学时，几乎涵盖了全校本专科所有专业和课程。

二、同行评价

学校要求各系（教研室）主任、副主任每学期必须参与本系、教研室的日常听课（包括理论课、实验课或临床见习课），检查教师教案讲稿，要求每学期每位教师至少被评课一次，新任教师要作为重点听课对象，及时了解本学科教学效果及存在问题，总结经验，改进不足，提高课堂教学质量。

三、学生评教

学校学生评教主要包括理论课、实验课、临床见习等环节，评价指标包括教师的教学态度、教学内容、教学方法、教学效果等方面。2017 年以前，学校采用授课教师当堂发放学生调查表的形式由学生当堂完成评教，评教结果由学生直接交于教务处进行统计分析。2016 年开始，学校自主研发设计了符合学校教学工作特点的手机移动端学生评教系统，2017 年该系统正式投入使用，学生可利用手机移动端系统在课堂上随时完成对任课教师的评价工作，教师可以登录系统随时查看学生对自己上课质量的评价以及优缺点，促进教师改进和提高课堂教学水平。此系统方便快捷，克服了传统评教模式和数据统计繁琐的弊端，提高了评教工作的及时性、有效性和客观性，减少了纸张浪费，极大地提高了工作效率。

四、领导听课

学校坚持领导干部走进课堂开展听课活动，了解教学以及教学管理、学风、后勤保障等情况，发现并及时处理教学过程、教学管理工作中存在的问题。每学期校领导听课不少于 4 学时；教务处正、副处长，各学院（部）主管教学的领导听课 8 学时以上；其他正、副处级领导干部听课不少于 6 学时。强化学校管理育人和服务教学的意识，对巩固教学工作中心地位、加强教学运行管理和保障、提高课堂教学质量等方面起到促进作用。

五、效能评价

包括学生学习效果评价与反馈。近年来，学校改革以往单一的评学模式，通过实施形成性评价、多元化考核等从而及时获得有关学生学习情况的反馈信息，对评价结果进行总结、分析，一方面帮助学生提高学习能力与效果，另一方面促进教师教学反思，及时纠正教学偏差，不断完善教学过程。学籍预警是每学期学校根据各专业人才培养方案的要求，对学生目前学业情况进行统计，对学生在学习中即将发生的问题和困难进行紧急提示或预先告知，警示学生学习过程将要走向的状态和可能产生的不良后果，并有针对性地采取相应的预防措施，加强对学生学习情况的引导、监控，促使学生顺利完成学业。

六、教学信息员

学校教学信息员由在校学生及各学院教学办教师组成。收集教学一线包括教学改革、课堂教学、教风学风等方面存在的问题及建议，反馈至教务处，由教务处协调相关部门予以解决，以便协调教、学、管等活动，改进教学工作，提高教学质量。2016年，学校构建了全新的学生信息员教学信息反馈模式，提高了信息反馈的效率。

七、教学检查

学校教学检查分为定期检查、不定期检查和专项检查。不定期检查主要通过听取汇报、座谈、听课、问卷、查看书面材料等方式进行。定期检查按时间分为学期初、学期中、学期末三阶段。学期初检查主要是检查各项教学准备工作是否落实到位；学期中检查主要是检查教学进展情况，重点是掌握教学计划执行情况、实践教学任务落实情况等；学期末检查主要是检查教学效果，重点涵盖期末考试各项工作、本学期教学工作是否达到预期效果，对下学期教学工作提出整改意见和措施。专项检查包括期末试卷检查、毕业论文、毕业实习、教学改革项目、"本科教学工程"项目等内容。教学检查的结果，在全校教学工作例会上进行反馈，要求各单位根据检查的意见和建议进行切实有效的整改，促进各教学单位不断完善学校各项教学工作。

八、奖惩制度

为充分发挥教学奖励作用，学校修订了《宁夏医科大学教学奖励暂行办法》《宁夏医科大学教师课堂教学质量考核试行办法》，发挥教学先进引领和工作以点带面示范作用。2014 年，学校进一步修订《宁夏医科大学教学差错、事故认定和处理办法》，严格执行教学差错、事故认定及处理，实施教学质量"一票否决"制度。通过教学工作量、教学效果、教学纪律等三个方面，完善教学质量监控体系，形成以促进教学质量提高为目的的教师教学效果督导、评价、激励和约束长效机制。

九、第三方评价

自 2014 年开始，学校委托麦可思数据有限公司连续对 2012 届、2013 届、2014 届本科毕业生围绕人才培养、课程设置、实践环节以及就业等方面进行毕业后调查，并撰写了三届本科毕业生《社会需求与培养质量年度报告》。报告围绕毕业生对母校的总体满意度、教学、课程、实验实践环节、国家执业医师资格考试、就业、学生服务等方面开展了调查并进行了数据分析。2016 年开始，学校召开了多次该项报告的反馈会议，要求各教学单位根据报告所反映出的关于教学、教学管理、教学服务等方面存在的问题、亟待完善和改进的工作提出整改建议和措施，提高学校各项教学工作、管理工作和服务工作水平。

十、教学指导

为适应我国高等教育改革的新形势和教学管理现代化、科学化的需求，学校专门成立由研究教育教学规律和人才培养工作有较高的水平、在教学一线授课或有丰富教学管理经验的教学管理人员，具有正高级专业技术职称或正处级及以上行政职务教师，学生代表及相关利益方代表组成的教学工作指导委员会，负责对学校本科、专科课程体系、课程建设以及教育教学改革进行规划和设计；对学校相关的职能部门以及各学院教学工作指导委员会所提交的与人才培养有关的各项报告和方案进行论证和审议，并对实施情况进行监督。为保障教学工作指导委员会工作的实效性，学校先后于 2008 年、2014 年、2016 年三次修订委员会章程，并根据工作需求，适时调整委员会成员，确保委员会工作的顺利开展。

附：宁夏医科大学本科、专科教学工作指导委员会名单（2016年）

主　任：孙　涛

副主任：何仲义

成　员：杜　勇　杜秦川　方建群　黄少云　郝向利　霍正浩　刘　兰
　　　　刘　娟　刘敬霞　李桂忠　连世新　梁　岩　廖国玲　潘丽华
　　　　彭晓东　平学军　秦　毅　邱洪流　阮继刚　汤　波　徐广贤
　　　　王全年　王　琦（基础医学院）　杨惠芳　杨美玲　杨　怡
　　　　张立明　张毓洪　赵　芳
　　　　訾秀娟（根据每次议题需要调整列席人员：包括相关校内外行政部门负责人、利益方、学生代表）

教学工作指导委员会办公室设在教务处，霍正浩兼任办公室主任。

十一、能力保障

作为人才培养的主要载体，课堂教学仍然是保证和提高人才培养质量的重要环节。一直以来，学校十分注重教师教学能力的培养与发展，实施新进教师导师制，加大青年教师的培训力度。一方面，采取集中短训、继续教育、进修等多种方式，定期选派教学骨干教师赴上海交通大学、厦门大学、香港大学、香港中文大学、台湾中医药大学、西安交通大学进行专业进修、双语教学培训、PBL 教学法培训等。另一方面，学校积极开展校内青年教师教学能力提升培训系列活动，启动了"教师职业素养提升系列培训活动"，邀请国内外知名教师来学校进行 PBL 等教育教学专题讲座，为提高教师教育教学能力起到积极的推动作用。

2016 年，学校成立了教师教学发展中心，以满足教师教学发展和提高人才培养质量的目标。学校以教师教学发展中心建设为平台，加大教师教学能力培训力度，提升教师教学整体水平；在教师教学能力提升方面，注重教师教学理念的更新、改进教师教学手段与方法，营造教学文化；在培训过程中，强调培养形式和内容的多元化，通过培训、讲座、研讨、咨询等多种方式，不仅注重提升教师教学能力，同时注重对教师的师德师风、心理健康等问题进行引导和培训。

学校以"示范教学、提升水平、促进交流"为宗旨，连续 22 年成功举办了 11 届"教师授课比赛"，造就了一支师德高尚、教学水平高、发展态势好的教师队伍。近 10 年来，学校教师在自治区和全国青年教师授课比赛中获得优异成绩。其中，在"全区高校青年教师授课比赛"中，获一等奖 2 项、二等奖 1 项、三等奖 5 项，学校获优秀组织奖 1 项；在"全国高校青年教学竞赛决赛"等比赛中，获二等奖 2 项、三等奖 4 项。

第五章　学科建设与科学研究

学校的科研管理机构有科学技术处、教务处、研究生院及医学教育研究所。科学技术处统筹管理全校教职工自然科学和社会科学类项目管理、学科建设、科研平台建设、知识产权管理、科技成果转化及利用、科技交流等工作；教务处、医学教育研究所统筹管理全校的教学改革研究、教学团队建设、专业综合改革、大学生创新创业实验项目等工作；研究生院统筹管理全校研究生科研创新项目等工作。

第一节　学科与重点学科建设

学校围绕区域经济社会发展的需求，突出优势特色，形成了以医学为主、中西医并存，涵盖医学、理学、管理学等多学科协调发展的学科体系。

一、学科构成

学校学科建设按照"统筹兼顾、分层建设、重点突破、强化特色"的原则，以经济社会发展需求为导向，以提升学科整体水平为根本，以优化布局结构为主线，以队伍建设为抓手，以管理机制创新为保障。2008 年以来，实现了以医学学科为主体，理学、管理学等多学科协调发展的良好态势。现有国家中医药管理局中医药重点学科 8 个，自治区优势特色学科 4 个、重点学科 5 个，校级重点孵育学科 22 个。2016 年国务院启动"双一流"建设，自治区立项建设宁夏医科大学国内一流学科 2 个、西部一流学科 2 个。

2016 年，临床医学进入 ESI 全球排名前 1%，这是自治区高校学科第一次进入此项排名，标志着学校一流学科建设取得重大进展。同年，教育部组织开展全国第四轮学科评估，学校临床医学学科处于 C+档（全国排名前 40%—
50%），基础医学学科处于 C 档（全国排名前 50%—60%），位于西部同类院
校前列。

表 1　宁夏医科大学重点学科一览表

序号	级别	学科名称	依托单位	负责人	批准时间（年）
1	国家中医药管理局中医药重点学科	温病学	中医学院	周　波	2009
2		中医脾胃病学	中医学院	朱西杰	2009
3		中医心病学	附属银川市中医医院	杨学信	2009
4		中医肝胆病学	附属自治区中医医院	张　武	2009
5		民族医学（回医学）	中医学院	牛　阳	2012
6		推拿学	中医学院	马惠昇	2012
7		中医诊断学	中医学院	梁　岩	2012
8		民族药学（回药学）	药学院	蔡少青	2012
9	自治区建设国内一流学科	临床医学	临床医学院	金群华	2017
10		中医学	中医学院	牛　阳	2017
11	自治区建设西部一流学科	基础医学	基础医学院	柯亨宁	2017
12		公共卫生与预防医学	公管学院	张毓洪	2017
13	自治区优势特色学科	神经病学	临床医学院	孙　涛	2014
14		回族医学	中医学院	牛　阳	2014
15		普通外科学	临床医学院	金群华	2015
16		临床检验诊断学	临床医学院	魏　军	2015
17	自治区重点学科	病理学与病理生理学	基础医学院	张建中	2015
18		人体解剖与组织胚胎学	基础医学院	何仲义	2015
19		遗传学	基础医学院	霍正浩	2015
20		劳动卫生与环境卫生学	公管学院	杨惠芳	2015
21		骨科学	临床医学院	金群华	2015
22	校级重点学科	病原生物学	基础医学院	杨志伟	2016
23		口腔临床医学	口腔医学院	黄永清	2016
24		中医内科学	中医学院	刘敬霞	2016
25		妇产科学	临床医学院	哈春芳	2016
26		消化内科学	临床医学院	杨少奇	2016
27		重症医学	临床医学院	杨晓军	2016
28		药理学	药学院	周　茹	2016
29		影像医学与核医学	临床医学院	郭玉林	2016
30		泌尿外科学	临床医学院	李培军	2016

续 表

序号	级别	学科名称	依托单位	负责人	批准时间（年）
31	校级重点学科	计算机应用技术	理学院	刘 东	2016
32					
33		社会医学与卫生事业管理	公管学院	梁 勇	2016
34		流行病与卫生统计学	公管学院	张毓洪	2017
35		生理学	基础医学院	扈启宽	2017
36		生药学	药学院	付雪艳	2017
37		心血管病学	临床医学院	贾绍斌	2017
38		护理学	护理学院	刘 娟	2017
39		麻醉学	临床医学院	孟尽海	2018
40		中医基础理论	中医学院	贺晓慧	2018
41		免疫学	基础医学院	韩 梅	2018
42		呼吸内科学	临床医学院	张 锦	2018
43		思想政治教育	马克思主义学院	汤 波	2018

二、优势特色研究

2014 年，学校在全国率先启动优势学科群建设。神经科学、生殖与遗传、消化道肿瘤、心血管疾病、回医药及骨科学作为学校优势特色研究领域，作为首批 6 大优势学科群开始建设。

表 2　宁夏医科大学优势学科群一览表

序号	名称	主干学科	支撑学科	依托平台	带头人
1	神经科学	神经病学、人体解剖学	神经生物学、生理学、药理学、影像医学与核医学	宁夏颅脑疾病重点实验室——省部共建国家重点实验室培育基地	孙 涛
2	生殖与遗传	遗传学、组织胚胎学、妇产科学	生物化学与分子生物学、发育生物学、泌尿外科学（男科学）、劳动卫生与环境卫生学	生育力保持教育部重点实验室	吴 际 王燕蓉
3	消化道肿瘤	普通外科学、肿瘤学、消化内科学	病理学、影像医学与核医学、分子生物学、遗传学、细胞生物学	生物芯片北京国家工程研究中心宁夏分中心	杨银学
4	心血管疾病	病理学与病理生理学、心血管病学	生理学、生物化学与分子生物学、药理学、影像医学	宁夏血管损伤与修复研究重点实验室	张建中

续 表

序号	名称	主干学科	支撑学科	依托平台	带头人
5	回医药	回族医学、流行病与卫生统计学	中医临床基础、药理学、天然药物化学、中医内科学	回医药现代化教育部重点实验室	牛 阳 张万年
6	骨科学	骨科、临床病原微生物与免疫学	影像医学、康复医学	宁夏骨关节疾病研究所、宁夏临床病原微生物重点实验室	金群华

三、创新团队

2008 年以来，学校加强创新团队建设，现有神经病防治研究、生殖与遗传基础及临床研究、回族医学理论及临床研究等 12 个自治区科技创新团队，心血管病理生理、临床诊断试剂研发与应用、食品营养与人类健康等 7 个校级创新团队。2017 年，依托各创新平台遴选杨晓玲、杨文君、王志忠、景丽、赵巍、付雪艳、朱西杰共 7 名学校 PI（首席专家）。

表 3 宁夏医科大学科技创新团队一览表

序号	级别	团队名称	依托单位	负责人	批准时间（年）
1	自治区级创新团队	神经病防治研究	总医院	孙 涛	2008
2		骨关节结核病防治研究	总医院	王自立	2009
3		消化系统肿瘤基础和临床研究	总医院	杨少奇	2009
4		心血管病介入诊疗技术研究	总医院	贾绍斌	2009
5		检验医学研究	总医院	魏 军	2011
6		生殖与遗传基础及临床研究	基础医学院	王燕蓉	2011
7		肺动脉高压相关疾病基础与临床治疗研究	总医院	张 锦	2013
8		宁夏道地中药资源开发利用研究	药学院	余建强	2015
9		泌尿系肿瘤微创诊疗研究	总医院	李培军	2015
10		包虫病防治研究	基础医学院	赵 巍	2015
11		回族医学理论及临床研究	中医学院	牛 阳	2015
12		干细胞临床转化与组织再生研发	总医院	李玉奎	2015
13	校级创新团队	心血管病理生理	基础医学院	杨晓玲	2016
14		临床诊断试剂研发与应用	临床医学院	徐广贤	2016
15		食品营养与人类健康	公管学院	杨建军	2016
16		针灸推拿	中医学院	黄银兰	2016
17		肿瘤分子免疫研究	基础医学院	孙建民	2017
18		中回药制剂技术与产品研发	药学院	王文苹	2017
19		糖脂代谢与疾病研究	基础医学院	杨 怡	2017

第二节　科研项目和成果

一、科研项目

2008 年以来，学校重大科研项目和高层次科研项目立项工作取得了突飞猛进的发展。截至 2018 年 8 月，共承担各级各类科研项目 5031 项，获批经费 4.5 亿元，其中：承担国家级科研项目 581 项，获批科研经费 2.29 亿元；省部级科研项目 2096 项，占整个科研项目的 42%。10 年来申报国家自然科学基金项目 2398 项，立项 551 项，获批经费 2.1 亿元，平均立项率 23%，高于全国平均立项率，是连续多年入围全国地区基金项目获批数量前 20 位的单位之一。

在重大科技计划项目方面，2013 年，由学校牵头北京大学等 10 家单位首次承担国家"十二五"科技支撑计划项目"基层及少数民族地区高发疾病防治事宜技术研究及示范"研究，总项目经费 4000 余万元，同时承担课题"回族地区基层医疗机构卫生适宜技术研究"，获批经费 642 万元。2016 年"宁夏脑计划——颞岛神经网络及癫痫与脑认知功能的基础与临床研究"获得宁夏回族自治区"十三五"重点研发计划首批重大科技项目立项，资助经费 780 余万元。2018 年，学校获批自治区重点研发计划项目 37 项，资助总经费 5732 万元。其中，张万年教授牵头申报的对外科技合作专项"吸烟诱发肺癌

表 4　2008—2018 年获省级以上科研项目资助情况统计表

项目级别	项目来源	项目数（项）	资助经费数（万元）
国家级	国家自然科学基金	551	21136.9
	国家社会科学基金	21	379
	科技部各类项目	9	1502
省部级	教育部各类项目	90	426.5
	自治区自然科学基金	1059	3612.1
	自治区社科规划项目	36	112.3
	自治区科技支撑计划项目	330	8696.39
合计		2096	35865.19

生物标志物及中药预防方剂研究"总经费 483 万元，李娟副教授牵头申报的东西部合作项目"柴胡总皂苷治疗老年痴呆的新药开发研究"总经费 480 万元；王昊教授牵头申报的东西部合作项目"基于叶酸代谢通路双靶点新型抗结合分歧杆菌先导物的设计、合作与评价"总经费 131 万元。

表 5　2008—2018 年各级各类科研项目数及经费统计表

立项年度	项目数（项）	经费数（万元）
2008 年	289	859.60
2009 年	348	1469.74
2010 年	416	1914.62
2011 年	441	3399.65
2012 年	454	3959.95
2013 年	448	4950.09
2014 年	465	4179.09
2015 年	488	4145.40
2016 年	552	5554.89
2017 年	557	5438.07
2018 年	573	9327.70
合计	5031	45198.77

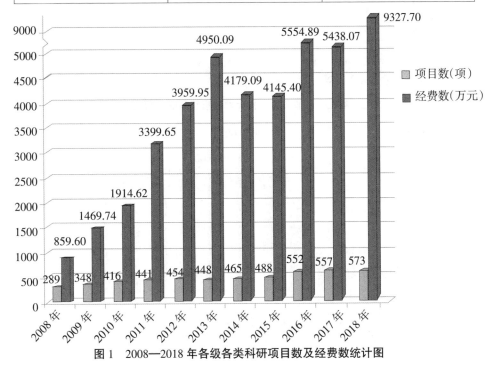

图 1　2008—2018 年各级各类科研项目数及经费数统计图

表6　2008—2018年国家级科研项目数及经费数统计表

立项年度	项目数（项）	经费数（万元）
2008 年	14	369.00
2009 年	26	913.00
2010 年	34	789.00
2011 年	47	2160.00
2012 年	61	2688.00
2013 年	67	3669.00
2014 年	68	3065.00
2015 年	77	2810.50
2016 年	68	2357.50
2017 年	56	1866.50
2018 年	61	2184.40
合计	579	22871.90

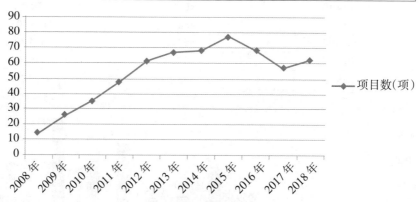

图2　2008—2018年宁夏医科大学国家级科研项目数统计图

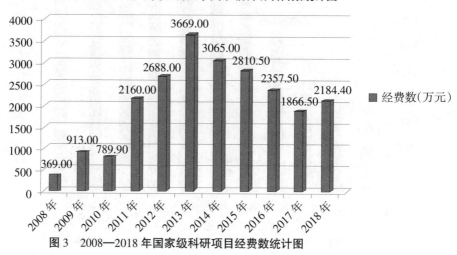

图3　2008—2018年国家级科研项目经费数统计图

表7　2008—2018年重大科技项目一览表

序号	主持人	课题名称	项目来源	资助经费（万元）	立项时间（年）
1	牛　阳	宁夏枸杞功效评价及相关产品研发	科技支撑计划项目	322	2009
2	戴秀英	基层及少数民族地区高发疾病防治事宜技术研究及示范（回族地区基层医疗机构卫生适宜技术研究）	科技支撑计划项目	642	2013
3	张万年	回医香药方剂治疗脑卒中的物质基础和现代制剂研究	科技支撑计划项目	190	2013
4	孙　涛	宁夏脑计划——颞岛神经网络及癫痫与脑认知功能的基础与临床研究	科技厅重点研发计划——重大专项	782.39	2016
5	杨银学	肠道菌群与在慢病发生中的临床功能研究及应用	科技厅重点研发计划——重大专项	733.2	2016
6	张毓洪	宁夏回汉队列建设及膳食结构与健康关系研究	科技部"精准医学"项目	269	2017
7	杨建宏	以药动学参数为终点的仿制药一致性评价人体生物等效性研究	仿药一致性评价	311	2017
8	余建强	宁夏六盘山地产特色药材深加工计数体系构建与示范研究	重点研发东西部合作项目	500	2017
9	牛　阳	回医优势病种诊疗规范及回药特色产品开发研究	重点研发东西部合作项目	800	2017
10	张万年	吸烟诱发肺癌生物标志物及中药预防方剂研究	对外科技合作专项	483	2018
11	李　娟	柴胡总皂苷治疗老年痴呆的新药开发研究	重点研发东西部合作项目	480	2018
12	王　昊	基于叶酸代谢通路双靶点新型抗结合分歧杆菌先导物的设计、合成与评价	重点研发东西部合作项目	131	2018

二、科研成果

学校以国家级项目为突破，充分利用医学科学研究的资源优势，将科技成果充分运用于临床医疗和教学工作，取得了明显的社会效益。宁夏医科大学2008—2017年共获得项目类成果奖励176项，其中，自治区科技进步奖124项。荣获论文类成果奖励419篇。发表学术论文18692篇，其中SCI论文1487篇。出版学术著作138部，专利78项（其中，外观设计专利1项，发明专利53项，实用新型专利24项）。

表8　2008—2017年获得自治区政府表彰的科技进步奖一览表

序号	成果名称	获奖时间（年）	获奖等级	获奖人员
1	宁夏农村利用初级卫生保健系统治疗和管理癫痫病人的模式评价	2008	二等奖	戴秀英、陈桂生、杜彦辉、张庆、马斌武、王颖丽、张学平、常杰、孔繁元
2	胃癌腹膜高转移细胞系GC9811-P 的建立及其生物学特性	2008	二等奖	白飞虎、郭新宇、樊代明、杨力、吴开春、韩恩善、翟惠虹、赵晓宏、王钧
3	CPA 区血管神经复合体与改良 MVD 手术入路的显微解剖学及临床应用研究	2008	二等奖	张庆华、孙涛、田继辉、郝少军、王峰、徐军、刘仲涛
4	四环素治疗腰椎间盘退变的研究	2008	二等奖	金群华、陈德胜、李燕、杨卫东、张焱、朱凯、张伟、李亚平、陆志东
5	高活性固定化酶的共价组装技术与应用研究	2008	二等奖	薛萍、刘万毅、徐方、杨金会、王丽琼、严祥辉、魏佳、徐立冬、吴涛
6	宁夏道地沙生中药材资源保护及可持续发展关键技术研究与示范	2008	三等奖	蒋齐、李明、刑世瑞、王英华、杨彩霞、王俊、张涛云、丁万隆、陈君、龙澍普、吴佳敏
7	异种神经移植修复周围神经损伤的实验研究	2008	三等奖	何仲义、焦旭文、秦毅、李军平、韩怀钦、牛建国、王红燕
8	枸杞多糖对 2 型糖尿病大鼠肾病作用的研究	2008	三等奖	何兰杰、刘萍
9	Intermedin1-53 保护心肌缺血性损伤作用的研究	2008	三等奖	贾月霞、王菲、李桂忠、杨晓玲、徐华、闫琳、薛立华
10	中医药治疗慢性肾功能衰竭的理论、临床与实验研究	2008	三等奖	童安荣、黄涌、梁金香、王艳萍、王晓红、路晋红、张俊智
11	新诊断 2 型糖尿病胰岛 β 细胞功能衰减病因的研究	2008	三等奖	谢晓敏、李达仁、曾斌、张丽、周海燕、于丽萍、李玲
12	基质金属蛋白酶及其抑制剂在乳腺癌中的表达及临床意义	2008	三等奖	王岩、刘晓霞、张少华、毕晓芳、陈利平、贾支红、马秀萍
13	非对称性二甲基精氨酸对大鼠主动脉粥样硬化的影响及机制研究	2008	三等奖	何军、贾绍斌、徐清斌
14	切开复位不稳定性髋臼骨折临床研究	2008	三等奖	胡宁敏、杨海波、黄建国、安维军、王自立
15	胸部微创外科技术的临床应用研究	2008	三等奖	曹庆东、马彦敏、何伟、谢志强、马斌
16	降低大肠癌发病率、死亡率的基础和临床应用研究	2009	一等奖	杨银学、张东、李海、杨春、赵志军、师新荣、杨宝珍、蒋波、马晓强、杨萍、谢小亮、施磊

续 表

序号	成果名称	获奖时间（年）	获奖等级	获奖人员
17	抗转移多肽对人胃癌腹膜高转移细胞侵袭转移的抑制作用研究	2009	二等奖	白飞虎、王宁菊、樊代明、郭新宁、杨力、吴开春、王钧、张科东
18	常染色体显性遗传视网膜色素变性家系的基因筛查	2009	二等奖	庄文娟、盛迅伦、赵巍、李自立、张馨方、容维宁、李娜、李振叶、牛伟
19	铍化合物致大鼠肺癌机理的实验研究	2009	二等奖	刘志宏、刘秀芳、张勇、朱玲勤、刘贺荣、骆蓉、张晓宇、王光俊
20	腹膜后腔镜微创手术治疗泌尿系肿瘤的临床研究	2009	二等奖	李培军、陈福宝、吕志勇、师宏斌、徐建业、韩利忠、余洋、赵瑞宁、卢冠军
21	岛叶区域解剖学、影像学、功能学及其在癫痫中的作用研究	2009	二等奖	王峰、孙涛、陈媛、李宗正、王昌盛、白洁
22	医院感染发生率基线的建立与应用研究	2009	三等奖	杜龙敏、安雅萍、杜秦川、侯艺蕾、杨秀霞
23	MMS2、REV3 基因对肿瘤发生发展的影响及其调控的应用研究	2009	三等奖	徐方、肖伟、李元杰、贾伟、金彩霞、宋琦如、锁慧萍
24	噬菌体呈现肽 Peptide20 抗胃癌肝转移机制的研究	2009	三等奖	呼圣娟、谢华红、郭新宁、姜荣兴、赵进、马爱玲、杨晓梅
25	宁夏儿童 1 型糖尿病发病及易感基因的研究	2009	三等奖	张毓洪、杨建军、霍正浩、张波
26	多层螺旋 CT 进展期胃癌术前 TNM 分期及手术可切除性应用研究	2009	三等奖	郭玉林、陈勇、朱立、马菁、何卫彪、王卉、冯元春
27	口腔扁平苔藓病因及治疗技术	2009	三等奖	漆明、张敬、王兵、马敏、韩恩善、李国富、王丽
28	肝硬化行全凭静脉麻醉（TIVA）的临床研究	2009	三等奖	陈学新、马富强、马汉祥、孟尽海、李淑芳、王建珍、丁向春
29	宁夏人体包虫病综合防控技术研究与干预效果评价	2010	二等奖	刘天锡、李丽、杨银学、赵巍、杨玉荣、闫立民、冯运灵、杨炬、王琦、王娅娜、夏清、吴向林、秦迎旭、李宗吉、马学平、张敏
30	青少年网络成瘾发生机制及矫治方法研究	2010	二等奖	戴秀英、李秋丽、王颖丽、李赓、王国宁、潘淑均、辛秀红、方建群、杜勇、张学平、常冠青、马晓夏、李璐、汤波、马俊红

续 表

序号	成果名称	获奖时间（年）	获奖等级	获奖人员
31	同型半胱氨酸致动脉粥样硬化新机制 –DNA 甲基化修饰作用的研究	2010	二等奖	姜怡邓、孙涛、张建中、张慧萍、赵锡兰、曹军、李桂忠、熊建团、刘学英、马玲娜、于海娇
32	丝裂霉素 C 防治准分子激光上皮瓣下角膜磨镶术后角膜雾状混浊的应用研究	2010	二等奖	马雅玲、黑忠林、史琴、梅惠香、王玮玲、向伟、张奇
33	彻底病灶清除术治疗脊柱结核的基础研究	2010	二等奖	戈朝晖、王自立、杨伟宇、葛健忠、武永刚
34	回族医药研究与开发	2010	三等奖	杨伯涛、杨建宏、折改梅、单于德、刘淑香、马志科 王惠元、江立富、马波、刘丽、杨涛
35	先天性唇腭裂与遗传和环境因素相关性的研究	2010	三等奖	黄永清、马敏、马坚、李亚娣、王珑、李迎春、高军、张雷、孙衍波、任红旺、乔光伟、石冰
36	原位杂交检测 HPV 和 P16 INK 4A 表达与宫颈癌关系的研究	2010	三等奖	王岩、刘晓霞、邓卉、张少华、毕晓芳、陈利平、贾支红、马秀萍
37	低浓度醇类保护剂玻璃化法冻存脐血干细胞的效果研究	2010	三等奖	王燕蓉、梁雪云、沈新生、魏军、崔岫、王国平、李际春、薛丽娜、黑常春、牛建国、杨怡、赵承军、朱万平、蔡玉芳
38	超常异型排烟系统技术应用研究	2010	三等奖	徐克宁、张建中、李学丰、王继康、蒋宁平、冯伟国、王吉军、赵红、张丽群、郑青、戴玉群、周玉章
39	MIS 对卵泡黄素化颗粒细胞功能的影响及其与卵巢的关系	2010	三等奖	胡蓉、潘丽华、张晓梅、徐仙、吴昕、贾韶彤、鄯向红
40	医院感染革兰氏阳性球菌耐药性研究	2010	三等奖	魏军、贾伟、赵志军、杨晓燕、李刚、师志云、肖月琴、刘莉
41	定量组织速度成像技术对左束支传导阻滞患者左室功能及心室非同步运动的研究	2010	三等奖	姚成立、刘怀荣、刘霞、郜占军、王琴
42	病毒性脑炎 HCV 和 BDV 感染的基础应用研究	2010	三等奖	王振海、柳英、吴若芬、李勇军、刘建、马彦、张颖、杨娟、胡坤、赵莉、李芳
43	α7 烟碱型胆碱能受体介导的记忆缺损机制和天然干预药物及脑脊液筛选 – 方法建立	2010	三等奖	田建英、马锋、丁银秀、马伟、马丽君、苗珍花
44	脊髓缺血再灌注损伤后甘草酸二铵对其影响机制的研究	2010	三等奖	马玉林、丁磊、刘秉锐、殷刚、罗小军、马国强、昝芹

续　表

序号	成果名称	获奖时间(年)	获奖等级	获奖人员
45	大黄栓剂的抗菌作用研究	2010	三等奖	任力、杨宁莲、逯海龙、杨凤琴、徐力生、赵锡兰、李治芳
46	2 型糖尿病危险因素与 β 细胞功能受损的相关性研究	2010	三等奖	谢晓敏、于丽萍、张丽、周海燕、李仁达、刘惠莉、李玲、史静、牛旭东、邹晓燕、强丹、侯庆宁
47	微创神经外科基础与临床研究	2011	一等奖	孙涛、王峰、李宗正、夏鹤春、沈冰、田继辉、刘南平、刘吉庆、李广兴、徐军、黄德俊、张庆华、王伟、马辉、刘净
48	腺病毒 E1A 蛋白参与气道慢性炎症的机制研究及应用	2011	二等奖	陈娟、张锦、郑西卫、冉丕鑫、郭园园
49	宁夏 MRSA 型菌耐药分子流行病学研究与防控模式体系的建立	2011	二等奖	魏军、崔学光、贾伟、赵志军、李刚、师志云、杨宝忠、曹相原、赵银燕
50	卵巢大皮质片超玻璃化冻存及无血管吻合移植研究	2011	二等奖	王燕蓉、党玲、孙静、王艳盛、黑常春、史远刚、王红燕、马甫行、赵承军
51	治疗 OSAHS 自行调节式矫治器的研制及其临床应用和上气道变化的评价	2011	二等奖	张佐、苏颖、哈若水、许旺、曲爱丽、张心宇、赵燕玲、杨洪琴、李松青
52	术中唤醒麻醉和清醒程度的研究在脑功能区占位手术的临床应用	2011	二等奖	陈学新、马富强、孟尽海、王培栋、马汉祥、闫瑞
53	硫酸右旋糖苷抑制人胃癌细胞黏附机制的研究	2011	三等奖	徐远义、黄允宁、张建中、赵琳、董俭达、曹相玫、柳勇
54	筛选及鉴定与人结肠癌细胞特异性结合的噬菌体多肽	2011	三等奖	赵晓红、杨力、白飞虎、胡建国、李宁珍、侯瑞瑞
55	宁夏农村地区高血压综合防治关键技术	2011	三等奖	张波、王志忠、刘兰、尚玉秀、张毓洪
56	危重症应激性高血糖患者胰岛 β 分泌功能和胰岛素抵抗机制的研究	2011	三等奖	曹相原、王晓红、王煜、马少林、杨晓军、王晓麒、丁欢
57	大鼠脑出血后血肿周围组织线粒体与神经元凋亡关系及应用黄芪注射液的干预研究	2011	三等奖	秦毅、杜秦川、何仲义、张海宇、马全瑞、张莲香、文玉军
58	核因子-κB 在非对称性二甲基精氨酸诱导大鼠主动脉粥样硬化中的作用	2011	三等奖	何军、徐雪晶、席少静、穆彬、王小婕、范倩、张新金

续 表

序号	成果名称	获奖时间（年）	获奖等级	获奖人员
59	胃窗超声学造影与谐波成像技术在早期胃癌诊断中的应用研究	2011	三等奖	叶秀芳、马乾凤、崔亚、何卫彪、阮继刚、宋微、王剑君
60	天蚕素类基因工程抗菌肽的研究	2011	三等奖	王秀青、张婵、张爱君、朱明星、姜怡邓、杨风琴、杨桂茂
61	彩色多普勒超声造影评价膀胱肿瘤的血流分布特征	2011	三等奖	王文、米成嵘、解玉君、叶秀芳、李培军、李卫勇、王福霞
62	雷公藤药酒治疗类风湿关节炎应用研究	2011	三等奖	姚万仓、李珺、周志祥、年宏芳、高占珍、陆军、兰振仓
63	影响不稳定性骨盆骨折治疗效果基础研究及临床应用	2011	三等奖	胡宁敏、安维军、杨海波、米占虎、刘启明、陈丹祎、喻赣鹏
64	宁夏栽培中药材质量评价与大宗优势品种有效成分动态变化规律的研究	2011	三等奖	王英华、张文懿、马玲、冷晓红、陈佩、王坤、冯锋
65	缺氧窒息心肺复苏后延迟低温的神经保护研究	2012	二等奖	倪新莉、孟尽海、陈进华、廖红、井蕊、陈雅儒、陈易、魏昌伟、俞一瑾
66	ADM 及其受体 CRLR 在月经过多与原因不明不孕患者内膜中表达的研究	2012	二等奖	哈春芳、潘丽华、李洁、张雪玉、张灵武、韩恩善、张红、肖成明、曹丹
67	回族医药文献挖掘与理论体系研究	2012	二等奖	牛阳、南一、王荣、袁玲、贺晓慧、马英锋
68	蛛网膜下腔出血后迟发性脑血管痉挛发病机理及基因治疗的实验研究	2012	二等奖	沈冰、罗卫、王保江、王占伟、郝文炯、乔卫军
69	宁夏高血压社区规范化治疗模式及干预实验研究	2012	三等奖	贾绍斌、杨锐英、徐清斌、张波、刘天锡、马萍、魏宁
70	宁夏回、汉族体质人类学特征及其波动性不对称研究	2012	三等奖	霍正浩、陆宏、党洁、朱永生、彭亮、焦海燕、钟慧军
71	结直肠腺瘤－癌序列的相关临床与基础研究	2012	三等奖	杨银学、张东、李海、杜勇、师新荣、杨春、王伟杰
72	丝裂原激活蛋白激酶信号通路介导高血糖加重缺血性脑损害实验研究	2012	三等奖	张建中、景丽、马爱玲、王菲、于欣、马轶、常越
73	静脉血栓栓塞症的预测模型构建和影像评价研究	2012	三等奖	朱力、郭玉林、田兴仓、龚瑞、孟淑萍、翟晓辉、王志军
74	甘草黄酮治疗Ⅱ型糖尿病的开发研究	2012	三等奖	王英华、李巍、彭晓东、冷晓红、王坤、陈佩、马玲

续 表

序号	成果名称	获奖时间（年）	获奖等级	获奖人员
75	层状复合氢氧化物对医药的负载组装与缓控释作用	2012	三等奖	苟国敬、鲍凤娟、许红平、郑志详、王锐、杨建宏
76	靶向修复舌鳞状细胞癌异常beta-DG 的研究	2012	三等奖	景捷、孙小娟、乔光伟、万应彪、宋玉、韩宇、赵磊
77	宁夏地区视网膜色素变性遗传学和临床表型的研究	2012	三等奖	盛迅伦、李自立、容维宁、庄文娟、刘雅妮、马莉、李慧平
78	氧化苦参碱对银屑病作用的实验研究	2012	三等奖	施惠娟、周茹、张小鸣、金少举、杨晶
79	依那西普、腺病毒携带TNF-α-SiRNA 和 BMP-2 基因在防治人工关节无菌性松动中作用的实验研究	2016	一等奖	金群华、陆志东、陈志荣、张亮、孙克宁、郭浩辉、孙首选、李鹏、赵巍、黄建国、李亚平、马学东、庞龙、高希武
80	艾拉光动力治疗尖锐湿疣技术的研究与应用	2016	二等奖	施惠娟、张小鸣、夏莉、刘敏、马春梅、于英瑶、高琼
81	功能区脑肿瘤外科治疗策略及功能保护的应用	2016	二等奖	夏鹤春、马辉、贾晓雄、王晓东、孙胜玉、黄伟、吴亮、刘南萍、杨光飞
82	氧化苦参碱对感染性休克大鼠心肺功能的保护作用	2016	三等奖	张鸣号、王秀玉、姜怡邓、杨晓玲、徐华、韩学波、田珏
83	热休克蛋白 60（HSP60）对感染性少突胶质细胞凋亡的作用及其机制研究	2016	三等奖	王银、李云鸿、苗珍花、黄卫东、齐奇、张艳丽、李光华
84	精神分裂症大鼠认知行为障碍及海马神经发生的研究	2016	三等奖	刘娟、丁银秀、马江波、马全瑞、刘印明、钟慧君、张义伟
85	miR-149、miR-203 和 miR-142 对肺泡巨噬细胞 TLRs/MyD88 信号传导通路的调控机制	2016	三等奖	徐广贤、魏军、郭乐、廖国玲、张爱君、白静、贾伟
86	CD90、IGF-1R、hTERT 作为 HCC 早期诊断标志物的筛选和应用及 IGF-1R 靶向治疗的研究	2016	三等奖	杨银学、张业伟、冯继峰、王宁菊、初彦辉、袁晓环、曹雅男
87	颞下经小脑幕入路切除岩斜区肿瘤的显微解剖学研究及临床转化应用	2016	三等奖	田继辉、何鹏、刘仲涛、孙涛、李胜东、王圆庆、刘文庆
88	磁共振功能成像在前列腺癌中的临床应用研究	2016	三等奖	陈志强、杨文君、郭玉林、李鹏、李培军、赵瑞宁、蔡磊
89	静脉麻醉药多器官保护新策略及量效分析	2016	三等奖	孟尽海、倪新莉、陈学新、陈进华、马汉祥、陈雅儒、王文娟

续　表

序号	成果名称	获奖时间(年)	获奖等级	获奖人员
90	超声血流向量图评价AMI患者PCI术前后收缩期左室血液流场变化特征	2016	三等奖	纳丽莎、刘丽文、周丽、贾绍斌、王竞靖、郄占军、叶晶晶
91	特异性DNA甲基化谱在动脉粥样硬化性疾病早期诊断中的研究	2016	一等奖	姜怡邓、张慧萍、杨晓玲、杨安宁、孙岳、马胜超、田珏、张竞文、李桂忠、何儒华、王煜、徐华、张鸣号
92	萘洛尔治疗婴幼儿血管瘤的研究与应用	2016	二等奖	施惠娟、张小鸣、宋洪彬、王剑君、王建军、陈文革、丁永慧、李乐、纪学芹
93	微量元素在变应性鼻炎治疗过程中的应用	2016	二等奖	马瑞霞、杨志超、赵迪、侯丽、邵辉、刘怀涛、闫小会、底玲玲、申学良
94	临床用干细胞遗传稳定性分子检测标准与高通量检测技术的研究	2016	三等奖	魏军、李玉奎、刘晓明、朱永朝、宋旭梅、梁雪云、王立斌
95	预先混合氧化亚氮速效镇痛技术在烧伤换药中的应用研究	2016	三等奖	李玉香、余建强、金鑫、吴银生、鲍文强、姚明、马微微
96	苦参碱/氧化苦参碱新制剂开发及作用机制研究	2016	三等奖	杨建宏、侯延辉、张亚军、张立明、苟国敬、王煜、李治芳
97	宁夏枸杞对社区居民代谢综合征NF-kB、TNF-α和iNOS等炎性因子的干预效果及机制	2016	三等奖	杨建军、杨雪锋、张毓洪、李正直、范慧芸、王树德、雷晨
98	回汉民族应激相关基因NPY和TNF-α表达及多态性与代谢综合征关联研究	2016	三等奖	杨惠芳、周健、纪文武、李宏辉、朱玲勤、张鹏举、陈楠
99	回医典籍"大拱北医术"的整理及发掘	2016	三等奖	南一、袁玲、牛阳、窦红莉、贺晓慧、马英锋、钱月慧
100	脊柱结核外科治疗策略的创新性系统研究及其临床应用	2016	一等奖	王自立、施建党、金卫东、马文鑫、丁惠强、司建炜、王骞、马小民、戈朝晖、乔永东、赵浩宁、蔺治凯、牛宁奎、耿广起、李平
101	宁夏包虫病重组疫苗的免疫保护性及诱导动物产生免疫应答机制的研究	2016	一等奖	赵巍、赵嘉庆、王娅娜、朱明星、王浩、丁淑琴、于晶晶、李宗吉、师志云、马锐
102	载INH、RFP白蛋白纳米粒的制备及其药代动力学研究	2016	二等奖	戈朝晖、马荣、黑龙、张党锋、张惠勇、陈振、张飞、马巍、刘娟
103	中枢神经系统感染脑脊液病原体检测及其可能损伤机制的系列研究	2016	二等奖	王振海、杨晓军、王国玮、刘爱翠、刘强、侯晓霖、王妍柏、汪超、马巧丽

续 表

序号	成果名称	获奖时间（年）	获奖等级	获奖人员
104	基于医学影像的前列腺肿瘤计算机辅助诊断关键技术研究	2016	三等奖	周涛、陆惠玲、张艳宁、陈志强、邓方安、吴立春、师宏斌
105	GDF-9/BMP-15/INH/FSHR 基因多态性与宁夏回族卵巢早衰患者遗传易感性研究	2016	三等奖	徐仙、马丽丽、陈琰、马小红、李永丽、刘春莲、马会明
106	AMH 与育龄期妇女卵巢储备异常疾病相关性及分子机制的研究	2016	三等奖	胡蓉、王飞苗、纪学琴、丁永慧、田春花、严丽丽、罗艳
107	治疗性幽门螺旋杆菌多表位疫苗的生物信息学设计及其免疫学效果评价	2016	三等奖	郭乐、刘昆梅、奚涛、徐广贤、李永红、汤锋、杨华
108	FSH 干预下的卵巢玻璃化冻融法对解冻卵巢无血管吻合移植后的血流重建、卵巢储备及生育力的影响	2016	三等奖	王燕蓉、裴秀英、常青、王红燕、杨延周、马文智、张飞雄
109	博卡病毒 MVC 感染致靶细胞凋亡的分子机理研究	2016	三等奖	孙玉宁、李芳、李建宁、张茜、姚青、高玉婧、芦晓红
110	包虫病传播快速预警方案	2016	三等奖	杨玉荣、李正直、杨书鲲、李燕兵、王丽、刘灿
111	滤泡辅助性 T 细胞辅助 FMD 表位疫苗 B 细胞免疫的机制研究	2016	三等奖	苏春霞、段相国、陈建、徐广贤、刘河涛、林源、王大军
112	PLGA/羊毛角蛋白引导组织再生膜的构建及其用于牙周组织再生的研究	2017	二等奖	张华林、王娟、马学荣、周悦丽、余娜、宋林林、岳进、何琴、任红旺
113	枸杞多糖改善组织胰岛素抵抗的功效及相关机制	2017	二等奖	杨怡、宋辉、李建宁、李岩、姚青、张鸣号、芦晓红、李旺、贾丽
114	人卵泡微环境与卵子生长发育机制研究对不孕症治疗临床应用	2017	二等奖	胡蓉、王飞苗、马会明、张晓梅、朱自荣、李永丽、宋梦玲、席向红、欧阳晓娥
115	妊娠高血压疾病胎盘滋养细胞表观遗传学调控机制及叶酸干预作用研究	2017	二等奖	张慧萍、姜怡邓、杨安宁、杨晓玲、王艳华、张辉、史向荣、葛新红、高婷婷
116	刺激响应型层层组装薄膜和可调控生物电催化体系研究	2017	三等奖	姚惠琴、史可人、苟国敬、张艳丽、孟令辰、黄珊、甘倩倩
117	宁夏回汉族人群指长比及其波动性不对称的研究	2017	三等奖	霍正浩、陆宏、赵君利、党洁、马占兵、师志云、党伟
118	精神障碍的社会影响因素研究	2017	三等奖	王志忠、范慧芸、马万瑞、张毓洪、方建群、王立群
119	65%氧化亚氮对海洛因成瘾急性戒断症状干预的临床研究	2017	三等奖	李玉香、刘强、石红燕、余建强、金鑫、崔晓晴、安怀春

续 表

序号	成果名称	获奖时间(年)	获奖等级	获奖人员
120	宁夏地区回汉族胃癌流行特点及其遗传病因机制研究	2017	三等奖	杨文君、杨明、陈志强、杨晓辉、陈静、杨少奇、王宁菊
121	氧化苦参碱对慢性疼痛的镇痛作用及其分子机制的研究	2017	三等奖	余建强、刘宁、杜娟、李玉香、马琳、马鹏生、吴璟
122	细粒棘球绦虫原头蚴蛋白质组和表达谱生物信息学分析研究	2017	三等奖	赵巍、朱明星、李宗吉、杜娟、王娅娜、赵嘉庆、王洁
123	载三联抗结核药硫酸钙/聚氨基酸人工缓释植骨材料的制备及实验研究	2017	三等奖	施建党、耿广起、王骞、刘海涛、王自立、牛宁奎、马文鑫
124	直肠癌调强放疗技术的建立与优化应用	2017	三等奖	王艳阳、赵仁、折虹、丁喆、尚均、夏新舍、闫钢

三、学术交流

2008年以来，学校大力开展学术交流工作，邀请国内外知名专家学者来校开展学术活动，为丰富师生的学术文化生活、拓宽科技工作者的视野、营造浓厚的学术氛围发挥了巨大作用。成功举办了2016年国际神经再生高峰论坛暨第十届亚太国际神经再生高峰论坛、2017宁夏医科大学国际医学高峰论坛、2017年亚太环境与健康论坛等高层次专题学术会议。2008—2017年，累计主办、承办和参加学术活动535场，其中，主办学术活动147场、承办学术活动162场、参加学术活动229场。主办、承办及参加国际会议次数明显增多，学术活动共计33场。

表9　2008—2017年学术会议分年度统计表　　　　（单位：场）

	主办			承办			参加		
	省级以上学术会议	国际会议	合计	省级以上学术会议	国际会议	合计	省级以上学术会议	国际会议	合计
2008年	3	0	3	13	0	13	2	0	2
2009年	4	0	4	15	0	15	3	0	3
2010年	6	0	6	17	0	17	8	3	11
2011年	5	0	5	18	0	18	8	4	12
2012年	10	0	10	19	0	19	18	0	18
2013年	19	0	19	32	0	32	21	0	21

续　表

	主办			承办			参加		
	省级以上学术会议	国际会议	合计	省级以上学术会议	国际会议	合计	省级以上学术会议	国际会议	合计
2014 年	13	1	14	8	0	8	31	6	37
2015 年	34	3	37	9	0	9	35	7	42
2016 年	14	1	15	16	1	17	51	3	54
2017 年	32	2	34	14	0	14	27	2	29
合计	140	7	147	161	1	162	204	25	229

表 10　2008—2017 年主办、承办国际学术会议情况一览表

序号	会议名称	年度	会议地点	参会人数（人）
1	第一届生育力保持国际研讨会	2014	宁夏·银川	100
2	世界中医药学会联合会回医药专业委员会成立大会暨第一届学术年会	2015	宁夏·银川	150
3	第二届生育力保持国际研讨会	2015	宁夏·银川	100
4	2016 年国际神经再生高峰论坛暨第十届亚太国际神经再生论坛	2016	宁夏·银川	600
5	第二届国际生育力保持与生殖健康研讨会	2016	宁夏·银川	300
6	第一届中国瑞典转化医学研究暨中国病理生理学会肿瘤分会西部行学术研讨会	2016	宁夏·银川	93
7	世界中医药学会联合会回医药专业委员会第二届学术年会	2017	马来西亚·马六甲市	110
8	2017 年宁夏医科大学国际医学高峰论坛	2017	宁夏·银川	1000

第三节　科研基地与平台建设

2008 年以来，学校加强专业实验研究平台和公共科技服务平台体系的建设，形成了功能健全、类型完备、设施配套的科技平台体系。现有 1 个国家重点实验室培育基地，2 个教育部重点实验室，3 个自治区级重点实验室，2个自治区级工程技术研究中心，4 个自治区级研究中心，宁夏医学科学研究所、宁夏医科大学神经病研究所及心血管病研究所等 13 个自治区级研究所，

宁夏心脑血管疾病研究重点实验室、现代病原生物与免疫学实验室等 8 个校级重点实验室，中医消化病研究所、骨关节结核病防治研究中心等 10 个校级研究所。有宁夏医科大学医学科学技术研究中心和宁夏实验动物中心 2 个公共科技服务平台。

一、宁夏颅脑疾病重点实验室——省部共建国家重点实验室培育基地

宁夏颅脑疾病重点实验室于 2007 年 7 月由自治区科技厅正式批准组建，于 2010 年 9 月由科技部批准进入省部共建国家重点实验室培育基地建设实施期，是宁夏地区专门从事颅脑疾病及神经科学研究的相对独立的科研实体。2013 年实验室被批准为硕士研究生培养单位，设立神经生物学硕士培养点。截至 2017 年 9 月，共招收神经生物学专业研究生 18 人，毕业 8 人。

实验室设综合办公室、科研办公室和研究生办公室，由功能实验区、临床研究基地以及公共实验区三部分组成，实验室仪器设备 329 台，价值 1303.3 万元。

实验室瞄准"脑认知"生命科学前沿领域，围绕重大颅脑疾病，系统开展颅脑常见疾病发病机制、预防与临床诊治以及对脑功能的探索，形成了颞岛癫痫及颞岛功能的临床与基础研究、中枢神经系统感染研究两个研究方向。

实验室主任为宁夏神经外科学学术带头人孙涛教授，有研究人员 58 人，其中：享受"国务院政府特殊津贴"人员 6 名，国家"百千万人才工程第三层次人才" 4 人，自治区"313 人才工程"人选 5 人；博士 27 人，硕士 24 人；高级职称 40 人，中级及以下职称 18 人。

2008 年以来，实验室承担科研项目 207 项，资助经费达 3800 万元，其中，973 前期预研项目 4 项、国家自然科学基金项目 56 项；获自治区科技进步奖 19 项，其中，一等奖 1 项、二等奖 7 项、三等奖 11 项；发表学术论文 508 篇，其中，SCI 论文 152 篇、中文核心杂志 162 篇；申报专利 15 项，授权发明专利 4 项；出版专著 4 部。2016 年王峰教授荣获"王忠诚中国神经外科青年医师奖"；孙涛教授 2012 年荣获"科技部十一五国家科技计划执行突出贡献奖"、2013 年获宁夏回族自治区"塞上英才"称号、2014 年获何梁何

利基金"科学与技术创新奖"、2016 年获首届"宁夏创新争先奖章"。

二、生育力保持教育部重点实验室

生育力保持教育部重点实验室是宁夏地区专门从事人类生殖健康及发育、遗传相关疾病研究的科研实体，其前身是 2006 年 12 月组建的宁夏生殖与遗传重点实验室。实验室于 2009 年 12 月由教育部批准进入省部共建教育部重点实验室建设实施期，2012 年 9 月通过教育部专家组验收，成为生殖研究领域第一个通过验收的教育部重点实验室。2014 年实验室被批准为硕士研究生培养单位，2016 年实验室批准设立细胞生物学硕士学位点，并实现首批招生。

实验室内部设综合办公室、科研和研究生管理办公室、平台运行管理办公室。实验室由基础研究平台和临床研究基地组成，仪器设备总价值 1500 余万元。

实验室从关系人类可持续发展的国家重大需求——生殖健康出发，以提高生育力保持和恢复为主要目标，凝练出生育力保持技术及肿瘤生殖、生殖干细胞与生育力重塑及影响生育力保持的遗传与环境因素三个研究方向，有力地支撑了 2013 年宁夏医科大学基础医学与临床医学一级学科博士点授予权的获批。2011 年生殖与遗传基础及临床研究创新团队成为自治区第三批科技创新团队，2014 年生殖与遗传优势学科群作为宁夏医科大学首批优势学科群开始建设。

2009 年 12 月至 2012 年 12 月，王燕蓉教授担任实验室第一任主任。2012 年 12 月至今，由"973"首席科学家吴际教授担任实验室主任。实验室现有科研人员 42 人，其中："973"首席科学家 1 人，国家"百千万人才工程第三层次人选" 3 人，享受"国务院政府特殊津贴" 4 人，"第 14 届中国青年科技奖" 1 人，自治区"313 人才工程"人选 5 人，"自治区教学名师" 4 人。

截至 2017 年 12 月，实验室共承担各级各类科研项目 170 项，其中，国家自然科学基金项目 60 项、省部级科研项目 68 项；科研经费 2948.57 万元，人均科研经费 70.2 万元；获自治区科技进步奖 10 项，其中，二等奖 5 项、三等奖 5 项；发表 SCI 论文 125 篇，出版专著 7 部、教材 13 部，申请专利 8 项，授权 5 项。

三、回医药现代化教育部重点实验室

2011年，回医药现代化教育部重点实验室成立，专门从事回医药基础、临床及回药研究。2017年通过教育部验收，是我国回医药研究领域第一个教育部重点实验室。实验室拥有国家中医药管理局重点学科——回医学和回药学；2014年，回医药学被遴选为宁夏医科大学六大优势学科群之一，同时也被评为宁夏回族自治区优势特色学科；2015年，回族医学理论及临床研究创新团队获批宁夏回族自治区第五批科技创新团队。

目前，实验室已形成回医基础理论及文献挖掘整理研究、回医临床诊疗技术研究、回药作用机理及产品开发研究三个研究方向。实验室主任为牛阳教授，有教学科研人员66人，其中高级职称61人（教授30人、副教授31人），博士研究生导师6人；还拥有"教育部新世纪优秀人才支持计划"2人，"海外引才百人计划"1人，自治区"国内引才312计划"3人，自治区"313人才工程"人选2人，享受"自治区政府特殊津贴"2人。

截至2017年12月，共承担科研项目155项，其中，国家科技支撑项目、国家自然科学基金等国家级项目68项；在国内外学术刊物发表论文187篇，其中SCI收录刊物论文24篇；出版学术专著20余部，获得专利13项；获得各级各类奖项9项，其中，自治区科技进步奖二、三等奖共6项。

四、医学科学技术研究中心（宁夏回族自治区医学科学研究所）

宁夏医科大学于2008年成立医学科学技术研究中心，作为学校公共科技服务平台，由行政办公室、医学分子生物学实验室、细胞生物学实验室、医学分析检测中心、电镜室和包虫病实验室组成，为学校师生及宁夏大学、北方民族大学、宁夏农科院、宁夏启元药业等区内外大专院校、科研院所、企业提供技术服务，面向企业技术人员开展分析检测、无菌操作、超微结构分析等技术培训，同时开展研究生教育和医学继续教育。

中心现任主任为赵巍教授，现有教科研人员19人，其中，教授2人、副教授3人、高级实验师2人，中级职称4人，初级职称5人。

科技中心实验室面积6000平方米。2008年以来，共申请到日本协力银行

的贷款项目、国家财政支持的地方高校基础建设专项、中央补助地方科技条件基础建设专项等各类建设资金 4500 万元用于仪器设备采购，极大地改善和优化了学校公共科技服务平台的硬件条件。中心仪器设备分为 4 大类：分子生物学仪器、细胞生物学仪器、分析类仪器和其他辅助设备。其中，50 万元以上大型仪器设备 20 台（套）、10 万元以上的大型仪器设备 49 台（套）。2009 年获批自治区科技厅"宁夏大型仪器共享协作宁夏医科大学分中心"，获自治区大型仪器共享补贴累计 12 万元，获 2013、2014 年度科技部中小企业科技服务项目补助资金累计 160 万元。

2008—2017 年，科技中心共获批国家自然科学基金项目 5 项、宁夏自然科学基金项目 18 项、宁夏科技支撑项目 1 项，累计获得科研资金 254 万元；获得自治区科学技术进步奖一等奖 1 项；2015 年获批包虫病研究自治区级科技创新团队，获批组建宁夏医学科学及生命技术创新中心。

中心共承担学校硕士研究生分子生物学常用实验技术、生物信息学、电子显微镜技术和应用、医学分析检测技术、高级细胞生物学等 5 门课程的教学任务。

五、宁夏回医药协同创新中心

2012 年，以"宁夏回药现代化工程技术研究中心"为依托，联合第二军医大学药学院、中国医药工业研究总院、宁夏农林科学院枸杞研究所和 8 家医药企业，向自治区申请建立"宁夏回医药协同创新中心"并获批准。中心现已发展到 22 个单位：2 个高校，5 个科研院所，10 家制药企业，5 家保健品公司。近几年，宁夏特色中医药协同创新中心对宁夏道地药材、回药香药方剂、回药经典方剂进行了系统的科学研究。

2012—2013 年，先后聘请张伯礼院士、陈凯先院士、杨宝峰院士、侯惠民院士、姚新生院士、廖万清院士等国内知名的医药专家，成立了学术委员会，建立了宁夏六盘山中药资源开发与利用院士工作站和宁夏回药研究开发院士工作站；2012—2014 年，聘请了多名药学领军人才前来指导，有"973"首席科学家 2 人、"国家千人计划"美国学者 1 人、国家重点学科带头人 2 人、"国家杰出青年科学基金"8 人、博士生导师 25 人，组成了一支国内一流的中医药创新团队。

建成了 8 个研究室：资源与方剂研究室、提取与分离研究室、药效学评价研究室、现代制剂研究室、质量控制研究室、药代动力学研究室、先导物优化研究室、安全性评价中心；3 个中试车间：现代制剂、加工炮制、提取分离中试车间。组建了 3 个产业化创新联盟：中药产业创新团队、枸杞产业创新团队、六盘山中药资源开发创新团队。汇聚了药学国家一级重点学科 1 个、国家级工程技术中心 3 个、国家教育部重点实验室 1 个、国家新药研究GLP实验室 5 个，还有多个省部级工程中心和重点实验室的研究团队与共享资源，为医药健康产品的研究开发提供了最先进的技术保证。

近年来依托相关单位承担科研项目共计 107 项，获资助经费共计 3954 万元，其中国家级项目 41 项、资助经费 3436 万元。在国内外权威杂志发表论文300 余篇，其中 SCI 及 EI 收录 102 篇；获得国家发明专利 11 项；共获得科

表11　2008—2018 各级重点实验室（中心）一览表

序号	级别	平台名称	依托部门	负责人	批准时间（年）
1	省部共建重点实验室	宁夏颅脑疾病重点实验室——省部共建国家重点实验室培育基地	临床医学院	孙　涛	2010
2	教育部重点实验室	生育力保持教育部重点实验室	基础医学院	吴　际	2013
3		回医药现代化教育部重点实验室	中医学院	牛　阳	2017
4	自治区级重点实验室	宁夏生殖与遗传重点实验室	基础医学院	王燕蓉	2006
5		宁夏颅脑疾病重点实验室	临床医学院	孙　涛	2007
6		宁夏临床病原微生物重点实验室	总医院	魏　军	2013
7		宁夏血管损伤与修复研究重点实验室	基础医学院	姜怡邓	2017
8		宁夏药物创制与仿制药研究重点实验室	药学院	余建强	2017
9					
10	自治区级科技创新中心	宁夏回药现代化工程技术研究中心	药学院	张万年	2009
11		宁夏神经医学转化中心	总医院	孙　涛	2012
12		宁夏回医药协同创新中心	药学院	张万年	2012
13		生物芯片北京国家工程研究中心宁夏分中心	总医院	杨银学	2012
14		生育力保持协同创新中心	生育力保持实验室	裴秀英	2016
15		宁夏病理与法医学产学研合作基地	基础医学院	张建中	2016
16		宁夏临床中药饮片质量控制与评价中心	药学院	余建强	2017

续　表

序号	级别	平台名称	依托部门	负责人	批准时间(年)
17	校级重点实验室	宁夏心脑血管疾病研究重点实验室	基础医学院	张建中	2013
18		现代病原生物与免疫学实验室	基础医学院	赵　巍	2013
19		神经损伤与修复重点实验室	基础医学院	刘　娟	2013
20		临床病原微生物耐药研究重点实验室	总医院	魏　军	2013
21		生物芯片北京国家工程研究中心宁夏分中心	总医院	金群华	2013
22		回医药学重点实验室	中医学院	牛　阳	2013
23		环境健康与慢性病控制重点实验室	公管学院	张毓洪	2013
24		宁夏回药现代化重点实验室	药学院	张万年	2013
25		应激与机体生理功能变化研究实验室	基础医学院	李光华	2018
26		骨关节疾病重点实验室	总医院	金群华	2018
27		癌症发病机制及转化研究重点实验室	基础医学院	孙建民	2018
28		中医脾胃病重点实验室	中医学院	李卫强	2018

研成果奖励 25 项，其中，获自治区科技进步奖 5 项、医学科技奖 2 项、优秀学术论文奖 18 项。目前已完成平消片、山楂精降脂片等上市中药产品提质增效研究，正在开展 4 个医院制剂、5 个健康产品的开发研究。

表 12　自治区级、校级研究所一览表

序号	级别	平台名称	所属部门	负责人	批准时间(年)
1	自治区级研究所	宁夏医学科学研究所	科技中心	赵　巍	1978
2		宁夏医科大学神经病研究所	临床医学院	孙　涛	1992
3		宁夏医科大学心血管病研究所	临床医学院	贾绍斌	1988
4		宁夏医科大学肿瘤研究所	临床医学院	王宁菊	1988
5		宁夏医科大学计划生育科学研究所	临床医学院	王燕蓉	1991
6		宁夏医药研究所	药学院	余建强	2007
7		宁夏基础医学研究所	基础医学院	王燕蓉	2007
8		宁夏消化疾病研究所	临床医学院	杨少奇	2007
9		宁夏人类干细胞研究所	临床医学院	刘晓明	2008
10		宁夏骨关节病研究所	临床医学院	金群华	2011
11		宁夏检验医学研究所	检验学院	魏　军	2011
12		宁夏口腔医学研究所	口腔学院	黄永清	2011
13		宁夏卫生管理与政策研究所	管理学院	李林贵	2011

续 表

序号	级别	平台名称	所属部门	负责人	批准时间(年)
14	校级研究所	中医消化病研究所	中医学院	朱西杰	2007
15		回族医学科学研究所	中医学院	牛 阳	2007
16		骨关节结核疾病防治研究中心	临床医学院	王自立	2008
17		模型中医学研究所	中医学院	王全年	2008
18		内分泌研究所	基础医学院	杨 怡	2014
19		人群健康与回族文化研究所	公共卫生学院	李正直	2014
20		康复医学研究所	总医院	武永利	2014
21		护理学研究所	护理学院	刘 娟	2014
22		闽宁数字化口腔技术与材料研究所	口腔医学院	林 实	2016
23		整合医学研究所	中医学院	牛 阳	2018

六、宁夏医科大学学报

《宁夏医科大学学报》是由宁夏医科大学主办/主管的综合性医药学学术刊物，主要报道本校和本区生物医学各专业以及相关学科的科研成果，并接受区外医学相关来稿，以开展国内外学术交流、促进医药卫生事业的发展为办刊宗旨。设有论著、经验交流、技术与方法、祖国医学、综述、病例报道等栏目。主要阅读对象为从事医药卫生工作的中高级科研、医疗、教学、预防机构人员和高等医药院校的师生。

（一）期刊发展沿革与建设

发展沿革。1979 年 5 月，在自治区的大力支持下，为加快发展我区医药卫生事业，更好地培养本地区的医学人才，由时任自治区文办主任李华舫，宁夏医学院院长陈应谦，党委副书记曹佑安、张铁缫主持，共同创办了宁夏回族自治区第一个医药类学术季刊杂志——《宁夏医学院学报》。陈应谦院长任编辑部主任，具体事务由金奎同志负责，并组建了首届学报编辑委员会，陈应谦院长任主任委员。2004—2009 年，路锦绣担任编辑部主任；2009—2010 年 7 月，王惠芳任编辑部主任；2010 年 7 月至今，宋琦如任编辑部主任，路锦绣任编辑部副主任。

《宁夏医学院学报》从 1979 年创刊至 1993 年为非公开发行的内部刊物

（季刊）。2008 年 8 月，学校更名为宁夏医科大学，2009 年经国家新闻出版总署批准，《宁夏医学院学报》更名为《宁夏医科大学学报》（双月刊）。2010 年 6 月变更刊期，由双月刊改为月刊。

办刊宗旨及定位。始终坚持正确的政治方向，坚决执行党和国家的法律法规和出版方针政策，唱响主旋律，服从、服务于学校的工作大局；积极贯彻"百花齐放，百家争鸣"的方针；具有政治敏锐性、学术上的前瞻性和科学的预见性，不断加强编委会对学报工作的领导。主动适应建设高水平医科大学的需要，鼓励创新，扶持创新。切实贯彻党中央、国务院关于增强自主创新能力、建设创新型国家的战略，努力跟踪科技发展前沿，为创新人才脱颖而出搭建展示学术水平和创新能力的平台。在办刊过程中，不断探索、不断提高，逐步形成自身应有的特色。不断推进学报的改革与发展，努力形成办刊特色，做到定位准确、特色鲜明；增强精品意识，在质量上下工夫，使学报能及时跟踪科研和学术研究的最新成果，反映学校的学科发展前沿；始终坚持开拓创新，从理论上反映新成果，从设计上推出新版面，从管理上建立新机制。努力将学报办成围绕学校中心任务、立足理论前沿、追求改革创新、聚焦学术热点的综合性医学学术理论刊物。

期刊发展情况。《宁夏医科大学学报》是宁夏医科大学主办和主管的学术刊物，现任主编为宁夏医科大学校长孙涛教授，学报编辑部现有在编人员 7 人、兼职人员 4 人（主编、编委会主任、副主任、英文编辑）。

2009 年 3 月购入了编辑在线办公系统，在宁夏医科大学学报网站上开通远程投稿系统，实现作者—编者—审稿者之间联系的网络化。2009 年 3 月 15 日起对所有来稿采用清华同方知网开发的"科技期刊学术不端文献检测系统"（简称"AMLC"）进行自动检测。该系统可有效检测来稿是否存在抄袭、一稿多投等学术不端行为。自 2018 年第 1 期起，《宁夏医科大学学报》封面进行了重新设计，更换了高质量的纸张，提高了装帧印刷品质。2010 年首次被收录为"中国科技核心期刊"（中国科技论文统计源期刊）。为扩大学报在国内外的影响，增加学报电子版的发行量，学报编辑部继续与清华大学中国学术期刊（光盘版）电子杂志社、万方数据库、重庆维普资讯有限公司、解放军医学图书馆数据库研究与开发部、台湾华艺数位艺术股份有限公司、中华首席医学网签订协议，成为中国学术期刊综合评价数据库统计源期刊、中文期刊全文数据库全文收录期刊、中国核心期刊（遴选）数据库收录期刊、中文科技期刊数据库收录期刊、中文生物医学期刊文献数据库（CMCC）收录期刊、中文电子期刊服务（CEPS）数据库收录期刊、中华首席医学网收录期刊、教育部科技发展中心主办的中国科技论文在线收录期刊。

（二）期刊影响力情况

根据中国科学文献计量评价研究中心的《中国学术期刊综合引证报告》，可以显示中国科技核心期刊《宁夏医科大学学报》综合评价总分排名情况，反映出学报在科学发展和文献交流中所起的作用在提高；影响因子用于评价期刊的学术影响力，反映了期刊近期在科学发展和文献交流中所起的作用；学报影响因子逐年增高，说明学报所刊论文的学术水平在逐年提高，影响力也在提高。

表13 中国科技核心期刊《宁夏医科大学学报》综合评价总分排名表

年度	综合总分	影响因子	综合总分排位	相对排位
2010	20.0	0.182	1804/1998	90.3%
2013	30.3	0.249	1453/1989	73.1%
2014	35.4	0.351	1405/1989	59.5%
2015	36.9	0.388	1076/1985	54.2%

（三）《宁夏医科大学学报》及编辑人员获奖情况

2008年，路锦绣被评为"宁夏科技期刊领军人物"。2009年，《宁夏医科大学学报》被评为中国北方优秀期刊，2009年获"宁夏优秀科技期刊"二等奖。2012—2016年，《宁夏医科大学学报》连续获得"中国科技论文在线优秀期刊"4个一等奖和1个二等奖。2016年，被评为"2016年度中国高校优秀科技期刊"。2011年，王秀玉获得中国高校科技期刊优秀青年编辑奖。2016年，李晓玉被评为新闻出版统计工作先进个人。

七、常设学术管理机构

（一）学术委员会

学术委员会是学校最高的学术评审机构，主要负责上报项目的评审、成果的推荐申报等工作。2008年至今共有两次较大的人员变动调整。

1. 2013 年宁夏医科大学第五届学术委员会成员名单

主　任：孙　涛

副主任：张建中　杨银学　牛　阳

成　员：王全年　卞　良　王惠芳　汤　波　李正直　何仲义　陈孟华

　　　　李林贵　杜　勇　杜秦川　杨惠芳　孟尽海　赵君利　姜怡邓

　　　　赵　巍　徐广贤　贾绍斌　夏鹤春　黄永清　童安荣　裴秀英

　　　　蔡菊敏　戴贵东

2. 2015 年宁夏医科大学第五届学术委员会成员名单

主　任：孙　涛

副主任：张建中　杨银学　牛　阳

成　员：王全年　卞　良　王惠芳　汤　波　李正直　何仲义　陈孟华

　　　　李林贵　杜　勇　杜秦川　杨惠芳　孟尽海　赵君利　姜怡邓

　　　　赵　巍　徐广贤　贾绍斌　夏鹤春　黄永清　童安荣　裴秀英

　　　　蔡菊敏　刘志宏　柯亨宁　余建强　杨志伟　杨文君　牛建国

　　　　王　银　郭忠琴　马　科　刘敬霞　彭晓东

学术委员会秘书处设在科技处，姜怡邓负责秘书处的日常工作。

（二）科学技术协会

宁夏医科大学科学技术协会于 2006 年 6 月 20 日成立。下设科学普及工作委员会、学术交流工作委员会、博士科研促进会、留归人员科研协作会和科技咨询指导与评审工作委员会 5 个工作委员会。现有主席 1 人、副主席 5 人、常务理事 22 人、理事 50 人。相继成立了"宁夏大众基础医学知识科普教育基地""宁夏大众临床医学知识科普教育基地"和"大众中医药学知识科普教育基地"。2009 年年底，学校整合了这三个自治区级科普基地的资源，统筹管理，高效开展工作，并成功地将此基地申报成为全国科普教育基地。2007—2008 年，宁夏医科学大学科协连续两年被评为"自治区科普工作先进集体"；2009—2010 年，宁夏医科学大学科协连续两年被评为"全区先进学会"。

（三）医学伦理审查委员会

宁夏医科大学医学伦理审查委员会以维护生物医学研究、公共卫生和临床医学活动参与者的尊严、权利、安全和福利为宗旨，对提议的基础研究、临床研究和公共卫生活动的伦理学问题进行独立的、公正的和及时的评审，并对已经得到同意并且正在进行的上述研究活动进行伦理学评价。

宁夏医科大学医学伦理审查委员会成员名单

主　任：孙　涛　教授（神经外科学）

副主任：张建中　教授（病理学）

李正直　教授（卫生事业管理）

杨银学　教授（主任医师）（外科学）

牛　阳　教授（中医学）

何仲义　教授（人体解剖与组织胚胎学）

成　员：汤　波　教授（法学）

徐　方　教授（医学细胞与遗传学）

徐萍凤　教授（伦理学）

张毓洪　教授（流行病学）

赵君利　主任医师（妇产科学）

霍正浩　教授（医学遗传学）

赵　巍　教授（分子生物学）

姜怡邓　教授（病理生理学）

杨　文　教授（医学检验）

秦　毅　教授（人体解剖与组织胚胎学）

韩　梅　教授（医学病原生物学与免疫学）

朱西杰　教授（中医消化内科学）

杨文君　教授（肿瘤遗传学）

彭晓东　教授（药理学）

王国宁　副教授（法学）

医学伦理审查委员会办公室设在科技处，姜怡邓兼任办公室主任，霍正浩兼任秘书。

第六章　学位与研究生教育

宁夏医科大学研究生教育始于 1978 年，经过 40 年的建设与发展，形成了比较完整的教育体系，培养了一大批高层次、高素质的研究型和应用型医学人才，为宁夏乃至周边地区医学教育和医疗卫生事业的发展，提供了有力的人才保障。

2008 年，学校原研究生部更名为研究生学院。2012 年，研究生学院更名为研究生院。为进一步加强研究生思想政治教育工作，2015 年 10 月，学校成立研究生工作部，与研究生院合署办公，同年列入学校职能管理部门。现设招生办公室、培养办公室、学位办公室、研究生管理办公室、综合办公室五个科级机构。

第一节　学位点建设

一、博士学位授予单位（博士学位授权点）建设

2009 年 3 月，学校被正式确定为 2008—2015 年新增博士学位授权单位立项建设；2013 年 7 月，国务院学位办正式批准宁夏医科大学为博士学位授予单位，临床医学、基础医学、公共卫生与预防医学 3 个专业获得博士学位一级学科授权点；2014 年，首次招收博士研究生 10 名。2018 年 2 月，学校临床医学、基础医学、公共卫生与预防医学三个一级学科博士学位授权点通过教育部专项评估。2018 年 5 月，获批临床医学博士专业学位授权点。

二、硕士学位授权点建设

2008 年，学校先后获得推荐免试攻读硕士学位研究生资格和招收高校教

师在职攻读硕士学位资格。2009 年，获得口腔医学硕士专业学位授权点。2010 年，获得公共卫生硕士专业学位授权点。2011 年，获得基础医学、公共卫生与预防医学、中医学、药学、公共管理、生物学、护理学 7 个硕士学位授权一级学科。2018 年，获得口腔医学硕士学位授权一级学科和护理学硕士专业学位授权点。

目前，学校学位授权点涵盖医学、理学、管理学三大门类，共有临床医学、基础医学、公共卫生与预防医学、药学、中医学、护理学、公共管理、生物学、口腔医学等 9 个硕士学位授权一级学科，有临床医学、口腔医学、公共卫生、药学、中医、护理学等 6 个硕士专业学位授权点。

三、导师队伍建设

学校高度重视导师队伍建设，不断完善导师遴选、培训、考核和奖惩制度。截至目前，现有硕士研究生导师 653 人、博士生导师 62 人（其中，合作博导 11 人），初步形成了一支专家领衔、学科带头人为主，素质高、优势强，年龄、学历和职称结构合理的导师队伍。通过校际交流、导师互聘、柔性引进等多种方式和途径，促进兼职/合作导师联合培养研究生工作，拓展与国内外高水平科研院所合作培养研究生的渠道，建立开放的研究生培养体系。2012 年，学校制定了《关于加强研究生导师队伍建设的实施意见》，进一步明确和强化导师在研究生政治品质、道德修养、专业能力等方面的第一责任人职责。

学校每年对研究生导师进行校、院两级培训，加强研究生导师在思想政治、道德品质、学术风范等方面的教育；定期外请专家和外出学习对研究生导师进行专题培训，提升导师指导能力；新遴选的导师须经过完整一轮的"导师组"带教经历和"新导师岗前培训"经历方可招生。结合学校"中青年骨干教师资助""优秀学科带头人培养""创新团队培育""教师学术研修"等项目的实施，开阔导师视野，提高导师队伍水平；充分利用学校人才引进政策，抢抓创新学术团队建设机遇，将具有学术影响力的中青年杰出学者充实到导师队伍中。将导师招生名额与其培养条件（科研经费、助研岗位）、培养结果（发表论文、学术成果）等挂钩，引导教师关注培养质量；引导和鼓励具有不同学术背景、不同知识结构和不同专业研究方向的多名导师组成导师团队，实行导师与导师团队相结合的培养模式；提倡个性化培养，强化导师在研究生的课程设置与考核、论文开题、毕业审核、学术行为和人文素质培养等环节的职责。

四、学位评定委员会

学位评定委员会是在校学位评定委员会主席领导下，履行与授予学位相关的职责和权限、统筹协调学校学位管理工作的专门机构。主要具有审核学位授予和撤销、导师遴选、学位授予制度审核及研究生教育工作中的有关重大问题等职责。

1. 2007 年 6 月—2008 年 6 月学位评定委员会成员名单

主　席：孙　涛

副主席：刘平和　张建中　李正直

委　员：王燕蓉　牛　阳　文润玲　冯　锋　何仲义　刘志宏　李昭宇
　　　　李际春　陆　彪　宋琦如　杨银学　陕秀琴　金群华　胡尚平
　　　　吴先志　蒋袁絮　漆　明　腾　京　霍正浩　张　锦

2. 2008 年 12 月—2009 年 11 月学位评定委员会成员名单

主　席：孙　涛

副主席：刘平和　张建中　李正直

委　员：王燕蓉　牛　阳　文润玲　何仲义　刘志宏　李昭宇　李际春
　　　　陆　彪　宋琦如　杨银学　马建荣　金群华　胡尚平　吴先志
　　　　蒋袁絮　漆　明　腾　京　霍正浩　张　锦

3. 2009 年 12 月—2010 年 11 月学位评定委员会成员名单

主　席：孙　涛

副主席：马继军　张建中　李正直

委　员：戴秀英　王燕蓉　牛　阳　何仲义　刘志宏　李昭宇　李际春
　　　　陆　彪　宋琦如　杨银学　马建荣　金群华　胡尚平　吴先志
　　　　蒋袁絮　漆　明　腾　京　霍正浩　张　锦　魏　军　张毓洪
　　　　张　琳　戴贵东

4. 2010 年 12 月—2012 年 5 月学位评定委员会成员名单

主　席：孙　涛

副主席：马继军　张建中　李正直

委　员：戴秀英　王燕蓉　牛　阳　何仲义　刘志宏　李昭宇　李际春
　　　　陆　彪　宋琦如　杨银学　马晓东　金群华　胡尚平　吴先志
　　　　蒋袁絮　漆　明　腾　京　霍正浩　张　锦　魏　军　张毓洪
　　　　张　琳　戴贵东

5. 2012 年 6 月—2013 年 7 月学位评定委员会成员名单

主　席：孙　涛

副主席：马继军　张建中　李正直

委　员：戴秀英　王燕蓉　牛　阳　何仲义　刘志宏　李昭宇　李际春
　　　　陆　彪　宋琦如　杨银学　马晓东　金群华　胡尚平　吴先志
　　　　漆　明　腾　京　霍正浩　张　锦　魏　军　张毓洪　张　琳
　　　　戴贵东　蒋袁絮

6. 2013 年 8 月—2016 年 5 月学位评定委员会成员名单

主　席：孙　涛

副主席：马继军　张建中　李正直

委　员：牛　阳　徐　方　李昭宇　张雪玉　陆　彪　杨银学　马晓东
　　　　金群华　胡尚平　朱江宁　漆　明　腾　京　霍正浩　王振海
　　　　魏　军　张毓洪　蔡菊敏　张立明　杨　怡　周　涛　李林贵

7. 2016 年 6 月—2017 年 5 月学位评定委员会成员名单

主　席：孙　涛

副主席：马继军　张建中　李正直

委　员：牛　阳　徐　方　张雪玉　陆　彪　杨银学　马晓东　金群华
　　　　胡尚平　朱江宁　漆　明　腾　京　霍正浩　王振海　魏　军
　　　　张毓洪　蔡菊敏　张立明　杨　怡　周　涛　李林贵

8. 2017 年 6 月—2017 年 11 月学位评定委员会成员名单

主　席：孙　涛

副主席：马继军　张建中　李正直

委　员：杨银学　徐　方　霍正浩　马晓东　金群华　张雪玉　陆　彪
　　　　魏　军　李昭宇　王振海　杨　怡　张毓洪　牛　阳　张立明
　　　　蔡菊敏　漆　明　胡尚平　周　涛　李林贵　腾　京　朱江宁

9. 2017 年 12 月至今学位评定委员会成员名单

主　席：孙　涛

副主席：刘庆武　姜怡邓　刘志宏

委　员：金群华　徐　方　霍正浩　马晓东　哈春芳　马金海　胡　蓉
　　　　刘奇伦　李光华　张毓洪　刘敬霞　张立明　刘　娟　刘　峰
　　　　杨美玲　杨　怡　郝向利　田丰年　郑雅丽　童安荣　杜秦川

第二节　研究生教育与培养

学校坚持"质量立校"的办学方针，紧紧围绕发展建设目标，加强内涵建设，强化过程管理，提高培养质量，有效地推进了研究生教育事业的发展。

一、推进招生考试改革

探索以提高生源质量为核心的研究生招生指标分配办法。2016 年，开始对学术学位与专业学位硕士研究生进行分类选拔，强化对研究生科研创新能力和专业学术潜质的考察，逐步建立与培养目标相适应、有利于拔尖创新人才和高层次应用型人才脱颖而出的研究生考试招生制度。随着学校办学水平和声誉的不断提升，研究生区外一志愿考生逐年增多，生源结构逐步改善。2014 年开展临床医学、基础医学、公共卫生与预防医学三个一级学科授权点的首批学术型博士研究生招生工作，2018 年上半年在获批临床医学博士专业学位授权点的同时即开展相关招生工作。研究生院被评为 2012 年度全区普通高校招生先进集体。

二、规范研究生培养体系

加强对学术学位研究生创新意识、创新能力的培养，注重科研思维，提高科研能力和水平。对专业学位研究生坚持"适应社会需求，创新培养模式，优化有限资源，培养高质量应用型人才"的工作理念，以医师职业标准为导向，以提高实际操作和动手能力为培养核心，目标是培养能够承担专业医学技术、具有良好职业素养的高层次应用型专门人才。2016 年和 2017 年分别对培养方案和教学大纲进行重新修订，更新课程体系，建立了授课、开题报告、中期考核、答辩等一整套评价体系，定期对学位点进行检查评估，不断强化对研究生培养各环节的质量监控。同时加大国内外专家来校开展学术讲座的力度，扩大研究生出国（境）交流学习规模。截至目前，共派出研究生国(境) 外交流学习 49 人。近三年，研究生参与的省部级及以上科研项目（含国家级）657 项，SCI 收录论文 960 篇，授权专利 32 项，参编学术著作80 部。

2010 年 9 月，学校获批"临床医学硕士专业学位与专科医师规范化培训一体化模式改革"国家教育体制改革试点项目。2015 年，全面实行临床医学硕士专业学位与专科医师规范化培训一体化培养模式，实现临床医学硕士专业学位研究生准入标准与普通专科医师规范化培训相结合，培养过程与普通专科医师规范化培训相结合，研究生学位授予与医师规范化培训合格证发放相结合。2014 年 1 月，由研究生院组织牵头完成的《民族地区医学研究生培养体系构建与实践》荣获 2013 年宁夏高等教育教学成果特等奖。

三、规范学位授予工作

严格执行《宁夏医科大学硕士/博士学位授予工作实施细则》，按照学位授予要求，为确保论文质量不断提高，2012 年开始对学位论文进行论文相似度检测，一直实行区外"双盲评审"，2017 年以来，学位论文首次通过率平均在95%，二次通过率在99%。此外，对课程学习、学术活动、论文发表、学位论文答辩等学位授予环节进行逐级审核，确保学位授予的严格性和学位授予的质量，对不达要求的研究生不授或缓授学位，目前一次性学位授予率平均在89%以上（不含缓授学位人数）。2011 年 2 月，研究生院被评为全区学位与研究生教育先进集体，11 月被评为全国学位授予报送工作先进集体。

学校从 2014 年开始招收博士研究生，截至目前，累计招收全日制博士研究生 133 人（表1），现已有 14 名博士研究生毕业，10 名获得医学博士学位。

2008 年以来，学校累计招收硕士研究生 5429 人，已毕业硕士研究生 3865 人，授予硕士学位 3565 人（表 2）。

表 1 2014—2018 年博士研究生招生、毕业/结业及学位授予情况表 （单位：人）

年度	招生人数	毕业人数	授予学位人数	备注
2014	10	0	0	退学 1 人
2015	14	0	0	
2016	24	0	0	退学 1 人
2017	31	6	5	
2018	54	8	5	
合计	133	14	10	退学 2 人

表 2 2008—2018 年硕士研究生招生、毕业/结业及学位授予情况表 （单位：人）

年度	招生人数	毕结业人数	授予学位人数（含同等学力）	同等学力招生人数（含高校教师）
2008	302	152	164（13）	41
2009	397	169	175（5）	137（高校 30）
2010	412	205（含结业 1）	208（9+5 高教）	131（高校 30）
2011	445	289	320（11+19 高教）	74
2012	458	371（含结业 2）	395（13+22 高教）	69
2013	480	385	422（25+9 高教）	119
2014	505	419	458（41+1 高教）	176
2015	532	432（含结业 2）	459（37）	225
2016	600	470（结业 3）	490（31）	161
2017	614	471（结业 5）	474（7+2 留学生）	81
2018	684	502	470	
合计	5429	3865	4035	1214

调查结果显示，88%的用人单位认为，宁夏医科大学培养的研究生综合素质良好，基础理论知识扎实，人际交往能力强；90%以上的用人单位认为宁夏医科大学毕业生有良好的团队精神、沟通协调能力及适应能力；83%的用人单位认为宁夏医科大学毕业生具有较强的敬业精神、工作作风和科研能力。

四、加强研究生思政教育

2012 年，出台了《宁夏医科大学关于进一步加强研究生教育改革与创新工作的意见》和《宁夏医科大学研究生教育校院两级管理暂行办法》，建立健全学校、培养单位、导师紧密配合的管理体系，形成"分级管理、学院为主、全员负责、导师为主"的研究生管理体制；将研究生培养、学位、党建思政和日常管理等工作的部分管理权限调整至各培养学院。2016 年 10 月，下发了《关于加强和改进研究生思想政治教育的实施意见》，强化研究生工作部、各培养单位、各部门和相关责任人工作职能，进一步健全研究生思想政治教育工作机制。发挥研究生科技学术文化节载体作用，举办研究生学术论坛、博士生"新学术、新思维"学术沙龙等活动，开展研究生创新素质教育活动，增强研究生综合素质。制定研究生国家奖学金、学业奖学金、国家助学金、"三助一辅"管理制度和推荐免试硕士研究生奖励等办法，激发研究生的学习积极性。

第七章　师资队伍建设

学校始终把人才作为立校之本、兴校之基、强校之源，把师资队伍建设作为抓好学校全面工作的重要环节，形成了"人才资源是第一资源"的共识。坚持"党管人才"，强化"一把手"工程，按照"人才优先、引育并举、以用为本、统筹推进"的工作方针，切实把人才队伍建设作为提升学校综合实力的突破口和着力点。

第一节　人才引进与培养

学校现有专任教师 896 人（其中临床专任教师 349 人），具有硕士及以上学位的教师 778 人，占专任教师的比例为 88.83%；具有博士学位教师 301 人，占专任教师的比例为 33.59%。专任教师中具有副高以上职称的有 683 人，占专任教师总数的 76.22%，其中教授 245 人、副教授 353 人。

一、创新机制

(一)科学合理地规划人才工作

2008 年以来，学校大力实施人才优先发展战略，探索人才发展体制机制改革，在"十一五"发展规划中提出了实施"人才强校、重点突破、学科带动"的战略；在"十二五"发展规划中，确立了以国家深入实施新一轮西部大开发为契机，以博士学位授予单位建设为龙头，紧紧围绕一个目标，狠抓三项工作，推进三项建设，协调三种关系，实现三大突破的发展主旨，其中一项建设就是"大力推进人才队伍建设，积极构建高层次高技能人才高地"。分别于 2010 年、2012 年、2013 年三次修订了《宁夏医科大学引进高层次人才及其待遇的暂行规定》，不断加大引才力度。在"十三五"发展规划中，确立了"优化结构，汇聚人才，形成一批以教学名师和科研领军人才为核心的创新团队"的师资队伍建设目标定位。2016年，出台了《宁夏医科大学关于进一步加强高水平人才队伍建设的意见》《宁夏医科大学高层次人才引进办法》。2017年，出台了《宁夏医科大学青年骨干人才培育计划》，并对《宁夏医科大学高层次人才引进办法》进行了修订，不断加大高层次人才队伍建设力度。

（二）多措并举，引才成效显著

第一，制定政策，吸引各类人才。结合学校实际，适时调整各类人才引进标准和待遇，2008年至今，先后5次修订引才政策，结合国内外学科和人才发展趋势，逐步完善各层次人才引进发展条件。每年分别赴北京、上海、陕西等外省市高校及科研院所与校方及学生座谈，宣传学校各项政策，开展人才推介活动。通过提升人才待遇、加大宣传力度、协助人才发展、搭建科研平台等措施，发挥人才聚集效应，优化人才发展环境。2008年至今，学校全职引进博士学位高层次人才105名。

第二，举才荐才，助力人才发展。每年积极支持具有潜力和发展前景、在科研和教学上有突出成绩的专家和中青年人才申报国家级或自治区级各类人才项目。截至2017年年底，学校推荐入选自治区"313人才工程"27人，入选国家级学术技术带头人后备入选2人，入选自治区级学术技术带头人后备人选2人，入选自治区优秀青年后备骨干4人，入选自治区"海外引才百人计划"7人，入选自治区"国内引才312计划"9人。

第三，搭建平台，优化成长环境。2009年，学校建立了第一个院士工作站——宁夏医学科学院士工作站。2011年，建立了宁夏六盘山药用资源开发与利用院士工作站。2013年，建立了宁夏回医药产品研发院士工作站。2017年，学校新建了3个院士工作站，即宁夏基础医学院士工作站、宁夏生育力保存院士工作站、宁夏颅脑疾病研究院士工作站，极大地丰富了人才载体。

第四，柔性引进，汇聚高端人才。遵循"不求所有、但求所用、共同发展"的原则，2011年1月，聘请中国工程院张运院士为学校"双聘院士"。截至2017年年底，学校柔性引进了杨雄里、刘以训、樊代明、王红阳、刘德培、杨宝峰、张伯礼、侯惠民、廖万清、赵继宗、陈凯先、张志愿12名院士。

10年来，先后柔性引进了第二军医大学药学院张万年教授，美国北卡中央大学李平安教授，上海交通大学吴际教授，美国匹兹堡大学陈丰原教授，美国佛罗里达大学药学院邢成国教授，上海交通大学戎伟芳教授，国家"973"首席科学家、北京中医药大学原副校长王庆国教授，南京中医药大学原副校长段金廒教授，复旦大学陶无凡教授等国内外知名专家，助力学校学科建设、实验室建设等工作。

自2009年开始，通过"中国（宁夏）引进海内外高层次人才洽谈会"，聘请海内外"自治区特聘专家"44人。张运、刘以训、张伯礼院士被授予"自治区引进有突出贡献院士"荣誉称号；袁文俊、张万年被授予"自治区引进有突出贡献知名专家"荣誉称号。2011年，学校被评为自治区级"引进高层次人才工作先进单位"。

二、固本强基

(一)推进师资队伍"博士化"建设

学校在注重引才的同时，鼓励青年教师在职提高学历学位，依据《宁夏医科大学教职工继续教育暂行规定》，全额报销攻读博士学位学费并给予相应的科研启动金和安家费。2008年以来，共在职培养博士125名、硕士70名，已取得博士学位73名、硕士学位67名。

(二)开拓师资队伍"国际化"视野

为建设一支具有国际视野、先进教育理念和教育影响力的高水平、高素质的师资队伍，2011年开始，学校把一线骨干教师送到国（境）外进行中短期培训，由此起步，学校教师国（境）外培训规模逐年扩大，学科不断增加。2016年，学校出台《宁夏医科大学推进教育国际化工作实施意见》，实施"教师海外研修计划"后，教师参加国（境）外培训研修的人数显著增加。2008—2017年，已累计选送80名临床骨干教师分赴美国、澳大利亚知名院所研修，80余名教学骨干参加公派出国留学项目，400余人次教师赴境外参加国际学术会议，147名教师参加境外培训，先后邀请了200余名国外、境外专家来校交流和开展学术讲座，与国（境）外专家合作科研项目40余项。

（三）注重师资队伍"专业化"研修

学校坚持"请进来"和"走出去"相结合的原则，加大培训力度、丰富培训形式、拓展培训内容，有力地提升了师资队伍的专业素质和岗位能力。

一是积极开展校内培训。通过名师讲堂、专题讲座、经验交流、示范授课、工作坊等多种形式，10年来，举办了7期共计1533人次参加的校内教师能力提升系列培训，深入开展师德师风建设、教育教学理念、现代教育技术和教学方法等各类培训。2012年6月，学校在开展青年教师教学能力提升培训的基础上，对全校45周岁以下和到校工作不满5年的具有副教授以下职称的专兼职教师，从教育教学理念、课程讲授、教案评审等环节进行了教学技能评估测试，有力地促进了青年教师更加重视教育教学工作，努力提高教学技能。2015年7月，学校成立教师教学发展中心，致力于搭建特色培训平台，开展教师工作坊培训，让参训学员在培训中边练边学，积极参与互动，并对培训过程及时反馈和评价。截至2017年年底，已有400余人次教师参加了"混合式教学设计实践""在线课程建设与混合式教学""有效反馈技术""课堂互动策略""学生学习成果评价""高校教师发展工作坊设计与实施""审核评估教学材料解读""BOPPPS微格教学"等工作坊培训，收到了良好的效果。

二是广泛开展校际培训。10年来，学校累计选派39批次720人次赴美国北卡中央州立大学、香港大学、香港中文大学、台湾中国医药大学、北京大学、浙江大学、复旦大学、山东大学、中山大学、华东师范大学、厦门大学、重庆大学、福建中医药大学等23所高校开展校际培训。培训内容涵盖"双一流"建设、学科能力建设、教学能力提升、PBL教学法、双语教学等。针对科研学术骨干、公共课教师、实验室管理及技术人员、新办专业师资、英语教师、内设管理机构人员、学工干部骨干、党外知识分子等开设专题培训。

表1　宁夏医科大学骨干教师培训项目一览表（2011—2018年）

序号	培训班次	年度	承办单位	参训人数
1	青年教师教学能力提升培训	2011年	宁夏医科大学	187
2	PBL教学法培训	2011年	香港大学	15
3	双语教学培训	2011年	天津医科大学	21
4	青年教师教学技能评估	2012年	宁夏医科大学	301

续 表

序号	培训班次	年度	承办单位	参训人数
5	PBL 教学法培训	2012 年	香港中文大学	22
6	双语教学培训	2012 年	天津医科大学	23
7	公共课教师培训	2012 年	上海交通大学	15
8	青年教师教学能力提升（PBL 在医学教育中的应用）培训	2013 年	宁夏医科大学	283
9	公共课教师培训	2013 年	厦门大学	30
10	双语教学培训	2013 年	中山大学	22
11	PBL 教学法培训（2013 年两岸医学教育学术交流）	2013 年	台湾中国医药大学	23
12	基础课程教师教学能力提升研讨班	2014 年	山东大学	22
13	医学专业学科能力建设研究与合作	2014 年	美国北卡中央大学	19
14	PBL 教学法培训（2014 年两岸医学教育学术交流）	2014 年	台湾中国医药大学	19
15	学工干部骨干专题培训班	2015 年	西南大学	30
16	PBL 教学法培训（2015 年两岸医学教育学术交流）	2015 年	台湾中国医药大学	14
17	教师教学能力提升培训班	2015 年	上海中医药大学	16
18	教师职业素养提升培训	2015 年	宁夏医科大学	303
19	康复医学培训	2015 年	福建中医药大学	12
20	公共课教师培训	2015 年	重庆大学	16
21	党外知识分子培训	2015 年	复旦大学	22
22	内设管理机构人员素质提升培训班	2016 年	华东师范大学	26
23	英语高级培训	2016 年	西安外国语大学	9
24	党外知识分子培训	2016 年	复旦大学	25
25	教师教学技能与方法高级研修班	2016 年	上海中医药大学	16
26	临床药学专业建设培训班	2016 年	哈尔滨医科大学	19
27	民族医药培训班	2016 年	广西中医药大学	13
28	康复医学师资培训班	2016 年	福建中医药大学	18
29	学科能力建设培训班	2016 年	香港中文大学	22
30	PBL 培训班（PBL 高阶成长营）	2016 年	汕头大学	18
31	学工人员管理能力提升培训班	2016 年	复旦大学	20
32	体育师资培训班	2016 年	福建中医药大学	10
33	外语教学培训班	2016 年	山东大学外国语学院	9
34	大学质量提升核心路径探析	2016 年	宁夏医科大学	70

续　表

序号	培训班次	年度	承办单位	参训人数
35	颅脑疾病重点实验室建设培训班	2017 年	厦门大学	6
36	骨干教师综合素能提升培训班	2017 年	复旦大学	42
37	体育师资培训班	2017 年	新疆医科大学	8
38	全国辅导员示范培训班（学工）	2017 年	新疆师范大学 新疆医科大学	12
39	科研学术骨干高级研修班	2017 年	厦门大学	45
40	出国前英语培训（一班）、留学生师资（二班）	2017 年	宁夏医科大学	89
41	实验室管理及技术人员培训班	2017 年	北京大学医学部	41
42	师德师风培训	2017 年	宁夏医科大学	300
43	学科能力建设培训班	2017 年	香港中文大学	16
44	心脑血管疾病防控培训班	2017 年	北卡州立大学	16
45	英语培训班	2018 年	宁夏医科大学	50
46	英语高级培训	2018 年	西安外国语大学	13
47	"立德树人　教书育人"主题教育实践活动	2018 年	宁夏医科大学	1600
合　计				3918

备注：培训班统计截至 2018 年 6 月底。

培训方式从单向灌输延伸到双向、多向互动，学习与参观实践相结合，培训时间以中短期为主，基本形成了全方位、多层次、宽领域的教师培训新格局。

（四）促进师资队伍"高端化"发展

积极对接国家"千人计划""长江学者奖励计划"和自治区"后备院士培养计划"等各类高层次人才选拔计划，优先遴选教学科研业绩突出人员。2008 年以来，推荐 100 余人次申报各类人才项目。学校现有享受国务院特殊津贴专家 15 人，国家"百千万人才工程"二、三层次人选 12 人，卫生部有突出贡献的中青年专家 4 人，"何梁何利基金科学技术创新奖"获得者 1 人，"中国青年科技奖"获得者 1 人，入选中医药高等学校教学名师 1 人，入选教育部新世纪优秀人才支持计划 4 人，享受自治区政府特殊津贴专家 24 人，获自治区"塞上英才"称号 7 人，入选自治区科技领军人才 7 人、自治区"塞上名师" 2 人、自治区级教学名师 14 人、自治区优势特色学科带头人 2 人。孙涛教授荣获首届"宁夏创新争先奖章"，总医院王振海教授、胡蓉教授、夏鹤春教授荣获首届"宁夏创新争先奖状"。目前，学校有校级学科带头人 20 名、学术带头人 30 名、学术骨干 36 名，博士生导师 62 人，硕士生导师 653 人。

第二节　岗位聘任与分配制度改革

岗位聘用工作与分配制度改革事关每一位教职工的切身利益，是调动教职工工作积极性和创造性的源头所在，学校把教职工的利益放在首位，在充分调研的基础上，做实做细做好每一次的岗位聘用和分配制度改革工作，为学校实施人才强校战略和发挥人才的作用夯实基础。

一、稳步扩充编制

2009 年，经自治区编办批复，学校更名为宁夏医科大学后增加了 2 个行政处级机构、3 个教学机构、4 个教辅机构，核定全额预算事业编制 1005 名；2013 年学校全额事业编制扩充为 1016 名，聘用编制 10 名；2014 年 9 月，宁夏师范学院医学院成建制移交给宁夏医科大学，学校全额预算事业编制调整为 1060 名，聘用编制 10 名。2015 年 4 月，学校全额预算事业编制为 1088 名，聘用编制 10 名。目前，学校全额预算事业编制为 1091 名，聘用编制 10 名。

二、有序完成岗位聘用

（一）2009 年首次岗位聘用工作

学校高度重视岗位聘用工作，于 2008 年 12 月和 2009 年 6 月先后出台了《宁夏医科大学岗位设置方案》《宁夏医科大学岗位设置管理实施方案》，成立了岗位设置工作委员会，下设管理岗位聘用工作组、专业技术岗位聘用工作组、工勤技能岗位聘用工作组和办公室，各教学（教辅）单位也成立了相应的专业技术岗位聘用领导小组，分层分类开展岗位聘用工作。2009 年 9 月，顺利完成了学校首次岗位设置管理全员聘用工作。首次岗位聘用聘期为 4 年，期间对新晋升职称职务且符合相应岗位聘用条件的人员进行了聘用。

（二）2014 年第二轮岗位聘用工作

2014 年 3 月，学校建立起学校、学院（部）两级负责的岗位聘用和管理体制，按照岗位聘用工作权限，分别负责各级各类职务的设岗聘用、工作目标管理与考核工作。4 月，学校启动了第二轮岗位聘用工作，按照专业技术岗位、管理岗位、工勤技能三类岗位对全校人员进行了岗位聘用工作。按照岗位聘用工作权限，学校负责专业技术三级及四级岗位、未实行二级管理的部门专业技术岗位、管理岗位和工勤技能岗位的聘用工作；各学院（部）负责本部门专业技术五级及以下岗位的聘用工作。岗位聘用严格按照聘用条件，对业绩达到岗位聘用条件的人员予以聘用，对取得资格却达不到相应岗位聘用条件的人员实行"高职低聘"，在岗位聘用结束后作为兑现工资和绩效的主要依据。2014年年底顺利完成了第二轮岗位聘用工作。第二轮岗位聘用期为3年，期间对新晋升职称职务且符合相应岗位聘用条件的人员进行了聘用。

（三）启动新一轮岗位聘用工作

2017年年初，学校出台了《宁夏医科大学教师岗位分类设置办法》，并于年底启动2018—2020年岗位聘用工作，结合各学科特点和工作实际，试行教师岗位分类管理，将教师岗位划分为教学型、教学科研型和科研型三种类别，岗位聘任中教学业绩权重与同级别科研业绩相当，岗位设置比例向一线倾斜，改变"重科研轻教学"的局面。制定更加灵活、务实、科学的教师评价标准和岗位聘用条件，将四级正高职称以下岗位聘任权下放二级学院。

三、深化分配制度改革

2008年学校更名后，校内分配制度仍沿用的是2004年印发的《宁夏医学院院内分配制度改革方案》，基本内容分为工龄补贴、特殊津贴、科研津贴和岗位津贴等四项内容，人均年校内津贴8400元。

2009年，在总结以往分配制度改革经验的基础上，制定了《宁夏医科大学校内津贴分配办法》，基本内容分为工龄补贴、岗位津贴、绩效津贴、特殊津贴和职务补贴、学生工作人员津贴、科研津贴、青年教师指导津贴等八项内容。取消了以往特殊津贴中的硕士津贴，获取国家"百千万人才工程"人选、自治区"313人才工程"、享受政府特殊津贴人员、教学名师等荣誉人员，不再发放特殊津贴。设立了学生思想政治工作人员津贴，扩大了职务补贴享受人员的范围，提高了工龄补贴标准，调整了兼职教师授课时数。各部门可自主制定教职工津贴考核、发放办法，经人事处审核通过后予以执行。人均年校内津贴达到 14000 元。

2011 年，学校开始实施绩效工资改革。根据自治区人民政府办公厅转发人力资源和社会保障厅、财政厅《关于其他事业单位实施绩效工资的意见的通知》和《关于印发自治区直属事业单位实施绩效工资办法的通知》精神，明确以岗定人、按岗取酬、优劳优酬的分配理念，充分体现向教学、科研和学工队伍的倾斜，出台了《宁夏医科大学奖励性绩效工资发放办法》。奖励性绩效工资包括年功津贴、岗位津贴、业绩津贴、特殊人才津贴、职务补助津贴、学生工作津贴、重要学术岗位津贴、通信津贴、保健津贴、奖励津贴和党政主要负责人奖励性绩效工资等 11 项内容。结合绩效工资改革，学校相关部门修订完善了《宁夏医科大学通讯津贴发放办法》《宁夏医科大学保健津贴发放办法》《宁夏医科大学教学奖励暂行办法》《宁夏医科大学专业技术人员教学工作考核暂行办法》《宁夏医科大学科教人员科研工作量化考核暂行办法》《宁夏医科大学专业技术人员科技工作奖励暂行办法》《宁夏医科大学党政部门管理效能检查办法》等 8 个配套实施文件，还制定了相匹配的分类绩效考核指标办法，以绩效考核结果指导绩效工资发放，以绩效工资发放激励人员绩效考核，形成了绩效考核—绩效发放双重激励政策。2011 年度获批奖励性绩效工资总量2235.1706 万元，年人均奖励性绩效工资水平达到 24000 元，进一步激发了广大教职员工的工作积极性和创造性。

2013 年，结合学校校院二级管理体制改革和岗位聘用，对《宁夏医科大学奖励性绩效工资发放办法（试行）》做了补充规定，增设了教学考核津贴，对科研津贴标准做了调整，规范了以岗定人、按岗取酬的分配制度，并对二级学院实施奖励性绩效核拨，核拨量由校拨量和自筹量组成，核拨办法赋予了二级学院更多的权、责、利。2013 年，学校奖励性绩效工资总量达2891.4413 万元，人均年奖励性绩效工资达到 30000 元。

2018 年，学校以"师德为先、激励为主；按劳取酬、兼顾公平；分类指导、考核为先；向教学倾斜、一线倾斜"为基本原则，制定出台了《宁夏医科大学奖励性绩效工资发放办法（试行）》宁医党发〔2018〕41 号）。本次绩效工资改革彻底改变了以往"以课时津贴为主"的绩效工资模式，充分体现"按岗取酬，多劳多得，优劳优酬"的总基调，将绩效工资按照基础绩效、岗位绩效、奖励绩效三大类进行设定。本次绩效工资改革方案亮点：一是实行年度工作业绩量化考核；二是实行年度绩效与岗位聘用无缝对接；三是实行考核标准分类指导；四是实行教学激励；五是提高管理效能。

第三节　师德师风建设

教师是立校之本，师德是教育之魂。学校历来高度重视师德师风建设，以"立德树人"为根本，着力打造一支思想过硬、师德高尚、学术领先、业务精湛、学生喜爱的教师队伍。

一、完善师德规范

建立和完善学校党委统一领导、党政齐抓共管、院系具体落实、教师自我约束的师德师风建设领导体制和工作机制，努力培养锻造坚持"四个相统一"的师资队伍。先后出台了《宁夏医科大学教师师德考核暂行规定》《宁夏医科大学关于进一步加强青年教师导师制工作的暂行办法》《宁夏医科大学加强师德师风建设实施细则》《宁夏医科大学师德考核办法》等一系列制度，完善师德师风建设长效机制。

二、强化师德教育

（一）师德教育贯穿全过程

学校在制定年度教师培训计划时，将师德教育方面的专题培训纳入其中，将师德师风教育纳入教师日常培养过程。举办思想政治教育教学改革培训班、党务工作者专项能力提升培训班、辅导员等学工人员专题培训班等，加强学校思想政治工作队伍和党务工作队伍专业化、职业化建设。

注重日常师德教育和养成。全面学习贯彻《中华人民共和国教师法》《高校教师职业道德规范》《教育部关于建立健全高校教师师德建设长效机制的意见》《高校思想政治工作质量提升工程实施纲要》等法律法规。深入学习贯彻习近平新时代中国特色社会主义思想和十九大精神，贯彻落实全国、全区高校思想政治工作会议精神，将立德树人作为办学根本任务来抓，切实把基础工作做深、做细、做实。定期开展调研、走访，召开师德师风建设座谈会，探索教师队伍建设中的新思路和面临的新问题。举办"弘扬长征精神，争做四有教师""不忘初心跟党走，立德树人有作为"主题演讲比赛，教育引导全校教师争做"四有"好老师。2010年2月，学校德高望重的名誉院长陈树兰教授当选为"感动宁夏·2010年度人物"，学校特邀陈树兰教授为师生开设了专题讲座，让恪守师德、医德的典范——陈树兰教授言传身教宁医师生。

（二）严格师资准入制度

学校严格坚持师资队伍建设准入制度。严格执行《教师资格条例》，对要承担教学的新入职教师、教学基地的人员进行教师资格认定。认定教师资格的教师，必须符合相应的职业道德、学历条件，具备承担教育教学工作的基本素质和能力，参加高校教师岗前培训并考核合格、通过普通话测试、体检合格、通过学校组织的教育教学能力测试后方可认定高校教师资格。2008年至今，认定教师资格1424名。学校党委负责对新入职教师的思想政治、品德学风进行综合考察和把关，在新教工的招聘中突出对其思想政治状况的审查。新教师入职培训开设师德教育专题，在优秀教师团队培养以及骨干教师、学科带头人和学科领军人物的培育过程中，均有师德教育方面的专题内容。

在每年的新职工岗前教育中，突出思想政治教育相关内容，使每位新职工了解和把握思想政治教育新形势新任务，增强工作责任感、使命感。学校从2013年开始，新职工培训中增加军训内容。2017年开始，举行新职工入职宣誓仪式，签订《师德师风承诺书》，对师德行为开展公开承诺。

三、严格师德考核

学校将师德考核作为教师考核的重要内容，纳入教师考核评价体系，在教师年度考核、职务（职称）评聘、评优奖励中，把思想政治表现和课堂教学质量作为首要标准，考核结果存入教师档案。根据《宁夏医科大学教师师德考核暂行规定》《宁夏医科大学教职工考核规定》《宁夏医科大学教职工绩效考核办法》《宁夏医科大学高层次人才考核管理暂行办法》等文件精神，将师德考核纳入教师考核评价体系，考核结果作为职务（职称）评聘、评先选优的依据。

建立健全师德激励机制，把师德表现作为教师职务（职称）晋升和岗位聘用、研究生导师遴选、课题申报、评优奖励等关系教师职业发展的首要条件。制定了《进一步加强学风建设的实施意见》《处理和预防学术不端行为办法》，建立学术不端行为监督查处机制；严格遵守"红七条"，实施师德"一票否决制"，将师德表现作为教师绩效考核、职称（职务）评聘、岗位聘用和奖惩的首要内容。

定期开展师德典型选树和表彰活动，形成争创师德典型的良好氛围。2014年，学校出台《宁夏医科大学教师表彰管理办法》，每年教师节期间表彰模范教师、优秀教师及从教满30年的教师。2008—2018年，学校共评选出优秀教师455名；2011—2018年，共评出教龄满30年的教师351名；2014—2018年，共评选模范教师27名。积极组织校内教职工评选国家级和自治区级优秀教师，以及"塞上英才""塞上名师"等荣誉称号，广泛宣传师德典型，营造良好校园氛围。2017年，学校把创建高校"黄大年式教师团队"活动作为推动学校教师师德师风建设的重要工作，通过创建活动，组织引导广大教师和科研工作者以黄大年同志为榜样，形成优秀人才争相从教、教师人人尽展其才、"四有"好老师不断涌现的良好局面，引领学校教师队伍建设水平整体提高。学校"人体解剖学教师团队""流行病与卫生统计学教师团队"在获评全区高校"黄大年式教师团队"的基础上，"人体解剖学教师团队"获评全国高校"黄大年式教师团队"。

2018年，学校制定《宁夏医科大学师德师风建设实施方案》，开展师德师风和教学能力提升系列活动。

四、服务社会

2011年1月，学校成立了宁夏博士协会的分支机构——宁夏博士协会医学分会，旨在加强合作交流，凝聚会员智慧，发挥群体优势，努力推动学术资源整合和医学科研发展，不断提高医疗卫生服务水平，为保障全区回汉各族人民的医疗健康、促进宁夏经济发展和社会进步贡献力量。协会每年深入全区各地开展送医送药、健康宣讲等医疗服务活动，同时，组织专家参加自治区人力资源和社会保障厅等部门举行的"专家基础服务行活动"，为"健康宁夏"做出了积极贡献。

第八章　学生教育与管理

学校坚持以习近平新时代中国特色社会主义思想为指导，全面贯彻党的教育方针，牢牢把握社会主义办学方向，落实立德树人根本任务，以学生为中心，不断提高学生思想政治觉悟、道德文化素养，努力把社会主义核心价值观融入教书育人全过程，为学校建设发展提供了坚实的思想保证。

第一节　招生与就业

一、机构设置与历史沿革

建校以后，学校招生、就业工作一直归口于学生工作部（处），下设招生工作办公室及就业指导服务中心。2009 年 5 月，为进一步加强学生就业工作，学校将就业指导服务中心从学生工作部（处）分离出来，成立了毕业生就业处（大学生就业指导服务中心），下设就业指导教研室，全面负责学校大学生就业指导、教育、服务工作。2014 年 4 月，学校成立大学生创新创业中心，归口于毕业生就业处管理，并协同职能部门和各二级学院具体推进落实全校创新创业相关工作。2016 年 6 月，学校将普通本专科招生工作职能从学生工作部（处）划归到毕业生就业处，成立招生就业处（大学生就业指导服务中心），全面负责学校普通本专科招生、大学生就业指导服务及大学生创新创业教育工作。

二、生源质量显著攀升

学校始终保持本专科生招生规模稳定，本科生招生规模保持在每年 1200

人左右，高职（专科）生招生规模保持在每年 400 人左右。2010 年，学校首次面向全区招录临床医学（全科医生）订单定向免费医学生，2012 年开始招录中医学（全科医生）订单定向免费医学生，至 2017 年，两个专业先后共招录 585 人。2014 年 10 月，原宁夏师范学院医学院整建制移交宁夏医科大学，高职（专科）招生规模扩大至每年 600 人左右。2011 年以前，学校本科专业均面向全国 24 个省区市二本批次招生，高职（专科）专业面向宁夏、陕西、甘肃三省区高职（专科）批次招生。随着综合实力的不断增强和办学水平的大幅度提升，学校更加注重稳定招生规模、调整生源结构、提高生源质量，在此基础上，加大专业结构调整和培养模式改革，提高人才培养质量，赢得了社会的广泛认可，有效地带动招生工作，招来优质生源。2011 年，学校首次将临床医学、口腔医学两个本科专业列为一本批次招生。2012 年，学校将临床医学、口腔医学、麻醉学、医学影像学 4 个本科专业列为一本批次招生。2013 年，学校将临床医学、口腔医学、麻醉学、医学影像学、预防医学、医学检验技术、中西医临床医学、药学 8 个本科专业列为一本批次招生。2014 年，学校将所有医学类本科专业列为一本批次招生。同时，学校陆续拓宽一本招生省份，截至 2017 年，一本生源省份拓宽至宁夏、陕西、甘肃、山东、浙江、江苏、青海、云南、贵州、四川、重庆、福建、广西等 13 个省区市，

表 1　2008—2018 年全日制各层次招生数统计表　　（单位：人）

年份	专科	本科	留学生	硕士研究生	博士研究生	合计
2008 年	350	1000		302		1652
2009 年	380	1000		397		1777
2010 年	395	1235		412		2042
2011 年	390	1170	55	445		2060
2012 年	390	1200	67	458		2115
2013 年	410	1100	56	468		2034
2014 年	410	1100	48	488	10	2056
2015 年	570	1010	55	505	14	2154
2016 年	610	1060	63	584	24	2341
2017 年	610	1200	65	599	31	2505
2018 年	630	1230	70	684	54	2668
总计	5145	12305	479	5342	133	23404

一本线上生源比率由 2011 年的 27% 提升至 2017 年的 96.42%，平均每年以 20% 左右的速度稳步增长，录取均分差从零增加到 50—60 分。2014 年起学校高职（专科）调整为仅面向宁夏招生，但生源质量稳中有增，录取平均分保持在二本分数线下 30 分左右，成为宁夏录取分最高的高职（专科）院校之一。

三、就业工作形势喜人

2009 年，学校开设就业指导公共必修课，使就业指导覆盖每一位学生，实现了"职前网络教育与职业规划+就业创业指导+周末讲堂+实习指导+毕业指导"五段式教学模式和课程的有机结合。2011 年，学校为进一步适应社会，创新人才培养模式，构建了以"学生早期接触临床"和"双螺旋式实习临床教学改革"为核心的一体化临床医学实践教学体系，有利于学生综合素质和临床技能的提高，使学生早期适应就业、早日适应社会，帮助学生寻找就业岗位。2013 年起，学校建立"招生—培养—就业"为一体的联动机制，坚持按医疗人才需求招生，在专业调整、招生计划编制中纳入就业数据作为重要参数，加强招生、就业的关联性。

学校不断广开渠道创建"就业基地"。截至 2017 年，先后在全国建立 120 多家临床教学实践基地，并在 16 家附属医院和临床教学实践基地实行"实习+选拔+培养+就业"的"预就业"制度，使实习成为学生与用人单位双向选择的就业过程，达到双赢的目的。2005 年，学校首次举办"医学类毕业生就业双选洽谈会"，分层次、分类别、分专业开展就业推介活动。截至 2017 年，已连续开展了 13 届医学类毕业生双选洽谈会。学校毕业生就业率连续多年位居宁夏本科院校前列，毕业生就业率保持在 90% 以上，2017 年学校毕业生就业率达到 92.77%。2009 年，学校被评为首批"全国 50 所毕业生就业典型经验高校"。

四、双创教育成效明显

学校坚持将学生科技创新活动作为加强学风建设、服务学生全面发展的有效途径，以启迪科学思维、培养创新精神和提高实践能力为重点，积极开展各项科技创新活动，让广大学生在创新中去发展、在实践中长才干。积极组织学生参加各类创新创业竞赛，并取得了优异的成绩。自 2008—2017 年，学校获得"挑战杯"大学生课外学术科技作品竞赛国家级三等奖以上奖项 16 个，自治区级三等奖以上奖项 58 个；获得"挑战杯"大学生创业计划大赛国家级铜奖以上奖项 4 个，自治区级三等奖以上奖项 20 个；"创青春"大学生创业大赛国家级铜奖以上奖项 5 个，自治区级三等奖以上奖项 36 个。2011—2017 年，获得全国大学生临床技能竞赛全国三等奖 2 项，西南西北赛区特等奖 1 项、二等奖 2 项、三等奖 2 项。2011—2017 年，获得全国大学生数学建模竞赛全国二等奖 5 项，自治区级三等奖以上奖项 68 项。2010—2017 年，获得全国基础医学创新论坛暨实验设计大赛一等奖 1 项、二等奖 2 项、三等奖 6 项。2015—2017 年，获得全国大学生"互联网+"创新创业大赛全国铜奖 4 项，自治区级三等奖以上奖项 25 个。2017 年，在第七届海峡两岸大学生计算机应用能力与信息素养大赛计算基础和 office 商务应用两项比赛中，学校荣获一等奖 1 项、二等奖 5 项、三等奖 2 项。

2016 年，学校为进一步深化创新创业教育工作，成立宁夏医科大学创新创业学院（挂靠在理学院），下设创新创业教育教研室，开展大学生创新创业教育 GYB、SIYB 标准化培训，开设 VR 技术与医学体验、3D 打印技术、微电影、人工智能及创业管理 5 门公共选修课。建立医疗健康创新创业园及医疗大数据创新应用实验室、医学 VR 创新实验室、医学 3D 创新实验室、人工智能医疗产品体验室等 4 个实验室以及云创咖啡厅。

第二节　心理健康教育与助学

一、心理健康教育

为进一步加强心理健康教育工作标准化建设，提升大学生心理健康服务水平，2004 年，学校成立了大学生心理咨询服务中心，由临床医学院医学心理学系承担工作任务。2012 年，更名为大学生心理健康教育与咨询中心（挂靠在学生处），下设心理咨询室、心理接待室、心理测评室、心理活动室、沙盘心理治疗室、大学生心理健康教育培训基地等，并在全校本专科新生中开设了大学生心理健康课程，从而使心理健康教育工作与学生工作更好地结合。

2012年，学校制定了《关于进一步加强和改进大学生心理健康教育的实施意见》，构建"学校大学生心理健康教育工作领导小组、大学生心理健康教育与咨询中心—大学生心理健康研究中心、学院（心理健康辅导站）、辅导员、学生（班级心理委员、宿舍心理联络员）"五级心理健康教育体系，建立起心理咨询中心、学院及总医院心身医学科的联动机制，通过开展学生心理测评、心理访谈、确定重点关注对象、实施系统干预等工作手段，有效预防了学生心理健康危机事件的发生。构筑了心理普查、课题教学、心理辅导和教育活动四条渠道，形成了以课程为主渠道，以教育宣传为基础，以队伍建设为保障，以预警为重点的心理健康教育工作模式，切实有效地提升了学生的心理健康水平。

学校不断强化心理健康教育工作队伍建设，开展对学工人员、班级心理健康员、宿舍心理联络员的心理健康教育服务技能培训，每年培训300余人次，加强朋辈心理咨询师的督导培训，实现培训的课程化管理，为心理健康教育活动的开展提供人才支撑。2012年，学校启动了"义务心理咨询师培训"计划，至2017年，已培养200多名具有心理咨询专业技术的朋辈心理咨询师。

自2005年起，学校每年开展"5·25心理健康周"主题教育活动，2011年5月首次启动心理健康教育服务月，开展心理健康系列专题讲座、"阳光笑脸征集"、主题班会评选、心理短剧表演大赛、心理健康专家进公寓等一系列贴近实际、服务师生的活动。至2017年，学校已举办7届心理健康教育服务月活动，每年参与人数达5000多人，实现了心理健康教育活动全员化参与，为营造校园心理健康文化氛围、维护校园安全稳定起到了积极的作用。

学校心理健康教育工作得到了社会的认可，承担着自治区教育厅"大学生心理健康教育研究中心"、自治区卫生厅"大学生心理健康教育基地"及自治区团委"心理志愿者培训基地"、高考生心理辅导讲座等多项工作。2015年，荣获中国心理卫生协会大学生心理咨询专业委员会"优秀集体"称号。

二、学生资助工作

学校始终坚持以生为本的工作理念，全面贯彻落实国家各项资助政策，建立了"奖、贷、助、补、勤、缓、免"为一体的学生资助体系，不让一名学生因家庭经济困难而失学。2011 年，学校设立新生奖学金，截至 2017 年，获奖人数达 2865 人，奖励金额达 730.5 万元。2012 年，学校率先在全区实行国家奖学金公开答辩制度，形成了国家奖学金学校答辩、励志奖学金学院答辩、助学金班级民主评议的综合评选体系，保证了评选过程的公正、公开、公平及透明，使优秀学生受到奖励、贫困学生受到资助。2007—2017 年，国家奖学金共计奖励 158 人，奖励金额 126.4 万元；国家励志奖学金共计奖励 2637 人，奖励金额 1318.5 万元；国家助学金共资助 23150 人，资助金额 5440.33 万元。自 2007 年以来，学校先后争取到"大夏助学金""陈逢干"助学金、大志助学金、惠明助学金、建行奖学金、西部助学工程助学金、新东方助学金、南京证券百万圆梦工程助学金、香港仁丰"蒲公英"助学金、燕宝助学金等多种社会助学金，共计资助学生 16496 人次，资助金额达 4767.68 万元。享受国家及社会资助的学生人数由 2007 年学生总数的 31% 增至 2017 年的 89.2%，总金额由 322.86 万元增至 2253.54 万元。

为了在资助中强化育人，在育人中突出实效，学校坚持解决学生思想问题与解决实际困难相结合的方针，开展"受助学生自愿义务奉献"活动，为受助学生搭建展示能力、体现素质及培养责任的平台，每年有 3000 多名学生参与义务奉献工作。2017 年，学校积极探索和创新资助育人工作教育实践平台，通过制定和实施"以资助促育人+贫困生能力提升"项目，举办了"资助促育人+贫困生药师执业能力提升"等 10 余个项目，有效提升受助学生的生存能力、学习能力和竞争实力。10 年来，学校资助育人工作通过不断的完善和创新，建立了"物质保障、精神激励、能力提升"三位一体的助学育人体系，针对家庭经济困难学生已建立起"济困、励学、筑能、感恩"全方位帮扶，促进学生实现由受助、自助到助人的深刻转变，帮助每一名家庭经济困难学生成长成才。

第三节　校园文化活动

学校高度重视校园文化建设，充分发挥文化育人价值导向功能，坚持"大型活动届次化、精品化；中型活动学院化、特色化；小型活动社团化、常规化"的原则，以提升校园文化内涵和品位为主线，注重校园文化的丰富多彩和全面性，建设出一批体现学校文化活动特色与传统、融思想引领、人文科学、文化艺术、社团风采于一体的校园文化品牌和富有学科专业特色的文化活动。截至2017年，共开展了22届"校园文化科技艺术节"和12届"社团文化节"，每年举办校、院品牌文化活动30余项，学生社团自主开展各类文化活动100余项，为广大青年学子提供了展示才华的广阔舞台，实现了寓教于乐的育人功能，形成了健康高雅、文明和谐、独具特色的宁医校园文化景观。

一、校园文化提升素养

学校坚持以社会主义核心价值观引领校园文化建设，弘扬时代主旋律，培养学生正能量，着力建设底蕴深厚、内涵丰富、特色鲜明、品位高雅的校园文化。自2008年以来，通过提炼特色和品牌创建，已形成校园歌手大赛、"校园之星"评选、新生达人秀、校园明辩会、国学经典诵读等多个校园文化精品。在保留传统届次化精品活动基础上，各学院结合专业开展特色活动，举办临床技能大赛、解剖绘图及标本制作大赛、"9·20"爱牙日系列活动、中医经典诵读、走进公共卫生系列活动、护士文化节、药学文化节、电脑义诊志愿服务等。自2005年起，学校积极推进高雅艺术进校园，先后邀请中国歌剧院、国家京剧院、中国爱乐乐团、中央芭蕾舞团等著名演出团体到校进行40余场专场演出和艺术讲座，累计4万余人次参加了活动。2011年、2012年学校蝉联全国第十届、第十一届"海峡两岸知识大赛"总决赛季军。2010年荣获"全国高校校园文化建设优秀奖"。

二、思想引领筑牢根基

学校注重中华优秀传统文化的传承和弘扬，提高医学生的人文医学素质。

2008 年以来，通过开展传统文化进校园、设立非物质文化遗产校园传承点、推广中华汉字文化，举办《易筋经》推广大赛、传统二十四式太极拳大赛、书画作品展，以及过中华传统节日等形式，加深学生对祖国优秀传统文化的理解，引导学生传承民族精神，品味传统文化精髓。坚持以主题教育活动正确引领学生成长成才，开展"高举团旗跟党走""看科学发展　与信仰对话""团歌嘹亮　向党汇报""四进四信""一学一做"等主题教育活动，每年举办知识竞赛、演讲比赛、形势政策报告会、"清风校园"廉政专题讲座、校园明辩会、事迹分享会等活动 20 余场，旗帜鲜明地用社会主义核心价值观教育引导青年学生，弘扬民族精神和时代精神，坚定理想信念。科学构建团校培训体系，通过建设分层次、分类别、多渠道、重实效的教育培训格局，不断丰富教学形式和育人模式，增强思想政治工作的针对性。自 2007 年以来，已举办"青年马克思主义者培训班" 11 期，举办以团学干部、大学生骨干、团支部书记、基层团委（团总支）书记、青年教师等为主要对象的各类培训班 32 期，累计培训团学干部、青年师生团员达 12600 余人次。2012 年，检验学院周高健同学荣获"中国大学生年度人物"入围奖；2015 年，临床医学院黄辰同学荣获 "中国大学生自强之星" 称号；2016 年，公共卫生与管理学院金林同学荣获"中国大学生自强之星" 称号；2016 年，临床医学院张思敏同学获得"中国电信奖学金·飞 Young 奖"暨"践行社会主义核心价值观先进个人"；2017 年，药学院马世杰同学荣获"中国大学生自强之星" 称号。

三、社会实践助力成长

学校结合医学院校专业特点和具体情况，坚持"按需设项、据项组团、双向受益"的原则，采取项目化管理的方式，开展大学生志愿者暑期"三下乡"社会实践活动。每年组建 20 余支社会实践团队深入区内外农村乡镇、城市社区开展红色教育、医疗卫生、政策宣讲等主题社会实践。2008 年以来，学校共有 22 支实践团队被确定为自治区级重点团队，与地方对接成功的团队活动达 167 项，直接受益群众约 96 万余人。2015 年，学校进一步创新社会实践项目评价体系，首次开展大学生社会实践活动成果展，全方位地展示团队风采与成果，在学生中起到了广泛宣传、正面引导的良好效果。学校 2008

年、2014 年、2015 年分别获得全国暑期"三下乡"社会实践活动先进单位称号。2014 年药学院叶丽娟同学获得"全国大学生社会实践优秀个人"称号。

四、志愿服务培育责任

学校积极探索青年志愿服务工作的新思路，制定出台《宁夏医科大学青年志愿者行动管理办法》《宁夏医科大学志愿者星级评定办法》，细化了青年志愿者注册管理、表彰奖励、工作实施要求，按照"基地化、项目化、长期化、规范化"的总体思路和"组织协调、点面结合"的运作模式，充分结合学生特点和医学特色，大力推进大学生青年志愿者活动。截至 2017 年 12 月，共有注册志愿者 6380 名，有校、院两级志愿服务小分队 155 支。学校先后与宁夏特殊教育学校、宁夏残疾人康复中心、星语家园、红太阳服务中心、银川宏康园儿童康复中心、永宁县中心敬老院等单位结对开展志愿服务，已建立校院志愿服务基地 90 个、挂牌示范基地 8 个。服务内容涉及爱心助盲、医疗服务、扶老助残、关爱农民工子女、交通协管、环保节能等多个领域，全校形成了五级联动的志愿者组织体系和较为完善的志愿服务网络，打造出"青春宁医社区健康宣教行动""青春宁医阳光助残行动""红丝带抵制艾滋关爱行动""科技馆医学知识小讲堂""高沙窝心理健康支教"等 10 余个特色鲜明、形式多样的志愿服务品牌项目。学校被评为 2010—2015 年度"全国志愿助残示范基地"；2014 年，学校荣获第十届中国青年志愿者优秀组织奖。2013 年，临床医学院万志远同学荣获"全国志愿服务先进个人"称号；2016 年，公共卫生与管理学院韩佳同学荣获"全国志愿服务先进个人"称号。2015 年，学校选送的"筑梦青春，携手同行"社区志愿服务项目、"向日葵"阳光助残志愿服务项目荣获第二届全国志愿服务项目银奖；2016 年，学校选送的"爱心汇聚高沙窝　心手相依宁医大"志愿服务项目、"锦医卫"公益创业项目荣获第三届全国志愿服务项目银奖。

第四节　学生管理

一、工作机制

学校学生管理工作始终坚持"一切为了学生、为了学生的一切"的理念。2008年以来，不断创新教育管理模式，着力加强学生服务工作平台建设，打造"立德树人、尚德育人、修德济人"特色品牌，实现制度强学风，管理育学风，榜样促学风三项工作突破，促进学生全面发展，服务学生成长成才，不断提升人才培养质量。

本专科学生日常管理工作由学生工作部（处）负责，履行"教育、管理、咨询、服务"的职能。学生工作部（处）下设学生管理科、思想政治教育科，兼设（挂靠）心理健康教育与服务咨询中心、国防教育中心、学生资助中心、学生勤工助学服务中心。

学生日常管理工作中，始终坚持教育引导与管理服务相结合，不断推进校院二级管理，不断完善各项学生管理相关制度。2009年起，在各学院开始设立学生工作办公室。2014年7月，修订了《宁夏医科大学学生奖学金评定办法》等15项学生管理制度；2017年9月，按照教育部统一要求，重新修订《宁夏医科大学学生管理规定》。同时，借助学校智慧化校园建设，不断提升学生管理的信息化、科学化水平。不断加强辅导员队伍建设，制定了《宁夏医科大学兼职辅导员遴选及管理办法（试行)》《宁夏医科大学进一步改进大学生思想政治教育的实施意见》等制度，加强辅导员的配备、教育培训、激励等工作，形成"专职岗位为主、专兼职相结合、专业背景适宜"的学生工作队伍。

二、军训教育

学生军训工作始于2003年，同期以必修课形式开展军事理论课教学。国防教育中心起初挂靠于学校体育部，2013年，学校将国防教育中心调整挂靠于学生工作部（处），并下发了《宁夏医科大学关于进一步加强学生军训工作的实施意见》，完善各类军训制度；同年始开展"国防教育活动月"，截至2017年，已连续开展 5 届。学校年均军训人数 1500 人，实训时间不少于 14 个训练日，主要训练队列、刺杀操、匕首操、警棍术、捕俘拳、军体拳、战现场急救、分列式、野营拉练、内务整理、消防演练、反恐模拟等内容。国防教育活动月中，常规开展国防教育知识讲座、军事知识竞赛、军旅歌曲比赛、军事题材影片展、军训图片展、军训摄影展、反恐战术、消防知识讲座等活动。

2016 年，学校荣获全区军事训练夏令营军事训练先进单位称号，以及全国第三届学生军事训练比赛优秀组织奖、战伤救护等 3 个单项二等奖、无线电侧向等 2 个单项三等奖。2017 年荣获全区军事训练夏令营军事训练先进单位称号；在全国第四届学生军事训练比赛中，张福、马小兰两名同学荣获"先进个人"称号，汪金权老师荣获"优秀保障人员"称号。

学校军训教育结合医学专业大胆改革创新，组建了"战现场救护"团队，培养了一定数量和具备相应战现场救护能力的国防医护后备人才。

三、学生组织

学校各级学生组织秉承"全心全意为同学服务"的宗旨，不断加强自身建设，充分发挥"自我教育、自我管理，自我服务，自我实现"的职能，切实维护学生权益、促进学生成长成才，营造积极健康、蓬勃向上的校园氛围，发挥桥梁纽带作用，取得了显著成绩。截至 2017 年年底，学校已建立校学生会、学生社团联合会、青年志愿者协会、大学生艺术团、大学生新媒体中心等 5 个校级学生组织，并建有完善的校、院两级学生组织架构。

作为学校各级学生组织的核心力量和中坚组织，校学生会坚持"从学生中来，到学生中去"，坚持"自我管理，自我教育，自我服务，自我监督"，不断开拓创新、锐意进取，在校园文化建设、校园活动组织、校园风气培养等方面取得了显著的成绩，为学校的改革、发展、稳定做出了积极贡献。2008 年以来，积极配合学校各级党团组织，开展主题鲜明、生动有效的思想教育活动，引导广大学生树立正确的世界观、人生观和价值观。广泛开展主题鲜明、积极向上的校园文化活动，通过打造校园歌手大赛、主持人大赛、英语风采大赛、阳光体育节、电影文化节、"走出宿舍、走下网络、走向操场"活动、科技大篷车进校园等品牌活动，营造校园和谐氛围，帮助学生丰富课余生活，提高医学人文素养。"地球一小时，节能在行动"活动在国际环境小记者项目2013年新闻作品大赛中荣获视频最高奖。

2011年6月，学校召开第十三次学生代表大会，通过了《勇担时代使命 展现青春风采 为学校"十二五"时期实现跨越式发展贡献力量》的工作报告，修订完善了《宁夏医科大学学生会章程》，选举产生了由万云蕾、毛雨桐、王君实、代飞、白云鹏、史美琪、刘旭、李旭晨、闫昌起、李渲、任超、杨文学、闵晨阳、张涛、杨婷婷、张瑜、宋睿、张澜、罗海涛、郭涛、钱磊、靳雅宁、彭雅莉等23人组成的宁夏医科大学第十三届学生委员会。

2016年5月，学校召开了第十四次学生代表大会，通过了《志存高远，德才并重，情理兼修，勇于开拓，为建设西部地区有特色、现代化、高水平的医科大学而努力奋斗》的工作报告，修订了《宁夏医科大学学生会章程》，并对学生会组织架构进行调整，下设学生社团联合会、大学生新媒体中心和双怡校区分会3个常设副主席团单位，办公室、学习宣传部、文艺部、体育部、场地管理部、科技实践部、权益部、对外交流部等部门，以及9个学院学生分会。大会首次实行提案制，收到有效提案39份。大会选举产生了由马玉贞、王文潇、马辉、朱子超、刘亚娜、闫翔、许言、李薇、杨波、肖碧莹、吴亚晖、张文涛、张宏扬、张佳星、张康强、张福、金林、柳敏、郭文峰、董飞、蔡鑫等21人组成的宁夏医科大学第十四届学生委员会。

1995年，宁夏医科大学青年志愿者协会成立。2013年起陆续建立起11个志愿者分会，2015年学校大学院制改革后，有临床医学院、基础医学院、口腔医学院、公共卫生与管理学院、护理学院（高等卫生职业技术学院）、中医学院（回医学院）、药学院、理学院等8个学院志愿者分会。2012年，学校被团中央正式列为中国青年志愿者扶贫接力计划研究生支教团项目单位，2013年首支研究生支教团成立，赴宁夏盐池县高沙窝镇中心小学支教。截至2017年12月，共有注册志愿者6380名，有校、院两级志愿服务小分队155支，服务内容涉及爱心助盲、医疗服务、扶老助残等多个领域。全校形成了志愿者总会、志愿者分会、志愿者总队、志愿者分队、志愿者小分队五级联动的志愿者组织体系和较为完善的志愿服务网络。

1995年，大学生艺术团成立，先后组建成立了舞蹈队、合唱队、军乐队、礼仪队和国旗护卫队，承担着学校各类大型文艺演出、主题升旗仪式、礼仪服务等工作任务，丰富了校园文化生活，提升了校园艺术氛围，提高了学生艺术修养。艺术团积极参加学校的对外宣传工作，多次参加"清凉宁夏""湖城宁夏""全区五四文艺汇演""大学生艺术展演"等多项文化艺术活动，显示了宁夏医科大学大学生的精神风貌和综合素质。2012年荣获全国第三届大学生艺术展演活动优秀组织奖。2014年荣获全国第四届大学生艺术展演舞蹈类三等奖。2015年学校选送的舞台剧作品《坏掉的水龙头》荣获全国高校节水主题舞台剧大赛一等奖。

2005年，学生社团联合会成立，先后举办了12届社团文化节，并形成社团大联展"社团之夜""优秀社团活动评选""星级社团评定"等品牌活动。截至2017年12月，学校共有思想政治类、学术科技类、创新创业类、文化体育类、志愿公益类、自律互助类等各类学生社团46个，会员人数占全校学生总数的35%以上。2016年学校修订了《宁夏医科大学学生团体管理办法》，强化社团管理、服务、监督职能，引导社团健康发展，深化社团育人功能。目前，社团已日益成为学校校园文化的重要载体，在素质教育和文化建设中起到了良好的推动作用。2010年，学校获评"全国青少年集邮活动示范基地"；2013年，红丝带爱心社社长水汪同学被评为第六批"国家级青少年爱心大使"；红丝带爱心社被评为"银川市无偿献血先进集体"；2015年，明法社社长黄辰同学荣获"全区守法好公民"称号；2016年，明法社社长伏建旺同学荣获"全区守法好公民"称号。

2015年，学校大学生新媒体中心成立，主要负责学校团属官方微博、微信及校园广播站等管理维护工作，发挥新媒体在思想引领、信息互动、工作交流等方面的作用，并逐步发展成为校园融合型学生媒体组织，形成了宁医朝阳网、"宁医之声"广播站、"青春宁医"微信公众号、宁夏医科大学新浪微博、《银杏树》杂志等多个工作平台，形成"晚安宁医""宁医朗读亭""一日银杏树"等10余个特色专题栏目。2017年在全区团属新媒体平台评优活动中，"青春宁医"微信公众号获评"优秀新媒体平台"称号，作品"宁医版"《南山南——这一次让你久等了》获评"最具传播文化产品"称号。

第九章　教学科研保障

第一节　图书馆建设

一、办馆定位

根据 2015 年教育部《普通高等学校图书馆规程》及学校的发展目标,以现代信息技术和科学管理为手段,加强图书馆自动化、网络化、数字化建设,全面提升图书馆的建设与服务水平。重点引进优质生物医学资源,合理配置资源结构,完善软硬件基础设施,建立切实可行的资源共享机制,把图书馆建设成为"特色鲜明、资源丰富、技术先进、面向学校、服务全区"的医学文献信息服务保障中心。

二、机构设置

2010 年,图书馆设置办公室、数字资源建设与服务部、纸本资源建设与服务部、综合服务部、电子阅览部等部门。2016 年变更为办公室、资源建设部、信息服务部、流通阅览部(雁湖校区)、流通阅览部(双怡校区)。2009 年调整了图书馆工作委员会。2004 年成立图书馆党总支,下设第一党支部、第二党支部。截至 2017 年,共有职工 31 人,其中研究馆员 1 人、副高职称 12 人、中级职称 13 人、研究生学历(含在职硕士)5 人,中共党员 18 人。

三、实体图书馆建设

(一)基础设施

2007 年 7 月,雁湖校区逸夫图书馆(13128 平方米)建成投入使用。现双怡校区和雁湖校区馆舍总面积 19189.52 平方米，共有密集书库 2 间，藏、阅一体化书库 11 间，电子阅览室 2 间，阅览桌 533 张，阅览座位 2428 个。

在雁湖校区逸夫图书馆开馆服务的基础上，2008—2017 年累计增加设备购置专项经费约 700 万元。对馆内环境进行了美化，购置了花卉、字画，更换了窗帘等。新增电子阅览计算机 144 台，密集书架 610 节（8 层），电子屏、RFID 安全门禁 2 套，RFID 自助借还设备 4 台，RFID 馆员工作站 3 台，馆内监控系统 2 套。配合学校数字化校园建设，补充了超星移动图书馆服务终端设备 4 台，方便读者利用手机阅读电子图书。

（二）纸本资源

根据国家教育部《普通高等学校基本办学条件指标（试行）》（〔2004〕2 号）文件精神，按学校发展规划处招生计划测算人数，完成年度生均 3 册图书的采购任务。配合学校本科教学质量工程建设工作，在纸本图书建设方面，针对本科生需求，有重点地加大了学习指导类、英语考试、临床医师考试等考试用书的种类与复本量。2008—2017 年，馆藏文献量从 69.66 万册增加到了 102.83 万册，其中，纸本图书量从 24.96 万册增加到了 64.80 万册。总体上，从馆藏结构看，自然科学占 37.54%（生物医学类图书占 32%）、社会科学占 52.46%，形成了"以医学教育为主、人文素质教育并重、专业特色突出、门类齐全"的纸本图书馆藏体系。

（三）读者服务

读者服务工作是图书馆的核心任务，实体图书馆主要服务项目有图书外借、内阅、电子阅览、读者培训、自习、咨询等。实体图书馆在从传统到现代化的转变过程中，不断引进新技术新理念，遵循"读者第一、服务育人"的理念，着重突出开放性。图书馆从调整馆舍服务布局开始，不断深化开架服务模式，目前两个校区的图书馆已完全实现了全开放式自助服务，大厅设总服务台，图书馆整体开放程度进一步扩大，开放时间进一步延长。两个校区图书通借通还，藏书与阅览自习合二为一，阅览座位数从 1500 个增加到了 2428 个，各阅览室、自习服务时间从原来 12 小时/天延长为 15 小时/天，电子阅览室全部免费开放，服务方式高效便捷，读者服务效率与满意度显著提高，充分发挥了图书馆服务育人、环境育人的教育功能。

2010 年，升级了图书馆自动化系统软件、购置电子阅览室管理软件。多媒体电子阅览室的读者服务工作实现了读者自助式上机服务。调整馆藏结构，建立了中医书库及特藏库。2012 年，为提升服务育人、环境育人的能力，结合服务方式变革与文化建设，进行了 RFID 图书自助、诚信、开放式服务建设，在图书馆现有文献资源、基础设施与服务功能的基础上，建设自助、诚信、开放式的现代化图书馆。2015 年，对双怡校区图书馆进行改造，将双怡校区图书馆各楼层充分利用起来，全面实行 RFID 图书自助、诚信、全开放式服务模式，以满足读者的需要。2017 年，对两个校区图书馆进行综合调整，按正常排架、集中排架、密集排架的模式，构建了纸本图书三级排架的典藏模式，在不减少流通借阅图书量的同时，优化了阅读空间，保障藏书空间，为读者提供更舒适和安全的阅读环境。

表 1　2008—2017 年度图书馆入馆服务统计表

年度	图书外借（册）	图书还回（册）	到馆人数（万人次）	读者办证（人数）	读者入馆教育(人次)	电子阅览室（人次）
2008	125688	122227	55	1550	1430	67363
2009	138143	131292	60	1600	1100	63852
2010	87222	85528	77	1700	1540	45299
2011	83897	69470	80	2053	1852	182735
2012	79565	63263	85	2796	1600	159404
2013	79909	77680	110	2654	2400	148342
2014	76469	76573	150	2885	2705	80235
2015	78210	79905	150	2156	1980	122105
2016	76630	74025	150	2400	2100	101524
2017	79013	78261	150	2350	2000	22000

四、数字图书馆建设

(一)自动化系统

图书馆自 1995 年实现了图书编目的自动化，2007 年建立了总馆和分馆通借通还服务模式。2008 年重新设计图书馆网站的构架，图书馆的主页在本馆的服务器上，主页设有图书馆概况、读者指南、书目信息、数字资源等10个栏目，全面反映了图书馆的文献资源和各项业务工作。2008—2017 年，随着经费的增加陆续购置相关的自动化服务系统。现有主要服务系统 5 个，分别是图书自动化系统、图书自助借还服务系统、易瑞远程访问服务系统、超星一站式检索服务系统、移动图书馆服务系统。图书自动化系统使纸本图书管理现代化，图书自助借还服务系统使纸本图书借阅现代化，易瑞远程访问服务系统使图书馆的资源服务突破校园网的限制，超星一站式检索服务系统及文献传递系统提高了图书馆文献保障率，移动图书馆服务系统使读者的文献阅览不再受场地限制。

（二）数字资源

数字资源建设的原则是重点保障教学和科研需要的中文数字资源，在经费许可的情况下，加大外文数字资源的建设，同时通过文献保障系统，采取多种方式多渠道保障教学和科研的需要。加强图书馆文献信息平台建设，通过网站将各种资源集成，通过各种文献传递服务软件与平台，提高文献需求的保障率。图书馆依托校园网，以图书馆的 OPAC 检索系统和数字资源为基础建立了图书馆 WEB 服务，全面揭示图书馆所拥有的数字文献资源。2008—2017 年，馆藏数字资源从 16 种增长到 26 种。目前馆藏数字资源类型包括：中外文期刊、中外文学位论文、中外文电子图书、图片视频、循证医学、英语学习平台、中医古籍等，数字资源总量为 19034.12GB，音视频 1055 小时，学位论文 4478698 种，中文电子期刊 10524 种，外文电子期刊 2099 种，电子图书 1038575 种。

2008—2017 年，数字资源购置费约为 1000 万元。中国知网、万方期刊数据库及重庆维普中文期刊数据库保障了学校读者对中文期刊的需求，Spring_Link、EBSCO、BMJ 数据库主要用于提供外文期刊的需求；EBSCO 与 BP 数据库提供循证医学数据，解决了临床教学的需求；补齐了 2011—2017 年万方学位论文数据库（医药卫生专辑）的数据；订购 ProQuest 学位论文全文数据库，为学校硕士研究生、博士研究生的培养提供优质外文学位论文支持；针对教学引入了新东方多媒体学习库，提供英语四级、六级和考研英语、留学英语与高级口语学习服务支持，提高英语教学过程中各类考试的通过率与合格率；配合中医教学与回医药开发工作，订购了书同文古籍数据库，弥补了中医教学所需古籍不足的现状。通过续订超星中文数字图书，新增人民卫生出版社的医学图书专辑，逐步完善了中外文数字图书建设的完整性，并升级易瑞远程访问系统，新增易知网，进一步完善文献传递服务系统。在购买资源的同时，也购置了学习工具类软件，帮助读者提高对文献的管理能力。

图书馆在数据库续订的基础上，积极开展数据库试用工作，为引进新增数据库做好需求调研工作，平均年申请试用数据库25种。

(三)服务体系

数字图书馆的服务依托校园网，利用数据库及相关的服务系统开展文献传递、文献检索、科技查新、读者培训、信息咨询等服务。

文献保障服务方面，坚持以馆藏纸本、数字文献以及文献服务系统为依托，以数字文献传递服务为核心，加强与各类文献信息服务机构的联系与合作，不断拓展服务方式与手段，积极开展和推广原文传递服务。解决了学校教师、研究生访问学校数字文献的迫切需要，实现了中外文期刊全文自助式传递功能，通过原文传递QQ群、数字资源远程访问系统以及一站式文献检索系统，可服务于自治区各教学医院以及全区医疗卫生机构的医护人员，有效地发挥了全区医学文献信息服务中心的作用。

2010年，CALIS宁夏文献信息服务中心正式挂牌，学校图书馆成为宁夏地区的医学文献中心，在宁夏地区医学文献方面具有承上启下的重要作用。2011年5月，与山东大学图书馆签订了《山东大学图书馆—宁夏医科大学图书馆文献传递协议》，进一步拓宽了文献传递的范围。2012年9月，通过了CALIS馆际互借应用服务示范馆建设验收工作，加强了本馆与全国医学类院校图书馆、宁夏高校图书馆的联系与交流，巩固了宁夏医科大学三级文献信息保障体系。

为帮助读者尽快熟悉图书馆数字化环境，提高计算机应用水平，加强网络资源利用能力，电子阅览设备全部免费为读者开放。每年平均组织数字资源检索与利用方面的专题服务培训10多次，每年参加人次在600—900余人，帮助广大读者更全面地掌握如何利用图书馆的数字资源，学会利用各类数据库查找自己所需文献。

五、内涵建设及合作交流

图书馆作为教辅部门，在不断加强资源建设、提升服务质量的同时，也不断通过制度建设，提高管理水平；通过环境建设，彰显图书馆文化氛围；通过馆员培训，提高服务意识和能力；通过对外交流与宣传，提高图书馆的影响力。

2008—2017年，根据图书馆发展的需要，数次修订规章制度和岗位职责，调整岗位设置，不断探索适合新的服务模式的管理方法；不断调整馆藏布局结构，合理利用图书馆空间。

2010年完成中医专业认证相关支撑资料上报工作，建立了古籍特藏室，与宁夏回族自治区图书馆合作，对馆藏古籍进行了初步整理，规范古籍管理工作。

2013年6月，与北京大学医学图书馆携手，成功举办了第五届CALIS全国高校医学图书馆工作会议暨2013两岸三地医学图书馆馆长论坛，来自全国50余所高校的医学图书馆馆长以及20余家数据库商代表出席了会议。会议期间，与会代表参观了图书馆，宁夏医科大学图书馆的诚信全开放服务模式受到好评。

随着现代信息技术在图书馆的广泛应用和信息服务的不断深化，图书馆重视职工队伍建设工作。采取脱产进修学习、参加学术会议、学术报告、讲座、馆内业务培训、岗位自学及学历教育等多种形式，加强职工业务素质培训，连续三年引进3名硕士研究生，进一步充实了专业队伍建设。2008—2017年，总计参加学术会议59人次、业务培训班290人次、学术讲座123人次、馆内培训55场次。近10年图书馆发表学术论文约100篇，申请科研课题10余项。

2011年度图书馆在学校考核中获得表扬，2012、2013年度考核被评为先进部门，2014年被评为CALIS西北地区中心馆馆际互借文献传递示范馆先进集体，图书馆党总支2015年度被评为"三星级"基层服务型党组织、2016年度被评为"四星级"基层服务型党组织。王惠芳同志先后获2006—2009年、2014—2016年中国图书馆学会优秀会员称号。

第二节　档案馆建设

2009 年 6 月，宁夏医科大学档案馆成立。档案馆以"为党管档，为校守史，为师生服务"为工作职责，以"依法治档，规范管档，强化建档，丰富馆藏"为工作目标，以"对历史负责、为现实服务、替未来着想"的高度责任感，全面履行档案管理的工作职能。

一、机构设置

档案馆现有管理人员 7 人，馆长 1 人、副馆长 1 人，具有副高级以上职称人员 5 人。档案馆下设办公室、技术室、校史研究室。现有专兼职档案队伍 67 人。

2010 年 12 月，学校召开第一届档案工作委员会工作会议，建立了校长领导下的档案工作委员会。2012 年 6 月，学校审议通过《宁夏医科大学档案工作委员会章程》。2016 年 12 月，学校召开第二届档案工作委员会会议，总结了档案馆成立以来的工作成绩，明确了下一步的工作目标及任务。

二、基础建设与规划

2009 年 12 月，学校在雁湖校区图书馆设立档案馆档案库房，调剂办公用房 3 间，投入启动经费 20 万元、专项经费 12 万元用于购置密集架、档案柜、办公设备及家具等，同时对档案库房进行了改造。双怡校区 48 平方米档案库房继续保留使用。2010 年 1 月，安装档案密集架，办公设备、家具陆续到位。

2010 年 2 月，接收校办档案室移交的财务档案和文书档案，共接收13627 卷、4525 件。2010 年 4 月，从人事处接管教职工档案管理工作，共接收教职工档案 850 份。2010 年 4 月，从宣传部接管校史馆管理工作。2010 年4 月 26 日，举行档案馆揭牌仪式，首届毕业生田顺典教授在揭牌仪式上为档案馆捐赠建校初期由他亲自设计的宁医信封和宁医首届毕业生纪念章等已超过 50 年的珍品。至此，学校档案管理工作步入正轨。

2009 年 12 月，根据《中华人民共和国档案法》《高等学校档案管理办法》和《档案馆建设标准》的要求，档案馆本着高起点、高标准、高要求的建设目标，为档案馆库和档案工作目标建设制定了五年规划，并制定了"三步走"的发展战略。2015年，根据学校"十三五"发展规划，档案馆编制了研究生、本专科生、成人教育学生学籍档案，基建图纸、学校更名后的文书档案，声像档案数字化的三期工作方案。

三、档案建设与发展

(一)档案制度体系建设

2010年以来，建立健全档案安全和保密的有关制度，建立查询利用标准。2012年6月，学校制定了《宁夏医科大学档案管理办法》。2016年5月，制定了《宁夏医科大学档案实体分类方案》《宁夏医科大学关于学校各类档案归档范围和保管期限表》《宁夏医科大学各类档案工作规范》等18项规章制度。2016年6月，整理、编撰了57万字的《宁夏医科大学档案工作制度汇编》，为学校档案规范工作提供了制度保障。

(二)人事档案的达标验收与移交

根据自治区党委组织部《关于对全区干部档案审核工作进行检查的通知》(宁组明电〔2010〕7号)要求，档案馆严格按照《干部档案整理工作细则》和《干部人事档案材料收集归档规定》进行整理，2012年3月顺利通过自治区党委组织部达标验收。2013年9月，将801份在职人员人事档案移交学校人事处。

(三)档案资源体系建设

1. 馆藏全宗及结构

学校馆藏分为五个全宗：原宁夏医学院、宁夏卫校、宁夏护校、新宁夏医学院、宁夏医科大学。2010年1月只有5个档案门类，即：党群、行政、教学、出版、财会。经过7年的建立和完善，现档案实体门类涵盖学校的各项工作，门类齐全，有14类，其中：纸质档案11类，分别为党群、行政、学生、教学、科研、基建、仪器设备、产品生产、出版、外事、财会档案；特殊档案3类，分别为声像、人物、实物档案。

2. 馆藏量快速增长

2010—2017年，学校的纸质档案馆藏量从13627卷增加到19310卷，增长 41.70%，从 4525 件增加到 14134 件，增长了 2123.54%；声像档案从 5005 张增加到 159683 张，增长了 3090.47%；实物档案从 260 件增加到 1216 件，增长了 367.69%。现有人物档案 87 人、2589 件，口述档案 17 人，填补了人物档案、口述档案的历史空白。

2010—2017 年，接待查借阅利用者 5314 人次，总查阅数为 13494 卷/5424 件，复印 32031 张。

3. 基建档案归档工作

2010 年 9 月，学校召开新校区基建档案整理归档领导小组工作会议。2015 年 1 月，全面完成新校区 46 个基建项目、883 卷基建档案的归档工作，填补了基建档案的历史空白。

4. 挖掘档案史料

建馆以来，档案馆开始抢救挖掘学校历史档案史料。2010 年制定了档案征集工作方案，印发了《关于有奖征集建校以来实物和照片档案的通知》《关于发给离退休老干部征集反映学校成长过程历史档案的信》等宣传资料。通过调整工作思路，制定工作计划，采取不同渠道和方式，根据每个征集人的不同情况起草宣传资料、征集信件和采访提纲，通过电话联系了近百位知名专家和教授，请他（她）们回忆历史事件、整理个人的珍贵史料档案。截至 2017 年底，档案馆深入区内外 50 多位平均年龄为 81 岁的老干部家中实地采访，征集到各类实物和相片档案 8000 余份。通过挖掘征集，为档案馆优化馆藏结构、拓展馆藏门类、丰富馆藏内容和校史馆的重建奠定了良好的基础。

5. 正式启动档案数字化

2017 年 11 月，档案馆严格按照《宁夏回族自治区纸质档案数字化操作规范》正式启动档案数字化工作。此次数字化档案涵盖了 1978—2014 级毕业的研究生学籍档案，共接交 3670 份，整理、加工 903967 页，扫描 597241 页。

6. 开展培训及学术研究

2010—2017 年，采用请进来、送出去等方式，采用培训、学术研讨等方式，对专兼职档案人员进行专题业务培训 31 次共 576 人次。

(四)档案利用体系建设

1. 校史馆建设

2008 年 9 月校史馆完成建设并投入使用。2013 年 9 月，在学校建校55 周年之际，1800平方米的校史馆经过重新布展后按期揭牌，总投资247.62万元，共展出图片25000余张、实物1000余件、多媒体设施6项。2010—2017年，接待国内外校友、各界人士、学校教职工、新生参观校史馆600余批共32889人次。

2. 采集信息，编撰专辑

2016年，在挖掘、整理的基础上，编撰了24万字的《宁夏医科大学大事、要事、特事》（1958—2015年）专辑，为学校领导和有关部门查证、研究校史提供了重要依据。2011年12月，学校档案馆荣获自治区人力资源和社会保障厅、自治区档案局授予的"全区档案工作先进集体"荣誉称号（宁人社发〔2011〕355号）；2016年学校档案工作被自治区档案局评为优秀。

第三节　实验室建设与资产管理

一、机构设置

实验室与装备服务中心的前身是宁夏医学院教务处下设的设备科，2006年4月在原设备科的基础上成立设备处（挂靠教务处），2007年9月设备处更名为实验室与装备管理中心，2009年7月更名为实验室与装备服务中心。

实验室与装备服务中心设5个办公室，分别为办公室、物资管理办公室、实验室建设管理办公室、资产管理办公室、教室管理办公室。2016年10月，成立了实验室与装备服务中心直属党支部。现有工作人员22人，直属党支部书记1名，主任1名，副主任2名。

二、实验设备投入

截至2017年年底，宁夏医科大学实验场所面积达38960.27平方米，有159个本科实验室、20个科研平台。2008—2017年，学校在各级政府和相关部门的大力支持下，多方争取资金，总收入逐年增长，经费投入重点向教学科研一线倾斜，学校实验室建设获得了国家、自治区政府等经费的多项支持，主要有中央财政支持地方高校发展专项资金、中央引导地方科技发展项目、中央补助地方科技基础条件专项资金、博士点建设项目、高教专项经费、GLP实验室专项资金、科技创新平台（重点实验室、工程技术研究中心）专项资金、创新发展专项资金（工程技术中心、重点实验室）以及学校自筹经费等。近10年购置教学、科研设备17060台件、30306.23万元，单价10万元以上的设备476台件、16861.14万元（见表2），年均增长40%以上。采购了单细胞自动制备系统、双光子激光共聚焦显微工作站、激光细胞显微切割仪、透射式电子显微镜、超级智能综合模拟人、全自动血液细胞分析仪、高内涵细胞成像分析系统、16排螺旋CT、核磁共振成像系统等单价百万元以上的高科技精密医疗设备，为2个国家级实验教学示范中心、1个国家重点实验室培养基地、2个教育部重点实验室、9个自治区级实验教学示范中心、5个自治区重点实验室、2个自治区协同创新中心、1个省级实验动物中心的建立提供了坚实的硬件基础，为学校的"双一流"建设发展提供了先进的技术平台。

表2　2008—2017年学校教学、科研仪器购置统计表

年份	教学、科研仪器设备		其中:10万元以上大型设备	
	金额（万元）	台件	金额（万元）	台件
2008	821.63	1208	165.99	9
2009	1774.71	395	1441.02	18
2010	1272.26	1532	347.24	12
2011	3504.93	1520	2136.94	72
2012	3404.26	1811	2070.74	64
2013	3123.46	1753	1510.03	47
2014	3813.88	1773	2158.98	55
2015	3192.49	1631	1805.85	59
2016	6379.72	4095	4074.42	85
2017	3018.89	1342	1654.84	55
合计	30306.23	17060	16861.14	476

三、资产管理

(一)持续完善固定资产管理

2008—2010年，学校有四个部门分别对固定资产明细账进行管理，后勤管理处主要负责全校行政、教辅部门的设备，教学部门的办公设备，全校家

具、汽车、房屋建筑物；实验室与装备中心负责学校教学设备；图书馆负责图书；后勤集团购买的设备，由后勤集团负责单独设置资产账进行管理，实物由各使用单位管理。

2010年8月，后勤集团和设备与后勤管理处合并，2011年9月，后勤集团管理的3852.28万元资产全部归后勤管理处管理，纳入学校资产账。2012年3月，后勤管理处办公设备等动产管理职责划归到实验室与装备服务中心，后勤管理处保留房产、电梯、锅炉等不动产的管理职责。2012年10月，自治区财政厅批复了雁湖校区建设工程竣工财务决算；12月，雁湖校区72625.02万元资产全部纳入后勤资产管理系统。

2014年11月至2015年3月，对宁夏固原师范学院医学部2134台件、价值795.05万元的资产进行实地盘点、接收并搬运到宁夏医科大学，进行了调剂分配。学校固定资产管理纳入了自治区财政厅行政事业单位资产综合管理平台。

2016年4月，先后共投入资金24万元将单机版资产管理软件升级为网络资产管理平台。明确了固定资产实行"统一领导、归口管理、分级负责、责任到人"的二级管理体系，学校资产管理委员会为资产管理领导和决策机构。实验室与装备服务中心作为学校固定资产的一级管理机构，负责全校仪器设备、家具等固定资产的综合管理，资产使用单位作为学校固定资产的二级管理机构，负责本单位（部门）固定资产卡片、实物的日常管理。2017年5月，对固定资产管理平台功能进行了拓展，开发与财务系统实时对账功能，资产管理平台基本实现了学校固定资产动态管理和全过程实时监督功能。将后勤管理的资产信息纳入学校资产管理平台，保证学校固定资产数据的完整和统计口径的一致。

（二）严格履行国有资产清查、处置制度

2013年，学校对76218台件、价值29237.03万元的设备、家具进行实地盘点，为摸清家底和今后的资产清查奠定了基础。

2016年，按照自治区财政厅安排，结合学校实际制定了资产清查工作方案，成立了资产清查小组。对全校资产进行了深入细致的全面清查，核查资产172633.83万元，盘亏资产2497.65万元，待报废资产5407.85万元，摸清了家底。2017年3月至11月，将待报废资产5407.85万元资产的鉴定表、实物照片、原始单据、会计记账凭证传送到财政资产管理平台，等待财政批复报废。

2017年12月，对价值47726.35万元的通用设备类资产32047台件进行了盘点核查。学校成立了资产核查工作小组，在各单位自查的基础上，核查工作小组对学校全部单位的通用设备进行账、物、卡逐一核查。通过核查，进一步摸清学校通用设备使用管理状况，为科学、依法、依规配置通用设备提供了依据，增强了各单位负责人、资产管理员、资产使用人的责任意识，也提升了学校固定资产的规范化、标准化管理。

（三）固定资产的投入

2008—2017年，国家对教育经费的投入不断加大，学校资产快速增长，截至2017年，学校固定资产总值为1370813.33万元。1958—2007年，学校固定资产总量是22796.41万元。2008—2017年，累计投入固定资产117324.27万元（见表3），购置单价百万元以上的设备46台、价值10762.85万元，是1958年建校到2007年固定资产总量的5.14倍。2017年，学校投资1538.60万元安装了多联机中央空调，分布于雁湖校区教学楼、实验楼、图书馆、体育馆、学生食堂，以及双怡校区教学楼、阶梯教室、图书馆、体育馆，改善了师生员工工作、学习、生活条件。学校雁湖校区的建成使用和基础设施的改造、教学科研设备的大量投入，对学生实践技能的提高、科技创新能力的持续增强起到了关键性的作用，为提升教学科研、人才培育质量和综合办学实力起到了决定性的作用，为高层次的人才培养提供了坚实的物质基础。

表3　2008—2017年学校固定资产投入情况表

年份	固定资产（万元）	年份	固定资产（万元）
2008	1902.67	2013	3709.40
2009	2095.16	2014	5735.85
2010	1486.41	2015	4989.34
2011	8066.87	2016	7613.54
2012	76217.03	2017	5508.00
合计			117324.27

第四节　实验动物中心建设

实验动物中心的前身是 1993 年宁夏医学院组建的动物室。2011 年 11 月，雁湖校区实验动物中心建成启用。2012 年 5 月，宁夏回族自治区实验动物中心成立，挂靠在宁夏医科大学实验动物中心。宁夏医科大学实验动物中心暨宁夏回族自治区实验动物中心是由自治区科技厅、发改委、卫生厅和宁夏医科大学共同投资建设的，宁夏地区唯一集实验动物保种、生产、实验和药品检测等为一体的实验动物平台。

2015 年 5 月，宁夏医科大学毒理学评价研究中心成立，挂靠在宁夏医科大学实验动物中心，2016 年 12 月开始运行。2017 年 12 月，通过自治区质量技术监督局检验检测机构资质认定（CMA 认定）评审，取得检验检测机构资质。

一、机构设置

实验动物中心下设综合办公室、实验动物生产部、动物实验管理部、模式动物研究室和医学实验动物学教研室 5 个部门。

实验动物中心现有教职员工 28 人，其中，管理人员 1 人、专业技术人员 21 人（专任教师 7 人）、工勤人员 3 人、编外用工人员 3 人。专业涵盖临床医学、毒理学、动物医学、畜牧学、药理学等，其中，高级职称 6 人、中级职称 4 人，博士 4 名、硕士 6 名。

二、教学科研

实验动物中心现承担研究生及本科生《医学实验动物学》教学任务，承担本科生《人类疾病动物模型制作及研究进展》《动物实验方法学》《医学动物实验基础及基本方法与技术》和《现代生活与生物安全》等课程的教学工作。

三、基础条件

（一）实验动物中心

实验动物中心建设面积 5000 平方米，功能涵盖了动物实验、模式动物研究与开发、毒理学评价及动物繁殖饲养等。中心具有宁夏科技厅颁发的"实验动物生产许可证"（许可证号：SCXK（宁）2015-0001）和"实验动物使用许可证"（许可证号：SYXK（宁）2015-0001）。学校有百级动物手术室，拥有国内一流的自动化控制系统设施，配备了13套进口IVC动物生产繁殖、动物实验设备，以及洗笼机和洗瓶机等国际先进实验动物生产设备。每年可生产合格SPF小鼠15万只、大鼠2万只。作为宁夏回族自治区唯一的实验动物生产基地和动物实验基地，实验动物中心的建成满足了宁夏地区医学教育以及周边地区对实验动物的需求，也在很大程度上满足了医学科学、生命科学、农林牧业等多个专业对实验动物及动物实验平台的需求。目前，中心的实验动物供应和研究的辐射范围已经扩展到宁夏周边地区（内蒙古、陕西、甘肃、山西等省区的部分地区）1000多万人口。

（二）毒理学评价研究中心

毒理学评价研究中心建筑面积1000平方米，其中，各机能检测检验实验室500平方米，SPF级大、小鼠实验室以及普通级的豚鼠及家兔实验室500平方米，中心具有宁夏科技厅颁发的"实验动物使用许可证"（许可证号：SYXK（宁）2015-0003）。现已投入约1580万元用于屏障设施的建设以及各检测室仪器设备的购置。中心目前已拥有包括全自动血液生化分析仪、全自动血细胞分析仪、尿液分析仪、全套病理切片机、正置荧光显微镜等国内外先进的实验仪器设备100余台。目前，中心主要承担为药品、化妆品以及消毒产品等进行安全性毒性评价工作。

四、社会服务

2011年，实验动物中心取得SPF级小鼠、大鼠、家兔以及普通家兔、豚鼠、犬使用许可证。为学校、区内高校以及各医疗单位提供科研服务平台，同时对外开放SPF级动物实验室，接受各项委托实验，承担各种医学动物实验相关项目的技术支持。10年来，中心共承接各类委托试验项目3000多批次；2014—2017年度接收本校、兄弟院校、研究所以及相关制药企业的科研人员进行动物实验的研究课题达220多项。

表4　2014—2017年实验动物中心承接项目统计表　　　（单位：项）

年度	国家级	省部级	厅局级	校级	其他	小计
2014	25	2	4	1	5	37
2015	44	7	7	5	4	67
2016	33	6	2	5	5	51
2017	41	15	3	6	6	71
合计	143	30	16	17	20	226

第五节　信息化建设

2008年以来，在学校信息化建设领导小组的正确领导下，信息化建设步入快速发展阶段。现代教育技术中心作为学校信息化建设的主力军，始终以学校"十二五""十三五"信息化建设规划为指导，以提高信息化服务水平为宗旨，以升级完善数字化校园建设为重点，大力推进信息技术在教学、科研、管理和服务等领域的广泛应用，为打造"两个一流"（西部一流、有一流学科），建设西部地区有特色、现代化、高水平的医科大学发挥支撑和保障作用。

一、基础设施建设

（一）校园网络设施建设

学校网络基础设施建设始于1997年，经过20年的努力，逐步建成了覆盖全校的高速安全的数字化校园网络，为学校信息化资源与应用服务建设奠定了扎实基础。2008年，随着雁湖校区投入使用，重新配置全校IP地址资源，完成了两个校区网络的整体规划。2010年，对校园网出口进行升级和优化，提升电信出口为200M、教育网出口为100M；完成雁湖校区1—8号学生公寓校园网接入，开通1800余名学生用户实名制认证上网的注册、审核、管理工作。新增校园网服务器6台，总计47台。

2011年，基本完成数字化校园建设项目，实现单点登陆、单一数据源管理和授权访问，保证全校数据的一致性、实时性、有效性。2012年，利用中央财政支持地方高校发展专项资金 500 万元，对双怡校区校园网络进行更新改造和扩容。加大校园无线网络覆盖。2013 年，利用中央财政支持地方高校发展专项资金 438.56 万元，对校园网进行全面升级和无线网络建设。

2016 年 6 月，利用中央财政支持地方高校发展专项资金 300 万元，完成校园网升级改造项目。在 4 个方面提升了全网能力。一是形成新一代极简网络。二是全面应用虚拟化技术。三是加强网络安全。四是大幅度提高无线网的覆盖。2016 年 12 月，投入资金 19 万元，完成了双怡校区 4# 学生公寓有线网络与无线网络建设任务。2017 年，完成校园网全面提速工作，学校整体出口带宽由 600M 升级到 1.4G，用户体验性有明显改善。截至目前，铺设光缆共计 10 余公里、楼宇光缆 300 多芯。网络设备达 1117 余台，信息点 1 万余个，校园网用户超过 12000 个。网络数据中心（IDC）正常使用的服务器共计 41 台、存储共计 8 台，可存储容量达 200T。

(二)校园"一卡通"系统建设

2011 年，与农业银行宁夏分行、集成公司合作，利用新标准对学校"一卡通"进行了改扩建，解决了老"一卡通"的历史遗留问题。新"一卡通"项目包括消费管理系统、水控管理系统、圈存管理系统、自助缴费管理系统、数字迎新管理系统、图书馆借阅系统等多个子系统。2012 年，增加了证卡打印功能和校园身份识别功能。2013 年，完成学生工作管理信息系统、迎新管理信息系统、会议签到管理子系统建设。投资 78 万元建成了学生公寓无障通道管理系统。2014 年，在学校两个校区新增 5 台校园卡圈存机，并在图书馆、行政楼等师生常去的地方增设圈存点。2016 年，由农行投入 139.25 万元完成了一卡通升级改造任务。更换部分落后老旧设备，实现校园卡与金融卡"两卡合一"。师生可以通过圈存机、pos 机、手机移动端实现多途径现金圈存，满足师生个性化需求。

(三)校园安全视频监控系统建设

2012—2014 年，实施校园安全视频监控系统工程建设。该工程总投入501.96 万元，安装点位共计 693 个。摄像头分别安装在两个校区的宿舍楼、办公楼、教室、学生食堂、学校大门、停车场以及各主要路段和学校周界。

（四）校园广播系统与标准化考场建设

2016年3月，校园广播系统通过学校验收并分别交付团委与教务处投入使用，总投资共计83.88万元。两个校区共建111个广播点位。2016年4月，完成了标准化考场建设项目，总投入118.4万元。共建设标准化考场123间、监控室1间、录播教室2间。

二、数字化资源建设

（一）数字化教学资源建设

2008—2010年，不断完善教学资源数字化建设。教学视频资源库由原来的5800部增加到18862部，直播电视直接集成到教学视频资源库运行，图片资源库由原来的1719幅增加到现在的4011幅，多媒体课件资源由原来的47996部增加到现在的80920部，为师生教育学习提供了更多的方便。2008年，完成卫生部电视教材制作项目《乳房再造术》，经人民卫生出版社出版向全国发行。2009年，参加中华医学会教育技术分会第五届全国学术会议，学校参评的电视教材《心脏应用解剖》《X线造影检查技术》分获优秀电视教材一等奖和三等奖。2011年7月，摄制的电视教材《神经外科常用护理技术操作》由人民卫生出版社正式出版并向全国发行。2012年，完成精品视频公开课《牙周病学》《气管及气管内插管》等多部课程的摄制编辑工作。当年根据学校要求，对学校演播大厅进行了拆除、整理，并完成了演播厅设备的搬迁工作。2015年，至今完成《护理操作规范》《理学院翻转课堂》等21部电视教学片和微课竞赛参赛作品。

（二）数字化课程与学习平台系统建设

2011年，现代教育技术中心运用先进的信息技术，独立设计完成了宁夏医科大学数字化课程平台系统建设。到2012年已完成医学影像学、病理学、免疫学等10门课程的建设。2016年，现代教育技术中心自主开发建设"宁夏医科大学在线学习中心"和"宁夏医科大学在线课程学习平台"。截至目前，该网站的访问已经超过48万人次。已经有200多名老师申请建设在线课程，已经初步完成建设并上线的课程超过100门。

三、信息技术服务体系建设

（一）信息化应用系统建设

2009 年，为解决居住在学校外的教职工用户访问教育网和校内网络信息资源的问题，开展 VPN 虚拟专用网的应用建设，VPN 使用人数达到 500 人左右。2013 年，以数据中心为基础，加快推进学校各应用管理平台的建设，建成了包括教学、科研、学生、后勤、资产、档案管理等涉及全校各个层面的 20 多个应用管理平台。2014 年 6 月，完成学校数据中心基础支持平台建设。深度整合了数字化校园门户信息平台和数据中心平台。

2015 年，完成学校微信公众服务号的申请工作，并移交学校宣传部使用。2016 年，完成学校办公 OA 系统建设，实现了公文检阅、日程安排、公告通知等多项无纸化、自动化办公功能。2017 年，为加强学校各部门二级网站的统一管理和安全防护，提升全校网站建设和管理服务水平，学校投资28 万元购入站群建设管理系统。在学习平台中集成发送邮件功能，教师可以通过邮件功能向学生发送教学任务、更新学习内容。

（二）网络安全保障体系建设

2008 年，现代教育技术中心自主开发了网络监控和故障管理系统、网络流量监控系统，为学校节省资金 40 多万元。为保证校园网络用户的规范正常使用，在全校实行了实名制上网。2011 年，完成学校信息安全等级保护工作。根据《宁夏回族自治区计算机信息系统安全保护条例》，将学校主网站、校内各二级网站和各个计算机信息系统实行安全等级保护，包括定级备案、安全建设整改和等级测评。对数据库等关键信息进行双备份，加强内部 MAC 地址管理，严密防范外部攻击。2013 年，建成爱数容灾备份系统，对应用系统的数据进行定期数据备份和更新，并及时制订备份方案，保障数据安全和各业务运行的连续性。2014 年，利用学校现有的软硬件平台，测试上网行为管理系统，并按照学校要求对校园网进行监控，构建校园网信息安全管理平台，为维稳工作提供了网络信息安全保障。

2017 年，认真贯彻落实《中华人民共和国网络安全法》，积极开展全校网络安全检查活动，依法加强校园网络空间治理。通过技术手段全面漏扫学校的各级网页，对发现问题的网站下发整改通知书，限期整改，有力推动了学校网络环境进一步清朗。在 2017 年 4 月勒索病毒爆发期，及时做好校园网出口和服务器防护工作，同时加强宣传，积极帮助学校职工做好病毒的防护与处理，完成三级网站等级保护评测工作，确保学校没有发生一次计算机勒索病毒事件。

(三)信息化管理保障体系建设

1. 组织保障建设

作为学校信息化建设的职能部门，现代教育技术中心成立于 2002 年，设有行政办公室、网络管理办公室和电化教育研究室 3 个科室。2012 年，增设校园卡管理办公室。

2015 年，成立宁夏医科大学信息化建设领导小组，校长孙涛担任组长，副校长何仲义担任副组长。按年度召开宁夏医科大学信息化建设工作会议，对学校信息化建设提出明确要求和建设任务。

2. 制度保障建设

2011 年，制定了《宁夏医科大学计算机信息系统安全保护管理办法》《宁夏医科大学学生公寓无障碍通道系统管理办法》，制定了校园卡相关管理制度，使校园卡管理更加规范。2014 年，修订了《宁夏医科大学校园计算机网络接入服务及管理办法》等四项规章制度。2017 年，制定了《宁夏医科大学网站群运行维护管理办法》。

3. 技术培训工作

2008—2010 年，现代教育技术中心每年举办各种培训 5 次，培训人次 150 人左右。2011 年，先后在全校范围内开展了 4 项信息技术讲座，共 8 场 200 余人次。为了创建平安校园，提高大学生的互联网安全防范意识与互联网自我保护能力，从 2014 年开始，每年均对新生进行网络安全教育。2016—2017 年，进行在线课程学习平台与录播教室应用技术培训，举办 6 期全校教师和 2 期学生培训班，共计 400 余名教师、200 多名学生参与培训。

四、智慧校园建设

2017 年 5 月，结合国家对高校信息化建设的总体要求和学校信息化的发展进程，现代教育技术中心开始智慧校园建设的顶层设计。2017年11月，完成了《宁夏医科大学智慧校园规划建设方案》。方案包括了智慧基础设施、智慧教学、智慧科研、智慧管理与服务、智慧文化五大部分建设任务，投资预算6000余万元。在校内外专家多次论证后，学校计划自2018年到2020年，采取分阶段逐步推进的方式，利用三年时间完成综合服务、协同应用、科学决策、资源共享的智慧校园建设目标，将宁夏医科大学打造为有特色、现代化、高水平的智慧化校园。

第十章　基本建设与服务保障

第一节　校园基本建设

一、基础设施建设

2007 年 7 月，雁湖校区建成投入使用以后，学校对两个校区进行统筹规划，优化资源配置，不断完善功能配套设施。2010 年 3 月至 2012 年 1 月，完成宁夏医科大学实验动物中心楼宇建设，总建筑面积 5067 平方米，投资 1484 万元；2013 年 4 月至 2014 年 9 月，完成双怡校区学生宿舍楼项目建设，建筑面积 7963 平方米，投资 1561 万元；2013 年 6 月至 2015 年 12 月，完成全科医生临床培养基地建设，总建筑面积 10346 平方米，总投资 3588 万元；2014 年 3 月至 2016 年 1 月，完成双怡校区学生食堂、风雨操场及运动场项目，学生食堂总建筑面积 3199 平方米、风雨操场项目总建筑面积 2526 平方米、运动场项目 20300 平方米，项目总投资 2923.6 万元。

2014 年，学校投资 96.8 万元，对雁湖校区北校门进行了建设，同时对区域内的地下管网及照明设施进行改造，于 2014 年 10 月底正式投入使用。

2017 年，完成医教协同实践教学基地项目和学生公寓项目的规划、论证与审批工作。两个项目总建筑面积 42300 平方米，总投资 1.78 亿元，医教协同实践教学基地项目包括解剖实验楼 1 栋和综合教学实验楼 1 栋，学生公寓项目包括公寓楼 2 栋，2017 年年底开工建设，预计 2019 年全部竣工投入使用。

二、环境提升工程

10 年来，学校坚持绿化美化与文化建设相结合的原则，以建设生态、环保、和谐校园为目标，在提高校园绿化率和植被层次中统筹校园景观建设。引进了专业化绿化养护企业，实施了一系列的绿化、文化工程项目，各项投入逐年加大，实现了由"绿"向"雅"的转变，育人环境进一步得到升华。截至2017年，学校两个校区共占地77.97万平方米，现有绿化面积19.45万平方米，现有苗木种类90多个品种，各类园林树木近两万株。

2010年，通过自治区林业厅争取绿化植树专款13万元，对雁湖校区德林进行绿化建设。2011—2013年，学校累计投入110多万元，在雁湖校区先后种植各类景观树木2600余株，种植草坪1.76万平方米；从双怡校区移植雁湖校区景观树木300余株。双怡苑小区种植绿篱1200平方米。

2013年4月，为建设滨河新区生态工程，学校承担了滨河新区森林公园规划D区绿化项目建设任务。本项目种植总面积30682平方米（46亩），种植珍珠梅10200株。历经两年多的养护期，至2016年6月竣工，顺利通过宁夏首府绿化委员会办公室验收。

2014年3月至2015年5月，完成宁夏医科大学绿化改造工程建设项目。本项目总投资287万元，历经两年养护期，于2017年6月通过交工验收。该项目完善了雁湖校区行道树盲点，解决了校区绿地内花灌木、常青树组团及部分道路绿篱缺乏、苗木颜色搭配单调等问题。2015年6月，完成了双怡校区公寓楼及风雨操场绿化工程建设任务。项目总投资50.51万元，经过两年养护期，于2017年6月通过交工验收。该项目美化了双怡校区新建全科楼及4号学生公寓楼周边绿化环境，提升了双怡校区东区绿化率。

2016年5月，学校启动校园环境文化景观提升工程建设。项目总投资1600万元，2017年10月基本完成。该项目共分7个子项目实施，在原有校园绿化基础上，对整个校园环境文化景观进行提升改造。主要对雁湖校区部分土壤更换回填、铺设排盐排碱管道和微喷设施，对校园路面进行改造、修建停车场。先后建设了德馨苑、雅园、德林、正心亭、百草园和《宁医赋》、医路时光、医者仁心、孙思邈及校首陈应谦雕塑等一批校园文化景观。随着工程的竣工，学校校容校貌发生了巨大改观，校园文化内涵、植被覆盖率、绿化美感及观赏度大幅提升。2017年，学校投入600余万元对两个校区建筑外墙进行了粉刷。投入302万元对尚德广场进行了升级改造，对广场地面石材进行了更换，新建了尚德广场文化长廊和主题文化活动舞台。

三、二期住宅改造

为改善教职工住房条件，加强人才和学术带头人引进力度，2009 年 6 月，学校利用双怡校区南院和西夏校区（原卫校）存量划拨住宅用地，对部分影响市容、市貌，设施陈旧的老住宅楼进行了拆迁改造。

南院项目位于治平路与永安巷东南，和水木清苑三期融为一体。于 2010 年 11 月开工建设，2012 年 7 月竣工。该项目用地面积 10229.41 平方米，共建有两栋层高为 16 层的高层住宅。项目规划总建筑面积 28727 平方米，总建筑户数 140 户，安置拆迁户 48 户，解决高层次人才住房 50 套。

西夏校区项目于 2011 年 11 月开工建设，2015 年 7 月竣工。该项目分 A、B 地块。其中 A 地块位于恩和巷西侧、丰安巷南侧，用地面积 3533.2 平方米。建有层高为 6 层的公寓楼 1 栋，总建筑面积 9682 平方米。B 地块位于恩和巷东侧，用地面积 7797.89 平方米。建有层高为 12 层的小高层住宅楼两栋，总建筑面积 21009 平方米，住宅户数 142 户，车位 80 个，安置拆迁户 73 户。

第二节　后勤管理社会化改革

一、机构设置与领导班子

在学校的正确领导下，后勤单位不断加强组织建设，以提高服务质量为根本，走出了具有宁医特色的后勤改革与发展的道路。2010 年 8 月，学校将原后勤集团和设备与后勤管理处合并，成立新的后勤管理处。行政科室设置有：综合科、服务质量控制办公室、基建科和资产科。2012 年，资产科调整为房产科，设备与办公家具管理职责移交实装中心。2013 年，设立了节能科，负责推进全校的节能减排工作。内设机构有：动力管理维修中心、交通运输服务中心、公寓管理服务中心、餐饮管理服务中心、校园管理服务中心（2016 年 1 月撤销并入服务质量控制办公室）和卫生所。2015 年 3 月，成立双怡校区服务中心，2016 年 1 月成立场馆管理中心。

二、餐饮服务改革

为适应学校快速发展的需求，打破过去既当裁判员又当运动员的运营模式，学校进行了餐饮准入改革。从 2010 年开始，将两个校区共 7 个餐厅全部进行对外招标，引进具有先进经营理念和经验丰富的专业餐饮公司，参与学校餐饮经营，建立竞争机制，优胜劣汰。宁夏明瑞苑餐饮管理股份有限公司、宁夏裕福隆餐饮管理有限公司、陕西中快餐饮管理有限公司等一批优秀社会企业先后进入学校，积极推动餐饮服务水平不断提高。餐饮管理服务中心代表学校行使监督与管理职责，对所有大宗物资（如米、面、油等），实行公开招标采购，副食品采购进行跟踪和抽查，保证食品卫生与安全。

三、物业服务改革

引入社会企业参与物业与绿化管理，是学校后勤管理体制和后勤社会化改革的一项重大举措。2009 年 7 月，学校以校企双方合作共赢为原则，与银川中房物业公司签署了物业管理委托合同，中房物业承担学校的保安、保洁物业管理服务工作。2011 年 3 月，学校与宁夏宁苗园林绿化有限公司签署了校园绿化养护委托合同。多年来，随着学校物业服务改革的不断深化，破解了学校后勤社会化改革难题，激发了学校后勤服务领域的发展活力，广大师生切实体会到了校企联合改革所带来的变化。

四、其他改革

雁湖校区建设初期，学校为了缓解资金方面的压力，引入社会资金，由银川开发区银都工贸公司投资建设了 1—5 号学生公寓楼。2012 年 7 月，学校改革公寓管理模式，采用租赁回购的方式收回使用权，统一进行管理。

2017 年，医教协同实践教学基地项目和学生公寓项目的建设，首次采用委托代建形式，委托宁夏建设投资集团进行建设，实行"交钥匙"工程。同时采用投资型合同能源管理模式，引入远大科技集团公司为新建项目今后的使用提供采暖和制冷服务。

五、后勤管理与业绩

2009年9月，经自治区教育厅、财政厅批准，通过银川市国土资源局网上挂牌对原宁夏卫校土地进行了转让处置。

2012年，完成双怡校区家属楼外墙保温工程和分户改造，解决了多年来东院家属楼暖气不热的问题；成立了东院住宅小区业主委员会，完成业委会办公室改建工作，使小区的规范化管理迈入正轨；对双怡校区上下水管网进行了改造，废弃了从自备井取水，实现与城市管网对接，结束了多年来双怡校区科研教学及师生生活使用自备井水的历史。

2013年，完成新校区建设遗留资料查漏补缺等工作；完成雁湖校区二次供水增压项目建设，解决了雁湖校区用水高峰水压不足的问题；积极争取政府节能专项资金192万元，学校自筹3万元，实施了可再生能源建筑应用阳光校园示范项目，两个校区分别建成了太阳能浴室，日产热水100吨，大幅缩减了能源消耗。

2014年，完成双怡校区原医科所楼宇的重新启用工作。对全校办公用房进行了梳理与核实，对行政办公楼及二级学院处级办公用房进行实地丈量，按照标准要求进行了办公用房的调整。争取政府节能专项资金255万元，争取中央财政支持地方高校发展资金280万元，实施了节约型公共机构示范单位创建配套节能改造项目，其中包括中水循环利用系统和能源监管系统的建设。

2015年，争取政府节能专项资金70万元，自筹77万元，实施了公共机构节能改造项目。主要对双怡校区教学楼、高职楼、成教楼两万余平方米的外墙、屋面及外窗进行了保温改造。争取自治区水利厅年度水资源节约经费100万元，实施了节水系统改造项目，对教学楼、行政楼、学生公寓等部分楼宇进行智能节水冲厕系统、无水小便斗、自闭式节水龙头等一系列节水改造。

2016年，完成雁湖校区二期用地土地证办理工作。完成对原护校的房产、土地测量与转让新华学院的过户处置工作。争取自治区政府机关事务管理局节能专项资金25万元，实施了双怡校区水泵房二次增压改造项目，通过智能变频供水设备替代过去的蓄水池和老式水泵，解决了双怡校区西院高层住宅水压不稳和用水安全问题。

2017年，为了解决雁湖校区经常停电问题，经过多方协调，国家电网银川供电公司同意，将学校望远变518线退出运行，由上前城变电站为学校雁湖校区接入一路10千伏高压专用电源，彻底解决了主线路意外停电后没有备用电源的问题。该项目投入资金155万元，于2017年12月完成并投入运行。

六、取得的成绩

2008年以来，学校先后荣获"银川市节水型单位""自治区公共机构节能工作先进单位""全国城市节水基础管理工作先进校园""全国高校后勤十年社会化改革先进院校""全国高校节能管理先进院校"等多项荣誉。2015年，荣获"全国节约型公共机构示范单位"和"自治区第二批公共机构节水型单位"称号。2016年，被全国绿化委员会评为"全国绿化模范单位"。

第三节 财务管理

一、历史沿革和机构设置

2009年7月，计划财务处更名为财务处。2009年12月，财务处对财务科、综合管理科、计划统计科3个科室业务范围进行了重新划分，并将计划统计科更名为预算科。2011年11月增设财务处结算科。至此，财务处确立了财务科、综合管理科、预算科、结算科4个科室。

二、财务管理

学校财务处始终严格执行国家财经法律、法规和学校相关规定，不断加强财务管理和会计核算工作，依法拓宽资金来源渠道，多方面筹集资金，为学校各项事业稳步发展提供坚实的财力保障。

2008年至2017年，学校先后修订、制定了《宁夏医科大学财务管理办法》《宁夏医科大学预算管理办法》《宁夏医科大学财务审批办法》《宁夏医科大学差旅费管理办法》《宁夏医科大学收费票据管理使用办法》《宁夏医科大学其他收入管理实施细则》《宁夏医科大学基本建设财务管理办法》等57项校内规章制度。

2008年11月，将原宁夏卫生学校学生学费数据、护理学院和高职学院中专学生学费数据进行了筛选合并导入工作，重新录入校本部财务学生收费软件系统，实现了两个不同系统数据的合二为一。

2009年秋季，经过长时间的反复测试、改进，对学校财务软件进行了彻底换代升级，停止使用了几十年的手工经费本记录各类经费的方式，开始使用计算机预算管理系统进行电子化记录管理经费。首次实现互联网数据查询（学生学费、个人工资、各类经费账），开启了学校财务全业务、全流程电算化会计时代，财务管理水平得到了很大提升。

2009—2011年，自治区开展"小金库"专项治理工作，学校也成立了相应工作领导小组，制订专项治理工作实施方案。通过"小金库"专项治理，完善了内控监督制度，严肃了财经纪律，加强了法制教育，确保了资金的合理使用，财务管理进一步规范。

2010年，为解决原老校区西侧土地出让款、原宁夏卫生学校土地款等遗留问题，财务处安排专人前往相关部门和相关企业，进行沟通协调，并积极联系银川市政府寻求解决方法。经过奔波和努力，新校区未付土地款和原老校区西侧征地的遗留问题，得到一揽子合并处理和解决。

2010年10月，学校被财政部正式纳入"中央财政支持地方高校"的项目学校。

2011年3月，学校开启经费项目化管理。校内预算告别了以往部门粗放式的分配管理方式，所有经费按部门、分项目实施划拨。2011年7月，双怡校区南院一期住宅开发项目竣工决算工作完成，为引进博士提供的价值713.72万元住房，办理了整体资产入账手续。

2011年3月—5月，自治区审计厅对学校进行了"2010年度预算执行情况暨校长孙涛同志任期经济责任审计"。

2012年7月，在会计师事务所协助下，顺利完成涉及雁湖校区的工程、辅助工程、设备等400多份合同及结算定案单，200多家承建商、供货商，价值 7.48 亿元的雁湖校区工程决算。2012 年 9 月，学校加强预算细化管理，实施校内预算指标实时控制管理措施。同年 9 月，获得自治区表彰的"第六次会计工作先进集体"称号。

2014 年 6 月，学校研究决定，财务决算须提交学校校长办公会审定。

2014 年 9 月，通过物价部门的成本测算、听证，学校学生学费标准由 2002 年的 3000 元/生/年，调整到 4400 元/生/年—5800 元/生/年的新标准，这是继 2002 年之后，学校首次调整学费标准。

2015 年 6 月，财政部门开始重视各单位资金执行情况，督促各单位加快支付资金，对于年末未支付完成的款项将收回财政。学校高度重视，积极推进此项工作。2015 年 9 月，经协调物价部门、税务部门，学校取得了收取应税收入的资质，开始领取、使用税务发票。2016 年，根据自治区有关要求，学校积极推进内部控制工作，进一步细化完善了校内各项财务规章制度，持续规范和加强会计基础工作，编印了《宁夏医科大学财务制度汇编》和《财务业务服务手册》。并在全区行政事业单位内部控制建设培训班上进行了经验交流发言。2017 年 5 月，学校被评为自治区行政事业单位推进内部控制建设示范典型单位。

2017 年 6 月，学校实施各单位财务助管员管理制度，由财务助管员集中办理本单位所有报销业务。2017 年 11 月，初步完成了内控建设的框架建设任务。2017 年 12 月，配合会计师事务所办理雁湖校区动物实验中心、双怡校区全科医师培训基地、学生食堂、宿舍楼等八项工程项目和职工住宅楼二期工程竣工财务决算工作，完成了各项工程决算审计报告。

三、资金筹措

2008 年至 2017 年，学校资金规模不断扩大。特别是各类专项资金，从 2008 年的寥寥几笔到 2017 年庞大的各类专项资金，见证了国家经济的逐步强大和学校不断发展壮大的历程。在收入稳步增长的同时，学校进一步细化预算编制，依法理财，提高资金使用效率，合理化、规范化安排支出。

2017 年学校收入 6.27 亿元，10 年间收入翻近四番，年均增长 29.4%。2017 年末固定资产总值 13.715 亿元，10 年间平均增长 37.97%。

万元

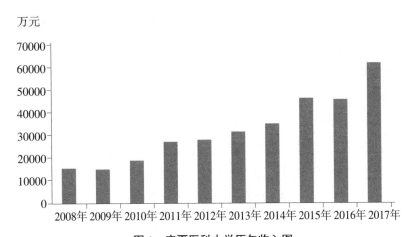

图 1 宁夏医科大学历年收入图

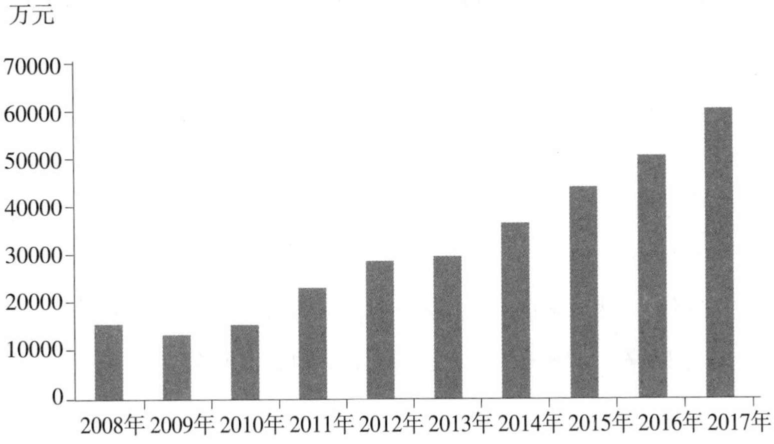

万元

图 2 宁夏医科大学历年支出图

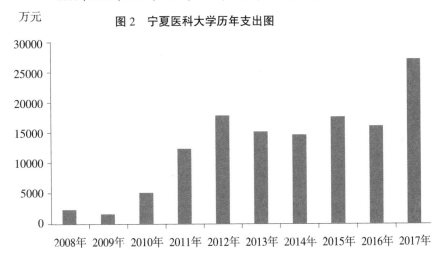

万元

图 3 宁夏医科大学历年专项经费收入图

2004—2007 年，雁湖校区建设总投资达 74830.52 万元，使学校硬件条件有了极大改善和提升，但因其巨大的投入和政府建设资金投入的不足，学校背负了巨额债务。2006—2009 年，学校资金运行极为困难，为减少资金压力，学校于 2008 年 6 月向自治区人民政府递交了《宁夏医学院关于原卫生学校土地有偿转让的请示》，自治区人民政府批复同意转让，市政府根据自治区人民政府批示，下发了《银川市人民政府关于宁夏医学院原卫生学校土地有偿转让意见的报告》。2009 年 9 月，原卫生学校土地由银川市国土局拍卖完成，拨付学校 500 万元，其余款项未拨付。2012 年 7 月，财政部门将应拨付学校的原卫校土地出让款 3302.67 万元（扣除国家规定的关于土地出让的各类出让金864.7 万元和土地出让金欠款 1897.83 万元）全额拨回。在出让原卫生学校土地的同时，学校与多家银行积极联络，争取到工商银行、农业银行、黄河银行贷款支持，解决了日常运行资金不足问题。

2010 年 6 月，经过近两个月的核实认定，国家审计署西安特派办、审计厅确认了学校负债状况，为政府代偿新校区建设的银行贷款提供了事实依据。2011 年，按照国家化解债务规划，政府主导、学校配套偿还雁湖校区建设的银行贷款 3.2 亿元，基本解决了学校雁湖校区建设的银行贷款压力。

自 2010 年以来，学校获得中央财政支持地方高校发展专项资金支持共计25620 万元（含地方配套 4220 万元）。

四、改革创新

2008 年以来，面对发展中产生的各种问题，财务处有针对性地在业务流程、审批权限、报销方式等诸多方面进行改进和创新，不断提高财务管理水平，适应学校快速发展的需要。

2008—2017 年，学校学费收取方式经历了多次改革和升级。从学费手工收取现金、手工开具发票过渡到通过刷银行卡或现金收取学费，再过渡到采取银行托扣学生银行卡上资金的方式收取学费，随后转变为学生通过互联网自主办理学费缴纳。2009 年 10 月，学校在全区高校首家采用即时机打发票。2013 年 9 月，全面实行无现金收费，直接通过银行从学生银行卡托扣学费。2016 年 7 月，实现了互联网自主办理和使用微信缴纳学费。

学校财务报销流程也经历了多次改革和升级，从经办人按流程审核报销付款、财务人员事后做账，过渡到现时做账等候付款，最终简化为手续齐全直接接收单据，其他事项全部由财务人员处理完成的模式。2012 年，开通了公务卡过渡账户，逐步推进并全面实施公务卡报销改革。2013 年 5 月，采用审核做账方式，由财务处将款项转账到相关银行卡上，报销人员无须等待付款。2013 年 9 月，扩大网银结算范围，职工差旅费和零星教学办公支出实行公务卡刷卡结算制，直接通过网银系统转账支付报销款项。2015 年 6 月开始，简化日常报销程序，从凭证格式、审批单据、报销流程等方面进行了制式化大胆改革，实行直接接单报销程序。2016 年 7 月，在实行直接接单报销后，对财务软件又进行了大幅度升级，在一定范围内开展了网上预约报账试点工作。

第十一章 交流与合作

第一节 对外交流与合作

一、国内教育交流与合作

（一）对口支援工作

2003 年，宁夏医科大学与山东大学开始启动校际交流与合作。2011 年 3 月，教育部印发《关于进一步推进对口支援西部地区高等学校工作的意见》，将山东大学与宁夏医科大学纳入"东部高校对口支援西部地区高等学校计划"，确定山东大学对口支援宁夏医科大学。2011 年 4 月，山东大学、宁夏医科大学举行对口支援合作协议签约仪式，确立对口支援合作伙伴关系，开启了两校交流合作的新里程。

1. 校际互访

2011 年至 2017 年，两校历任领导多次带领相关部门及人员进行校际交流互访，围绕拓宽工作有效途径、务实推进深度合作等问题开展调研，在学科建设、人才培养、师资队伍建设、干部挂职锻炼、医疗合作等方面建立了良好的工作机制，筑牢了工作基础。

2. 师资培养

2011 年以来，依托教育部关于本科教学工程西部受援高校教师和管理干部进修锻炼项目，学校共选派 78 名教师赴山东大学进修学习；借助山东大学教学促进与教师发展中心的师资力量，为 300 余名教师进行了 4 期教学能力提升与教师发展培训；利用教育部对口支援高校申请定向培养博士、硕士研究生单独招生计划，学校共有 14 人考取山东大学定向培养博士研究生。

3. 共建马院

为进一步贯彻落实教育部《关于进一步加强高等学校思想政治理论课教师队伍建设的意见》和《高等学校思想政治理论课建设标准》，2014 年 11 月，学校马克思主义学院与山东大学马克思主义学院签署对口支援合作共建协议。2015 年 6 月，两校互建马克思主义学院院长工作室。截至 2017 年 12 月，围绕学院建设、教学改革与课程建设、教师培训、学术交流等主题开展了多次交流。山东大学马克思主义学院在硕士学位点申报、学科建设、课程改革、师资队伍建设等方面给予大力支持。

4. 人才引进与互聘

2010 年 12 月，宁夏医科大学与中国工程院院士、内科学心血管病学专家、山东大学齐鲁医院博士生导师张运教授签订了《宁夏医科大学"双聘院士"协议书》，引进了建校以来的第一位院士；2017 年 8 月，学校与张运院士续签了"双聘院士"协议；2011 年 12 月，山东大学卫生管理与政策研究中心王健教授受聘为学校社会医学与卫生事业管理学硕士研究生合作导师；2012 年 9 月，山东大学人文医学研究中心主任陈晓阳教授受聘为学校特聘教授和自治区特聘专家；2014 年 11 月，山东大学护理学院院长贾继辉教授受聘为学校客座教授，宁夏医科大学护理学院院长刘娟教授受聘为山东大学护理学院兼职教授和合作博士研究生导师；2015 年 6 月，宁夏医科大学马克思主义学院汤波、任天波、徐萍凤 3 位教师受聘为山东大学马克思主义学院兼职硕士研究生导师；孙涛、张建中、王燕蓉、金群华、张锦等 8 位教师受聘为山东大学兼职博士研究生导师。导师的互聘，为加强导师队伍建设、提高学科与学位点建设管理水平发挥了积极作用。

5. 医疗合作

为推动东西部医药卫生高层次专业人才的交流与协作，学校总医院与山东大学齐鲁医院开展了长期的医疗合作。2010—2014 年，两院交替举办了 5 届宁鲁校际合作学术论坛，为双方的深度交流与合作提供了有效平台。2015 年 7 月，山东大学齐鲁医院、宁夏医科大学总医院和新疆维吾尔自治区人民医院联合举办了首届新、鲁、宁外科高峰论坛，促进了三地的外科学术发展与技术进步。

6. 干部培训

为适应建设高水平医科大学对管理干部的新要求，学校与山东大学建立了干部培训合作机制。2011 年和 2016 年，学校与山东大学联合举办了两期干部培训班，共培训人员 44 人。依托教育部本科教学工程西部受援高校教师和管理干部进修锻炼项目，2011 年至 2017 年，学校共派出挂职干部 76 人次，推进了学校干部队伍建设。

（二）与国内院校签约

2008 年以来，学校先后与中央民族大学、山东大学、厦门大学、山东中医药大学、西安交通大学、陕西中医药大学、浙江大学、福建医科大学、湖南中医药大学、首都医科大学等多所国内高等院校签署校际合作协议，为学校在学科建设、人才培养、科学研究以及医疗技术合作等领域的广泛合作架起了桥梁。

表 1　国内交流合作签约院校一览表

序 号	院校名称	建立合作年度
1	中央民族大学	2009 年
2	山东大学	2011 年
3	厦门大学	2011 年
4	山东中医药大学	2012 年续签（2006 年首签）
5	西安交通大学	2015 年
6	陕西中医药大学	2015 年
7	浙江大学医学院（原浙江医科大学）	2017 年续签（1996 年首签）
8	福建医科大学	2017 年
9	湖南中医药大学	2017 年
10	首都医科大学	2018 年续签（2007 年首签）
11	上海交通大学医学院（原上海第二医科大学）	2018 年续签（1998 年首签）
12	上海中医药大学	2018 年续签（1996 年首签）
13	南京中医药大学	2018 年
14	南京医科大学	2018 年续签（1996 年首签）

（三）开展本科生跨校联合培养

2008—2017 年，学校先后与上海交通大学医学院、山东大学、上海中医药大学、四川大学、山东中医药大学建立了本科生联合培养合作机制，共有 204 名学生分赴上述学校进行跨校园学习，其中，上海交通大学医学院接收临床医学专业 51 名学生，培养期 1 年；山东大学接收护理学、药学、临床医学和预防医学专业 95 名学生，培养期 1 年；上海中医药大学接收中医学、中西医临床医学、针灸推拿学专业 37 名学生，培养期 5 年；四川大学接收口腔医学专业 19 名学生，培养期 22 周；山东中医药大学接收中西医临床医学、针灸推拿学专业两名学生，培养期 5 年。

二、国际教育交流与合作

2008 年以来，学校国际交流与合作的步伐日益加快。截至 2017 年12 月，学校与美国中华医学基金会（CMB）、北卡罗来纳中央大学，日本岛根大学及其医学部、山形大学医学部、顺天堂大学，澳大利亚昆士兰国际流行病与寄生虫研究所，意大利米兰国际癫痫研究中心，丹麦奥尔堡大学，泰国宋卡王子大学，加拿大东方医学中心，塞尔维亚贝尔格莱德大学医学院，阿曼卡布斯大学、东方大学，迪拜中阿技术转移中心等国外教育医疗机构与科研院所开展了合作。

（一）与日本山形大学医学部的合作

学校与日本山形大学医学部的合作始于 1996 年。1999 年 9 月，两校签署研究人员研修合作协定，2001 年 1 月签署校际合作协议，并于 2004 年、2007 年、2010 年续签协议。2013 年 3 月，两校再次续约，将合作延续至2018 年。在校际合作平台的支持下，两校在教学、科研、人才培养、学术交流等方面开展了合作，山形大学先后无偿接收学校 13 名教师及科研骨干赴该校研修学习，其中，1 人取得山形大学硕士研究生学位、1 人取得博士研究生学位。

（二）与澳大利亚昆士兰大学的包虫病防治合作研究

包虫病国际合作项目于 2001 年被引入学校，由澳大利亚政府资助、学校与昆士兰大学共同执行、学校基础医学院杨玉荣博士主持。2001—2004 年，研究资金由澳大利亚 NIH 基金和昆士兰大学奖学金提供资金支持；2005—2008 年，由澳大利亚 NIH 基金和 NHMRC 基金提供资助；2009—2013 年，由中国国家自然科学基金和 NHMRC 基金提供资助。项目组成员由中国、澳大利亚、英国、法国专家构成，重点在我区开展包虫病流行病调查，中国国家疾控中心、宁夏疾控中心和同心、海原等地方疾控中心及相关医疗卫生机构工作人员配合并参与工作。项目历时 14 年，为有效开展地区包虫病防治积累了翔实的科学依据，学校的项目主要参与者据此撰写科研论文 30 余篇、国际会议专题交流报告 20 余篇，并申请到国际研究基金项目。

（三）与日本岛根大学的合作

学校与岛根大学的合作缘于日本协力银行贷款人才培养项目（简称日元贷款项目），该项目实施周期为 2004 年至 2010 年。在该项目的支持下，学校先后派出 3 批共 23 名专任教师和临床医生赴日本岛根大学医学部、富山医科大学研修学习，使用项目资金 7439.73 万日元。

基于项目合作的基础，2004 年 2 月，学校与岛根大学签署校际合作协议，制定了 "3+9" 博士研究生合作培养模式，23 名研修人员中有 10 人在日元贷款项目和日本国立奖学金的资助下取得了岛根大学博士学位；1 人考取日本文部省国费博士研究生。为加大教育合作力度，2009 年 2 月，两校续签长期合作协议，启动硕士研究生联合培养项目。学校每年选派 1—2 名在读硕士研究生在岛根大学医学部进行为期一年的免费研修学习；2017 年，选派名额增至 3 人。截至 2017 年 12 月，学校已向岛根大学选派 9 批共 21 名硕士研究生，其中，硕士在读 3 人，学成回国 18 人（3 人继续攻读岛根大学博士研究生并取得博士学位）。在人才联合培养的同时，两校在学术领域也开展了交流。2007—2009 年，学校基础医学院、公共卫生学院和临床医学院连续 3 年举办了 "学校与日本岛根大学医学部国际学术研讨会"，岛根大学专家教授应邀进行专题学术交流。

在两校的积极推动下，学校总医院和日本岛根大学附属医院于 2009 年 5 月签署合作协议。2009 年以来，岛根大学附属医院泌尿外科、骨科、儿科的临床医生多次与学校总医院开展手术观摩和技术交流，双方已联合申请到多项科研合作课题。

（四）与意大利费拉拉大学的癫痫病防治合作研究

学校 "宁夏颅脑疾病重点实验室" 与意大利费拉拉大学、C.Besta 国立神经学研究所、威尼斯神经科学国际学院建立了合作关系。2008 年 1 月，学校与意大利费拉拉大学签署合作协议，在总医院成立了 "中—意癫痫协作中心"；同年，双方就开展科研合作、专业培训、业务交流达成了共识。截至 2017 年 12 月，有两名神经外科专业人员在意大利接受了为期 1 年的专业培训并学成回国。

（五）与丹麦奥尔堡大学的合作

2010 年 11 月，学校总医院与丹麦奥尔堡大学、奥尔堡大学医院分别签署合作协议及备忘录，双方的合作聚焦于心胸外科领域的学术交流、人才培养和医疗技术提升。截至 2017 年，总医院心脏中心与奥尔堡大学医学院的专家学者围绕心血管疾病的临床治疗与研究开展了广泛的学术交流；选派马彦敏、黄晖、柳真、刘旭东 4 名技术骨干赴奥尔堡大学医院研修学习；与 Adreasen 教授及其团队开展手术实操示范，合作完成 15 例心脏外科手术，促进了技术进步，提高了临床疗效。2012 年 9 月，学校与奥尔堡大学签署校际合作协议。依托校际合作平台，总医院心脏外科主治医师顾继伟借助博士生联合培养项目师从 Adreasen 教授在奥尔堡大学攻读博士学位，在国际杂志上发表了 3 篇高质量论文，于 2017 年 3 月取得奥尔堡大学博士学位，成为学校取得该校博士学位第一人。

（六）与美国南佛罗里达大学的合作

学校与美国南佛罗里达大学合作始于 2013 年年初。2013 年 4 月，南佛罗里达大学副校长周树锋教授代表校方与学校签署了校际合作框架协议，两校确定了校际合作关系；5 月，周树锋教授与南佛罗里达大学医学院副院长 Robert Deschenes 教授来访，就合作打造优势学科和高水平科研平台等事宜进行交流。同年 6 月，两校签署联合建立中美医学科学研究院的协议。在校际框架协议支持下，2013 年 7 月，学校启动本科生短期交流项目，7 月至 8 月间，先后选派 8 名本科生赴南佛罗里达大学开展短期交流；同年 10 月，学校总医院的 8 名专业技术人员前往南佛罗里达大学药学院，在周树峰团队的技术指导下研修学习；2014 年 11 月派出第二批 5 人进行研修学习。

（七）与泰国宋卡王子大学的人才联合培养

学校与泰国宋卡王子大学的合作始于 2014 年。2015 年 9 月，依托 CMB 博士生培养项目，经宋卡王子大学 Virasakdi 教授面试考核，接收学校公共卫生与管理学院 1 名教师赴泰攻读博士研究生；2015 年 5 月，Virasakdi 教授再次接收公共卫生与管理学院 1 名教师于 2016 年 9 月赴泰攻读博士研究生。在此项目合作的基础上，两校于 2016 年 5 月签署校际合作框架协议，在教育合作、人员互访、师生交流等领域开展合作。

（八）与美国北卡罗来纳中央大学的合作

在学校 77 级校友、北卡罗来纳中央大学药理系终身教授、美国国立卫生研究院（NIH）课题负责人李平安教授的引荐下，学校与北卡罗来纳中央大学在人才培养、科研合作、学术交流等方面开展了多项合作。2015 年、2016 年，学校代表团两次赴北卡罗来纳中央大学访问交流；2016 年 6 月，两校签署校际合作框架协议；2012 年 9 月，学校以"讲座教授"身份柔性引进李平安教授，促成颅脑疾病重点实验室、基础医学院与北卡罗来纳中央大学在师资培养、科学研究、实验技术与研究、论文发表等方面的多项合作，10 余名教师先后进入李平安教授实验室研修；2017 年 9 月，学校与李平安教授续签了柔性引进合作协议。

（九）与阿拉伯地区高校的交流

2013 年开始，学校在开拓与阿拉伯地区高等医学教育与医疗卫生服务领域的交流合作进行了积极的探索与尝试。

1. 与阿曼卡布斯苏丹大学的交流

2013 年 9 月，学校与阿曼卡布斯苏丹大学签署校际合作框架协议。为推动与卡布斯苏丹大学的教育合作，2014 年 11 月和 2015 年 1 月，学校先后两次就此事与阿曼苏丹国驻华大使阿卜杜拉先生进行磋商；2015 年 3 月，孙涛校长随同自治区教育代表团出访阿曼，与卡布斯苏丹大学校长详尽交流了科研合作及本科生交流事宜。

2. 与阿曼东方大学的交流

2015 年 5 月，学校与阿曼东方大学签署校际合作备忘录；同年 9 月，两校签署《宁夏医科大学与东方大学共建中医孔子学院合作意向书》，筹备建立中医孔子学院；同年 12 月，学校中医专业 12 名师生赴东方大学进行短期交流。

3. 与约旦中东大学的交流

2017 年年初，经中阿（约旦）技术转移中心引荐，学校与约旦中东大学建立了联系；同年 1 月，约旦中东大学及中阿（约旦）技术转移中心代表团来访，与学校签署三方合作框架协议，就师资共享、人才培养、科研合作、医疗合作达成共识。

表2 国际交流合作签约院校一览表

序 号	院所名称	建立合作年度
1	意大利费拉拉大学	2008年
2	加拿大白求恩东方医学中心	2009年
3	日本岛根大学	2009年续约（2004年首签）
4	英国伯明翰城市大学	2010年
5	迪拜大学孔子学院	2011年
6	丹麦奥尔堡大学	2012年
7	日本山形大学	2013年续约（2001年首签）
8	美国南佛罗里达大学	2013年
9	阿曼卡布斯苏丹大学	2013年
10	阿曼东方大学	2015年
11	日本顺天堂大学	2015年
12	泰国宋卡王子大学	2016年
13	美国北卡罗来纳中央大学	2016年
14	约旦中东大学、中阿（约旦）技术转移中心	2017年
15	塞尔维亚贝尔格莱德大学医学院	2017年

三、港澳台地区教育文化交流与合作

2008年以来，学校与港澳台地区教育医疗机构的交流与合作日益频繁，不仅促进了文化交融，更加深了两岸三地间的教育文化交流与合作。

（一）与台湾地区的交流与合作

1. 学术交流

在两岸专业学术交流活动的推动下，学校的教学科研人员与管理人员通过参加"2008年海峡两岸四地家庭医学/全科医学学术研讨会""2012年两岸烟害防治专题研讨会""第五届世界华人神经外科学术大会暨2012海峡两岸神经外科论坛""2017年（第四届）海峡两岸社区营养与健康促进学术研讨会"等专业学术会议，与台湾地区的专家学者进行了学术互动与交流。2011年8月和2013年9月，学校分别承办了"第八届海峡两岸心血管科学研讨会"和"2013年宁台医疗暨健康产业发展交流研讨会"。

2. 校际签约

2013年6月，学校与嘉南药理大学签署学术交流与合作意愿书，协议在科学研究、学术交流、师资培训、学生交流方面开展合作。2016 年 6 月，嘉南药理大学副校长陈健民、国际暨两岸交流中心副执行长陈忠伟来校商谈合作事宜。2014 年 11 月，学校与辅英科技大学签署合作协定书，协议在学术文化交流与教师互访方面开展合作；2016 年 5 月，辅英科技大学张可立副校长、国际暨两岸事务处叶金麟副主任来校商谈合作事宜。2015 年 4 月，学校与东吴大学签署学术交流协议书和学生交流协议书，建立合作关系。2017 年 6 月，学校与台湾铭传大学签署学术交流协定书，协议在教师及研究人员互访、科学研究、学术交流、学生交流等方面开展合作。

3. 师资交流与培训

2013—2015 年，学校 3 批次共 56 名教师赴台湾中国医药大学、中山医学大学和嘉南药理大学开展 PBL 教学法交流培训。2015 年 9 月，护理学院 6 名骨干教师赴辅英科技大学参加"情景模拟教学研讨会"。2016 年与 2017 年，护理学院 3 名专任教师前往辅英科技大学进行专业研修。2016 年 3 月，学校 4 名教师前往铭传大学和树德科技大学参加自治区教育厅组织的"全区高校创新与创业培训班"，接受大学治理的创新与创能、核心能力培育与循环式教学法、创新经营策略、创意创新与创业、学生创意竞赛与创业辅导培训。

4. 本科生联合培养

为切实落实两校合作协议，学校与辅英科技大学实施了护理学专业本科生联合培养项目。2015 年 2 月，学校 6 名护理学专业本科生前往该校进行为期一学期的课程学习，同年 9 月，选派第二批 4 名学生；2016 年，两校将护理学专业本科生的联合培养扩展到了高职学生，同年 9 月，学校选派 5 名高职生、7 名本科生赴该校学习；2017 年 9 月，选派 1 名学生前往该校学习。截至 2017 年 12 月，共计选派 23 名学生。

5. 学生交流互访

文化交流体验。2011—2015 年，学校两次承办了自治区党委统战部、自治区台湾同胞联谊会组织的"两岸同心，我们同行"台湾大学生主题夏令营和"龙脉相传·青春中华"台胞青年千人主题夏令营（宁夏分营）活动，台湾大学、东吴大学、政治大学等 20 多所台湾地区高校的 50 余名大学生与宁夏医科大学学生代表进行了文化交流。

本科生短期交流。2014—2015 年，学校临床医学院、中医学院、公共卫生学院、药学院、管理学院和检验学院的两批共 26 名本科生在台湾嘉南药理大学开展短期学习交流。

研究生短期交流。2017 年 5 月，学校 3 个博士学位授权一级学科和 8 个硕士学位授权一级学科的 16 名在读博士、硕士研究生前往台湾大学、阳明大学、台湾医学大学等 4 所高校及台北市立联合医院、台湾医学大学附属医院等 7 家医疗机构和南光化学制药股份有限公司交流学习。

专业技能比赛。2017 年 8 月，学校代表队在台湾举办的"第七届海峡两岸大学生计算机应用能力与信息素养大赛"中荣获两岸教育交流贡献奖，选手个人荣获 1 项一等奖、5 项二等奖、2 项三等奖。

(二)与港澳地区的交流与合作

1. 学术交流

2011 年 8 月，香港地区心血管疾病防治领域的专家学者参加中国生理学会等单位主办、学校承办的"第八届海峡两岸心血管科学研讨会"，与内地专家进行交流。2014 年 6 月，学校和香港中文大学在银川联合举办了"第一届生育力保持国际研讨会"，澳大利亚昆士兰大学、美国加州大学、中国科学院、北京大学、中国科学技术大学、北京协和医科大学和南京医科大学等 10 多所高校和科研机构相关领域的专家学者与会交流，北京、香港、陕西、安徽、广东、宁夏等地的 100 多名代表参加了会议。

2013 年 8 月，香港中文大学陈伟仪教授来校与颅脑疾病重点实验室、生育力保持教育部重点实验室开展学术交流。2014 年 11 月，香港中文大学路钢教授来校指导颅脑疾病重点实验室建设并做专题学术讲座，同年 7 月，香港学者协会教授团一行 20 人来校访问，萧文鸾教授、韩怡凡教授、钱培元教授、吴武田教授作专题学术讲座。2016 年 6 月，香港中文大学上皮细胞生物学研究中心主任陈小章教授来校指导科研工作并做专题学术讲座，基础医学院病理学系签署了《关于宁夏医科大学病理学系与香港中文大学上皮细胞生物学研究中心筹备建立科研联合实验室的合作备忘录》。2017 年 6 月，香港中文大学医学部赵晖教授来校开展学术交流，同年 7 月，香港中文大学陈伟仪教授、张凯鸿教授、缪啟基博士来校开展学术交流并对研究生和留学生进行科研培训。

2. 师资培训与交流

2011年11月，学校15名教师赴香港大学李嘉诚医学院学习培训；2012年10月，学校教学研究团队22人在香港中文大学开展PBL教学法培训；2016年12月和2017年12月，学校在香港中文大学举办两期"学科能力建设高级研修班"，分别有22名教师和16名教师接受了培训。至2017年12月，学校共组织4批75名教师前往香港大学、香港中文大学进行教学与学科能力建设培训。

2013年8月，学校17名硕士研究生指导教师赴香港中文大学和澳门大学开展指导教师教育理念和创新思维建设学习交流与培训。

2014年11月，学校聘请香港中文大学路钢教授为客座教授；2017年7月，学校聘请香港中文大学生物医学院院长陈伟仪教授为特聘教授。

3. 学生交流

2013年，中医学院8名本科生赴港澳地区学习交流。2015年7月，10名本科生赴香港地区参加宁港青年交流促进会举办的"宁夏优秀学生赴港夏令营"。2016年6月，香港医学会青年医生代表团一行26人来校访问，与学校师生代表进行座谈交流。2017年5月，香港中文大学和声书院生物医学系"一带一路"学生交流团一行27人来校访问，与学校的学生代表开展了文化交流。

表3　港澳台地区交流院校一览表

序号	院所名称	建立合作年度	备注
1	香港大学	2011年	
2	香港中文大学	2012年	
3	台湾嘉南药理大学	2013年	签署协议
4	台湾辅英科技大学	2014年	签署协议
5	台湾东吴大学	2015年	签署协议
6	台湾铭传大学	2017年	签署协议

四、国际（境外）交流出访与来访

2008 年以来，学校国际交流规模不断扩大，交流领域与区域日益广泛。2008—2017 年，与国外（境外）院校及科研机构进行学术交流、项目合作、学习培训或参加国际会议的人员出访累计达 66 批 266 人次，接待来访累计200 余人次，涉及美国、加拿大、英国、法国、澳大利亚、新西兰、俄罗斯等30 多个国家及港澳台地区。

第二节　外国专家与外教

一、外专引智项目与外专聘请

学校自 2009 年实施国家外国专家局外国专家短期聘请项目以来，随着教育事业的快速发展，学校坚持把学科交流作为外专引智工作的重点，把专业化、高层次作为工作的指导方向，不断加大外专引智项目的工作力度，项目质量逐年提高。2008 年 7 月至 2017 年 12 月，学校获得外专项目资金累计达280 万元，执行短期外专项目 31 个，聘请美国、日本、加拿大、澳大利亚、芬兰、日本等国多所医学院校及科研院所的 70 余名外籍专家学者来校指导实验，开展科研合作和学术交流，对扩大学校对外交流与合作发挥了积极的引荐推动作用，外专引智工作取得显著成效。

二、外籍教师引进与管理

自 2002 年开始，借助自治区教育厅外籍教师引进计划，学校实施外籍教师聘请工作。多年来，按照"以我为主、按需聘请、择优选聘、保证质量、用其所长、讲求效益"的聘用原则，学校积极拓宽外教聘请渠道。2008 年 8月至 2017 年 12 月，共聘用美国、英国、澳大利亚、加拿大、荷兰、瑞典等国外籍教师 46 人次，每年承担全校 30 余个班级 1200 余名本科生和 20 余个班级800 余名研究生的口语、听力教学任务，对加强学校英语教学发挥了重要作用。2017 年，学校外籍教师人员构成实现由语言类向医学专业背景的扩展。

表4 2008—2017年聘请外籍教师情况统计表

序号	姓名	国别	聘用时间	聘期
1	Geoffrey Willian Allen	英国	2008年2月	1年
2	Irene Allen	英国	2008年2月	1年
3	Johanna Bernarda Maria Geerdink	荷兰	2008年9月	1年
4	Rebecca Hoi-Yun	美国	2008年9月	3年
5	Valerie Ann Kohler	美国	2008年9月	1年
6	Angela Esther Bowe	美国	2009年8月	1年
7	Mai xiang hua	澳大利亚	2009年8月	4年
8	Anna Chardelle	美国	2010年8月	4年
9	Ashley Mozak	加拿大	2010年8月	4年
10	Margaret Vera Trelfa	英国	2010年8月	7年
11	John Louis	美国	2010年8月	2年
12	Ruth Joy Everitt	英国	2011年9月	3年
13	Karl Pontus Ljungberg	瑞典	2014年8月	2年
14	Graham Gilbert Gisselquist	美国	2014年8月	2年
15	Zhang Xirui	美国	2014年9月	1年
16	David Tillman Dueker	美国	2016年8月	3年
17	Anita Fay Cassidy	加拿大	2017年8月	1年

第三节 校友会

一、组织机构

2008年8月，学校在筹备庆祝建校50周年庆典活动的同时，酝酿成立了宁夏医科大学校友会。该项工作由学校领导孙涛、张建中、李正直发起并牵头负责，由80级校友、时任学校人事处处长刘荣耀和时任学校基础医学院党委书记朱建华负责组织筹备工作。2008年12月，学校将校友会的筹建工作交由对外合作交流处具体负责。

2009年3月，宁夏医科大学校友会经自治区民政厅民间组织管理局核准注册登记成立。同年4月18日，校友会成立大会召开。大会通过了第一届校友会理事会成员，孙涛任会长，张建中、田丰年、陈玉珍、谢鹏、虎俊隆、李明、宋东江任副会长，张建中兼任秘书长；理事会有成员 77 人；大会举行了校友捐赠仪式，通报了校友捐赠情况。

2013 年 9 月，校友会召开了第二届校友代表大会，改选理事会，通过了第二届理事、常务理事及副会长候选人名单，孙涛任会长，田永华、宋东江、张吉奎、张建中、罗向红、虎俊隆、蒋宁生任副会长，张建中兼任秘书长；理事会有成员 141 人，其中，常务理事 37 人，理事 104 人；推选了首届宁夏医科大学杰出校友、优秀校友。

2012 年，学校成立校友工作办公室，配备专职工作人员 1 名，与对外合作交流处合署办公，负责校友会具体工作的组织与实施。

二、校友会工作

(一)完善校友会工作机制

2009 年以来，宁夏医科大学校友会根据工作需要，先后成立了以美国华盛顿为中心的北美海外校友会，以北京、上海、广东为中心的华北、华东、华南校友会。2009 年，校友会在银川市、吴忠市、石嘴山市、中卫市、固原市五个地市建立了校友联络站，指定了联络负责人，建立了区内工作机制。2012 年，校友会确定了学院校友工作联络员，制定了《宁夏医科大学校友工作联络员工作职责》，建立了校内工作机制。

(二)建立校友网络信息交流平台

2013 年，宁夏医科大学校友工作办公室借助地区校友会的力量，多方征集信息建立校友信息数据库；同年，校友会在学校门户网站建立了专属网站，开设了母校要闻、校友快讯、校友风采、校友捐赠等栏目。2015 年，校友会开通微信公众号，建立校友联络 QQ 群，开辟了校友信息适时网络交互平台，为校友联络提供便捷服务。2017 年，校友会网站升级改版。

(三)活跃校友分会活动

在宁夏医科大学校友会的倡议组织下，自 2010 年起，华北、华东地区校友会每两年组织一届学术沙龙，至 2017 年已举办 4 届，累积参加活动人数近1000 人。北美海外校友会于 2010 年、2016 年举办了两届校友联谊活动，累积参加活动人数近 70 人。2012 年 9 月，宁夏医科大学校友会举办了首届校友毕业30周年庆典活动，此后，该项活动每年举办一届，至2017年9月，已举办6届，累积返校参加活动人数近700人。以地区校友会为平台组织开展的此类活动，已发展成为增进校友交流的一项常规工作被固定下来，在校友中具有一定的影响力。

（四）积极开展社会公益活动

为配合"世界无烟日"宣传，自2013年以来，在每年的5月31日"世界无烟日"，宁夏医科大学校友会联合学校CMB基金会、宁夏博士协会医学分会和青年志愿者协会等，积极协同自治区文明委、自治区卫计委和全区各地市政府，共同举办"创建无烟环境，倡导健康生活"主题宣传活动，以实际行动践行医学院校在控烟禁烟宣传工作中的主体作用。至2017年，该项公益服务活动已举办4届。

（五）组织开展校友捐助、捐赠活动

校友会的成立，搭建了广大校友向学校捐助、捐赠活动的平台。2007年开始，一位校友向学校捐助贫困助学金人民币3万元，北美海外校友会向学校捐赠了数百本外文书籍。2008—2017年，76级校友郭龙共计为学校优秀硕士毕业生捐赠了116台笔记本电脑，2011年、2012年给优秀研究生奖励资金人民币6.6万元；2016年，给优秀硕士研究生指导教师奖励资金人民币16万元；2014年，给学校"校友林"捐赠了100余棵杏树，形成校园杏林景观。2012—2017年，自77级校友毕业30周年开始，6届校友先后为学校捐资建设了"卷""不息""点石成精苑""海棠园""七彩文化长廊""追梦"等多处人文景观，极大地改善了校园人文环境。

（六）借助校友资源，服务学校发展

2008年以来，在各届校友的大力协助和推动下，学校的教学医院和教学实习基地逐步由区内扩展到上海、西安、甘肃、青海等地，本科生实现了与美国、日本、加拿大的短期交流。借助"千人计划""春晖计划"等国家相应的人才引智政策，学校在海外的知名校友应邀来校开展学术交流，与学校签约开展科研合作，培养教学科研后备人才，为学校的建设发展搭建桥梁，献策出力。

第十二章　学院建设

第一节　临床医学院

一、历史沿革

2004 年 12 月，临床学院成立，2009 年 6 月更名为临床医学院。2007 年 11 月，检验系成立，2008 年 9 月更名为检验学院。2015 年，学校实施大学院制改革，临床医学院与原检验学院合并成立新的临床医学院。

二、机构设置与领导班子

学院党委下设 9 个党支部和分党校。行政设学院办公室、学生工作办公室、教学管理办公室、科研管理办公室、研究生管理办公室 5 个部门，设分工会、学生会、团委 3 个群团组织。学院设 3 个实验中心（含临床技能综合培训中心、医学检验实验教学中心和影像学实验教学中心）及内科学系、外科学系、妇产科学系、儿科学系、全科医学系、影像学系、麻醉学系、医学检验学系、康复医学系、诊断学系、眼科学系、耳鼻喉科学系、皮肤性病学系、传染病学系、神经病学系、肿瘤学系、核医学系、重症医学和急救医学系、精神病学与医学心理学系等 19 个学系。

2004 年 12 月至 2017 年 8 月，杨银学兼任院长；2017 年 10 月至今，金群华主持工作。2004 年 12 月至 2013 年 2 月，李秀萍任党委书记；2013 年 12 月至 2015 年 10 月，胡建国任党委书记；2015 年 10 月至今，马晓恒任党委书记。

2007 年 11 月至 2011 年 8 月，赵锡兰任检验学院党总支书记；2011 年 8 月至 2014 年 4 月，周永伟任检验学院党总支书记；2014 年 4 月至 2015 年 10 月，马晓恒任检验学院党总支书记。2008 年 1 月至 2015 年 10 月，魏军任检验学院院长。

三、教育教学

（一）本科教学概况

学院开设临床医学（含全科医学方向）、医学影像学、麻醉学、康复治疗学、医学检验技术、儿科学 6 个本科专业，全部实现一本招生。现有国家级特色专业 1 个、自治区级优势特色专业 4 个、自治区级重点专业群 1 项、自治区级精品课程 8 门、自治区级精品视频公开课 2 门、自治区级双语教学示范课程 1 门、自治区级优质公开课 1 门、自治区级教学团队 4 个。2016 年 11 月，通过教育部临床医学本科专业认证，有效期 6 年。

（二）本科教学改革

以学系为核心，实行"院—系—科"三级管理模式。2008 年起加大教学改革力度，应用"以问题为导向"（PBL）、"以病例为中心"（CBL）、模拟虚拟等多种教学方式。2009 年起实行"双螺旋"见实习方法改革。2012 年起外科学系和儿科学系分别实施了微格教学法、三明治教学法。2011 年和 2016 年分别修订了临床医学培养方案和教学大纲。2016 年培养方案着重加强与执业医师考试衔接，新增临床技能培训课程和学生自主学习内容，加大实践教学学时比例。启动临床阶段"器官系统"课程整合，成立学院本科教学指导委员会，建立教学质量监控体系，完善各级人员评教制度。应用移动课程教学与评估系统软件开展移动信息教学评价和反馈。建立 PBL、CBL、医学影像学、医学检验技术立体化教学等资源库；开展迷你临床演练评估（mini-CEX）、操作技能直接观察评估（DOPS）、客观结构化临床考试（OSCE），实施形成性评价考核。组建标准化病人（SP）教学团队。

2009 年，原检验学院临床免疫学检验获批校级及自治区级精品课程，2011 年和 2012 年，临床微生物学检验分别获批校级及自治区级精品课程；2011 年，分别获批自治区级"多学科渗透式"人才培养模式创新实验区和医学检验特色专业；2012 年，获批自治区级质量工程先进个人 1 项；2013 年，临床免疫学与微生物教学团队获批区级优秀教学团队；2014 年，医学检验专业获批自治区级重点建设专业；2008 年至 2015 年 10 月，学院共获批 1 项自治区级、28 项校级教育教学研究项目；学校授课比赛获奖 21 人次，其中，一等奖 1 项，二等奖 4 项，创新奖 3 项。2009 年至 2015 年 10 月，大学生创新性实验项目共计 34 项，其中，国家级 8 项，自治区级 15 项，校级 23 项。作为副主编，编写国家级检验专业教材 4 部，参编 23 部。

（三）实验教学中心建设

1. 临床技能综合培训中心

（1）概况。临床技能综合培训中心包括国家级实验教学示范中心（2016 年）、美国心脏协会心血管急救培训中心（2016 年）、国家级大学生校外实践教育基地（2013 年）、自治区腔镜中心（2013 年）、自治区科普教育基地（2013 年）和国家医师资格实践技能考试与考官培训基地（2010 年）。中心设备总值 9325 万元，主要承担临床医学等 10 余个本科专业临床技能课程教学任务；承担医学生规范化培训、师资培训、毕业后教育、社会公益教育、职业培训及考试等任务，年培训考核各级各类医学专业人员上万人次。经过多年发展，中心已成为集教学、培训、考核和社会服务多位一体的区域性核心教育基地。

（2）中心建设。临床技能综合培训中心始建于 2004 年，面积 9950 平方米，设培训一部和培训二部。2016 年年初，学校将全科医师楼移交至总医院管理，总医院将 1—4 层划归至临床医学院，成立临床技能综合培训中心二部，目前正在投资改建和完善，设有一体化手术教学中心、模拟微创教学中心、模拟急救与重症监护教学中心、OSCE 考场等训练平台。

（3）特色与成果。2008 年，学院建成自治区级精品课程《实验外科手术学》，形成"集体备课制""一体化手术室教学""大动物实验"的教学特色。坚持"教、学、做一体化"教学模式，注重教学过程与考核评价，结合教学实践创新教学教具。编撰《实验外科手术学》(中英文版)、《临床技能模拟训练教程》等教材。外科手术缝合线路练习板等 10 项获国家专利技术用于教学和培训中。2015 年，建立以"一个中心（以培养人文素质、临床实践能力和创新能力为核心）、两条主线（人文素质培养和临床技能培养）、三个层次（基础性、专业性、综合性）、四个模块（人文素质技能、临床综合技能训练、临床专科技能训练和临床决策能力训练）、五个统一（统一安排教学任务、统一协调临床师资、统一规章制度、统一管理仪器设备、统一临床考核标准）、六个平台（人文与社会实践、临床基础技能培训、临床专科技能培训、临床综合技能培训、网络数字化教学、临床综合考核）"为特色的临床实验教学体系。

2. 医学检验实验教学中心

（1）概况。医学检验实验教学中心前身为成立于 2008 年的原检验学院教学实验中心。2015 年 10 月更名。中心由临床生物化学检验、临床免疫学检验、临床病源微生物与寄生虫检验、临床基础检验与血液学检验、多媒体互动实验室共 5 个教学实验室组成。中心总面积 1080 平方米，设备总值 1174 万元；主要承担医学检验本、专科 9 门课程的实验教学工作；共开设实验项目 180 余项，年均完成实验教学 860 余学时。

（2）实验室建设。2008 年，组建成立多媒体互动教学实验室。2014—2016 年，先后投入 320 万元和 100 万元中地共建项目资金，对实验室原有仪器设备进行了更新和补充。2015 年，申请专项资金为各实验室安装了多媒体教学设备。2017 年，更新数码显微互动教学系统。

（3）特色与成果。2012—2013 年，中心先后与宁夏医科大学总医院联合组建成立了"检验医学研究团队""宁夏检验医学研究所"和"宁夏临床病原微生物重点实验室"。"宁夏临床病原微生物重点实验室"通过自治区科技厅验收。

3. 影像学实验教学中心建设

影像学实验室于 2006 年 4 月挂牌投入使用。设有常规 X 线基础实验室、影像诊断实验室、超声实验室及 4 个教学机房（CT、MR、DSA、普通 X 线检查）、1 个示教厅，用于各专业的影像诊断学、影像解剖学、影像设备学、影像检查技术的见习教学。2017 年，影像学实验室经重新规划，扩大规模，启动影像学实验教学中心建设，建立影像诊断教学平台、影像检查技术模拟操作平台等，丰富了教学内容，进一步提高了影像学教学质量。

（四）教师队伍

学院现有专兼职教师 831 人，硕士以上学历教师 479 人、博士 82 人。副高级及以上职称 491 人，占 59.10%，其中，教授、副教授 306 人。学院逐步完善新任教师授课资格认定制度和新入职教师岗前培训制度，通过外出进修学习、内部培训，举办各种讲座、教师工作坊、临床技能训练、竞赛等手段，加强教师队伍建设。2010 年，陈德胜获宁夏第三届高校青年教师基本功大赛三等奖；2012 年，李妍获中华医学会医学教育学分会青年教师授课比赛二等奖；2017 年，孟高克荣获西北医学教育联盟首届授课比赛临床组一等奖和第七届全国医学院校青年教师教学基本功比赛二等奖。

2008 年，原检验学院有专任教师 11 名，至 2015 年，有专任教师 16 名，其中，教授 2 名，副教授 7 名，讲师 7 名；博士 6 名，硕士 7 名。

（五）教学成果与获奖

目前，学院拥有自治区教学名师 1 人、校级教学名师 4 人。2014 年，《以岗位胜任力为导向，地方院校五年制临床医学专业综合改革探索与实践》获国家级教学成果二等奖。2014 年至今，获自治区级质量工程先进个人 1 名，获全国高等医学院校大学生临床技能竞赛总决赛三等奖两项，西南西北赛区特等奖 1 项、二等奖 2 项、三等奖 2 项；获自治区"青年就业创业见习基地"和"全区高等学校质量工程先进集体"称号，获"宁夏医科大学优秀实践教学基地"和校级"人才培养模式创新实验区"称号；获批自治区级教育教学改革项目 8 项，校级教育教学改革项目 85 项；获国家级教学成果二等奖 1 项，自治区级教学成果一等奖 2 项、二等奖 1 项，校级教学成果奖 15 项。

四、学科建设与科学研究

（一）学科建设

临床医学现有 18 个二级学科、22 个三级学科，经过多年的探索和积累，逐步形成消化系统恶性肿瘤研究、颅脑疾病基础与临床研究、骨关节病研究、临床检验诊断学研究、心肺血管病研究、生殖健康临床转化研究 6 个研究方向。2014 年，神经病学、消化道肿瘤学、骨科学被遴选为宁夏医科大学优势学科群。2015 年，神经病学、普通外科学、临床检验诊断学被自治区教育厅确立为"十三五"自治区优势特色建设学科，骨科学为"十三五"自治区重点建设学科。2016 年，妇产科学、消化内科学、重症医学、影像医学与核医学、泌尿外科学被确立为宁夏医科大学"十三五"校级重点建设学科。现有宁夏医科大学学科带头人5人,学术带头人4人,学术骨干5人。现有自治区科技创新团队8个,拥有自治区级以上科研平台10所。2016年,临床医学学科进入 ESI 排名前1%,实现了宁夏 ESI 排名前1%高校零的突破。2017年,继续保持 ESI 排名前1%,排名上升33位。2017年12月,教育部学位与研究生教育发展中心公布全国第四轮学科评估结果,临床医学学科在此次评估中处于 C+档(全国排名前40%—50%)。

(二)科学研究

2009—2017年,学院获批各类科研项目58项,科研经费1242.61万元,其中,国家级17项、省部级22项、厅局级13项、校级6项。获宁夏科技进步奖10项、申请专利12项,发表学术论文213篇,其中 SCI 论文55篇、中文核心期刊论文44篇。

2008年至2015年10月,原检验学院获批国家自然科学基金15项,省部级项目24项,科技攻关2项,厅局级项目26项,银川市科技攻关1项,校级31项。科研经费总计达1018.5万元。国内外期刊收录论文达237篇,其中SCI 收录50余篇;获自治区科技进步奖5项,宁夏自然科学优秀学术论文13项。获得发明专利3项。

五、学位与研究生教育

(一)学位点建设

2005年,临床医学获批一级学科硕士学位授权点,老年病学、康复医学与理疗学、全科医学、重症医学、临床病理学专业陆续开始招生,现有二级学位点19个。2013年,临床医学获批一级学科博士学位授权点。自2014年起,连续3年获批自治区研究生教育创新计划项目。2017年,临床医学专业通过教育部学术学位博士授权点专项评估。

(二)研究生招生与培养

学院现有博士研究生导师12名、硕士研究生导师284名,其中宁夏医科大学总医院硕士研究生导师168名。加大内引外培力度,逐步扩大博士研究生导师师资队伍,优化硕士研究生导师师资队伍结构;设立薄弱学位点孵育项目，成效显著。

学院稳步发展硕士研究生教育，拓展博士、留学研究生教育。2010年，学院参与并实施国家教育体制改革试点项目，即临床医学硕士专业学位与专科医师规范化培训一体化培养模式，对专业学位研究生进行住院医师规范化一体化培训。2014年，学术学位博士研究生开始招生。2015年，全面实行专业学位硕士研究生住院医师规范化培训，并与有资质的教学医院联合进行培养。2015年，开始专业学位留学研究生教育。积极推进并深化研究生复试改革，2016年，在专业学位硕士研究生复试中增设临床技能考核项目。2016年，教育部学位中心对临床医学专业进行专业学位水平评估和学科评估。2018年，专业学位博士研究生开始招生。

分批次修订博士研究生、硕士研究生培养方案和教学大纲。《医学研究生科研实践》《实验外科手术学》《药物基因组学》课程先后在2016年、2017年获批为自治区课程建设项目。2017年，参加全国医科院校研究生院联盟首届研究生临床能力（医学影像）竞赛，获得全国三等奖（排名第七）。

六、学生工作

2012年，学校深化二级学院管理制度改革，临床医学相关专业研究生由研究生院移交至临床医学院管理。2008—2012年，临床医学院本科学生管理主要是临床医学、医学影像学、麻醉学大学三年级下半学期开始的后期管理。自2013年4月，学校对临床医学院所辖学生管理进行调整，将所辖专业学生的管理从前两年半的基础医学院管理全部划拨到临床医学院。学院优化学工队伍结构，目前有学工人员14名。2015年10月，根据学校大学院制改革要求，原检验学院所辖医学检验技术专业、原高职学院所辖高职临床医学、检验医学专业并入临床医学院，目前，临床医学院学生规模已达4200余人。

2010年，订单式培养临床医学（全科方向）专业开始招生，每年招收50名。

学院始终坚持以学生为本，把促进学生健康成长、成才作为一切工作的出发点和落脚点，推进学生教学管理创新，强化服务学生的意识。坚持以习近平新时代中国特色社会主义思想为指引，以党建为统领，扎实做好学生思想政治教育工作。深入推动十八大、十九大精神和社会主义核心价值观"三进"工作。充分发挥学院党校、团校教育管理作用和学生党员的示范引领作用。通过丰富多彩的主题教育活动,运用"临床医学院学子微博"、QQ群、飞信、"微型党课""青锐"微信公众号等新媒体平台,服务、教育、引导学生,构建培养、教育、管理、服务和发展"五位一体"的学生思想政治教育工作体系。

学生志愿服务和科技创新取得了较大突破。在区内外开展具有临床医学院特色的暑期社会实践活动。"导医助医""助残助盲"等青年志愿服务活动,先后获得"自治区优秀志愿服务组织"、全区"爱心包裹传递使者""银川市优秀志愿服务队""银川市文化志愿服务优秀团队""助盲服盲优秀团体"等荣誉称号。近五年,获批国家级、自治区级大学生创新创业项目108项。2016年,荣获"创青春"全国大学生创业计划竞赛银奖。

七、党建与思政教育

学院党委坚持以习近平新时代中国特色社会主义思想为指引,深入学习贯彻党的十九大精神,不断夯实党建基础,提高党建工作水平。目前,学院党委下设9个党支部(其中教工党支部3个、学生党支部6个),共有党员560人(教工党员51人,学生党员509人)。现有6个功能党小组,临床医学院党委、2013级本科学生党支部被评定为四星级基层服务型党组织。2013年,学院党委荣获学校"精神文明建设先进单位",自治区级"青年就业创业见习基地"称号。2014年开展的"井冈情·中国梦"全国大学生暑期实践季专项行动获"优秀课题成果奖"和"优秀实践团队"称号。 2015年开展的"井冈情·中国梦"全国大学生暑期实践季专项行动获"优秀实践团队"称号。2015年,荣获"自治区优秀志愿服务组织"、学校"先进基层党委""先进党支部"等称号。

严格落实党委书记党建工作"第一责任人"、党政领导班子"一岗双责"制度。2010年,学院修订了《宁夏医科大学临床医学院研究生导师管理办法》,进一步明确出现学术不端行为即取消导师资格的规定。2012年,组织研究生学习《高等学校预防与处理学术不端行为办法》等并进行医德医风教育。组织广大教师学习《高等学校教师职业道德规范》和"红七条"。2015年,构建"以专题教育为主,以课堂为主渠道,以学生活动为载体,以实践基地为依托，以家校社区为网络"的全方位、多层次的廉政文化教育体系，深入扎实地开展廉政文化进校园活动。

2008年开始，推进民主管理，推进院务公开。在干部选拔聘用、发展党员、职称评聘及学生评奖等工作中实行院务公开。关心教职工生活，为教职工办实事、办好事。每逢"教师节"对工作成绩突出的教职工进行表彰奖励等。2015年，学院分工会荣获学校"先进基层分工会组织"荣誉称号。2016年，学院学生荣获自治区"守法好公民"荣誉称号。

第二节　基础医学院

一、历史沿革

基础医学院前身是宁夏医学院基础教学研究部，成立于1984年。2004年，学校实行校、院两级管理体制改革，成立了宁夏医学院基础学院，2008年更名为基础医学院。学院坚持"厚德厚学　求是求新"的办学理念，历经多年发展，现有本、硕、博三个办学层次。学院师资力量雄厚、治学严谨，在办学实力、师资力量、学术水平、科研能力、人才培养等方面处于全校前列。

二、机构设置与领导班子

学院不断健全机构设置，现有5个行政管理办公室、10个学（系）、1个国家级基础医学实验教学示范中心、1个基础医学研究所、1个教育部重点实验室、1个自治区级研究所重点实验室。2008年以来，学院不断完善学科发展，2009年被评为自治区创新人才培养模式示范区。基础医学院逐渐发展成为师资力量雄厚、治学严谨的教学育人基地和科学研究平台。

2009年至2012年3月，王燕蓉任院长；2012—2014年，张建中副校长兼任院长；2014年至2017年12月，柯亨宁任院长。2008年至2010年1月，朱建华任党委书记；2010年2月至2010年7月，马晓东任党委书记；2010年8月至2014年4月，陕秀琴任党委书记；2014年4月至今，周永伟任党委书记。

三、党建与思政教育

学院党委坚持党的教育方针，始终将基层党建和师生思想政治教育工作放在首位。设有 12 个党支部，教职工党员 70 人。10 年来，共发展师生党员近 300 名。2011 年起，学院党委结合学校"塞上堡垒"党建工程、"清风校园"建设等活动，扎实开展"创先争优"活动、"党的群众路线教育实践"活动、"三严三实"专题教育、"两学一做"学习教育，深入学习贯彻"习近平新时代中国特色社会主义思想"，提高党建工作科学化水平。认真学习宣传贯彻党的十八大、十九大精神以及自治区十一、十二次党代会精神，落实全国高校党建、高校思想政治工作会议精神，逐步形成了"345"基层服务型党组织工作模式，探索党员教育管理"积分制"。学院党委先后开展了党建理论、国学经典、警示教育、榜样力量、师德师风建设等党建阵地建设，开展了瞻仰革命圣地、"两学一做"书法竞赛、党史知识竞赛、党课微视频比赛、"十九大"专题演讲比赛等主题鲜明、形式多样的专题教育活动，不断创新工作模式，开拓思想政治工作新局面。

2008—2017 年，学院先后荣获"全国教育系统先进集体""全区先进基层党组织""全区思想政治工作先进集体""全区教育系统党建示范点""全区教育系统先进基层党组织""全区普通高等学校党风廉政建设工作先进集体""全区大学生思想政治教育工作先进集体""全区三八红旗先进集体"、全区教育系统五星级基层党组织及校级先进基层党组织等荣誉称号。2011 年和 2017 年，先后被教育工委确定为全区教育系统党建示范点。2016 年，获批校级四星级基层党组织。

四、教师队伍

学院现有教职工 164 人，其中，专任教师 121 人、教授 30 人、副教授 51 人，副高以上职称教师占专任教师比例的 81%，具有博士学位教师占专任教师比例的 46.3%。学院有博士生导师 11 人，硕士研究生导师 77 人，享受国务院和自治区政府特殊津贴 9 人，入选国家百千万人才工程第三层次人选 5 人，入选教育部新世纪人才 2 人，入选自治区"313 人才工程"9 人，入选宁夏海外引才百人计划 3 人。自治区级教学名师 8 人，塞上名师 1 人，自治区优秀教师 1 人。

自 2008 年以来，学院先后邀请 32 位国内国外（境外）知名院士、专家来院交流指导，选派 400 余人次教师外出进行学术交流，70 余名教师分别赴香港大学、台湾中国药科大学、美国北卡中央国立大学等进行学习培训。承办"中国生理学会常务理事会""第八届海峡两岸心血管科学研讨会""第八届生命科学前沿国际研讨会""第一届西北生物化学与分子生物学学术研讨会""2017 宁夏医科大学国际医学高峰论坛暨中国病理生理学会肿瘤分会西部行学术研讨会"等多项国际性学术会议，进一步拓宽了视野、提升了教学能力和科研水平。2018 年 1 月，人体解剖学教师团队入选首批全国高校黄大年教师团队。

五、教学改革

学院设有人体解剖学与组织胚胎学系、病原生物学与医学免疫学系、生理学系、病理生理学系、病理学系、医学遗传学与细胞生物学系、生物化学与分子生物学系、医用化学系、神经生物学和生物技术学系及基础医学实验教学中心等教学部门，学院共承担全校本科、研究生和留学生课程 55 门。

（一）基础医学国家级实验中心建设

2006 年，学校以本科教学工作水平评估为契机，成立了基础医学实验教学中心，2012 年，实验中心成功获批为"基础医学国家级实验教学示范中心"。实验中心现设有生命学科、机能学科、形态学科、人体解剖与组织胚胎学科、临床前基础医学综合实验及基础医学虚拟仿真教学实验中心等 6 个子中心。47 个标准实验室总面积达 1.2 万平方米，实验教学设备总值 3765 万元。

（二）专业建设

结合经济和社会发展对医学人才的需求，利用学院教师队伍和教学条件优势，2007 年获批生物技术专业（4 年制），2008 年招收首届生物技术本科生。2017 年获批基础医学专业（5 年制），并于当年开始招生工作。学院形成了生物技术和基础医学两个本科专业布局。

（三）培养方案及教学大纲修订

2011 年，学院按照学校培养方案修订的要求，将培养应用型人才的教学理念落实到教学的各个环节中，对人才培养方案进行了修订。2016 年，学院针对原有培养方案中"缺乏横向和纵向的课程整合""过度依赖大班上课"和"缺少小组讨论式学习"等问题，注重基础与临床课融合和学生执业能力提升，再次修订培养方案及课程教学大纲。明确专业培养目标要求，注重本专科教育的基础性，强调学生宽厚而扎实的基础知识，强调拓宽基础教学的内涵和专业教育的口径，体现专业的交叉；更新教学内容、疾病谱变化，如将有关艾滋病、SARS、热休克反应、细胞凋亡、生物信息转导等新的内容加入到教学中，以科研成果反哺应用到教学实践中；加强学生自主学习能力的培养，科学安排理论课时与实践课时。相比 2011 版培养方案，2016 版总学时减少4.7%，理论学时减少 17.6%，实践课学时增加 5.6%，综合设计性实验增加76%。

（四）教学改革与创新

1. 课程建设与改革

围绕创建 21 世纪基础医学课程教学模式，适应新时期人才培养的需求，学院积极、大胆推进课程改革与创新。针对传统的以学科为中心的教学模式中存在的问题，于 2008 年建设并逐步完善了《临床前基础前基础医学综合实验教程》并在临床及相关专业学生中开设，教学效果良好。2012 年，在临床专业学生实习阶段开设《临床重要疾病诊疗机制与进展》选修课程。结合学校开设"临床专业改革试点班"教学模式改革的方案和整体要求，探索以"器官和系统为中心"的课程模块建设，将基础医学各学科课程进行有机整合，设置人体结构学、生理与病生机制学、消化与营养、感染与免疫、生化与遗传、形态学等整合课程，此项改革取得了较好的成效。

2. 教学方式方法改革与创新

2008 年以来，课堂教学采用启发式、提问式、互动式，提高课堂吸引力和学生的参与热情，开展基于问题为导向的教学（PBL）、双语教学、数字资源教学等教学方式改革，培养学生自主学习和终身学习的能力。全院开展微课、翻转课堂、案例式教学等多种方法在教学中所占比例逐渐增加，课堂教学方法与师生互动氛围日趋活跃。同时，充分利用互联网平台和资源，加大互联网在教学中的应用，大力推广网络课程教学。2015 年，完成"医学微生物学实践"网络课程建设，并积极开展"医学微生物学实践"APP 课程建设。

3. 数字化和虚拟仿真实验建设

自 2012 年起，学院加强了数字化和虚拟仿真实验建设的力度，在人体解剖学实验教学中应用数字仿真人体教学系统。2016 年，购入了病理学数字切片库系统，机能学、生命学科虚拟实验教学项目，极大地丰富、完善了实践教学环节。2017 年，基础医学虚拟实验中心建设项目启动，包括中心平台及硬件建设、3D 数字人、"临床前基础医学综合实验"虚拟实验项目开发将进一步落实和开展。

通过一系列的教学改革，学院取得了优异的教学成果。目前，学院拥有自治区级教学团队 5 支。2012 年，临床前基础医学综合实验教学团队获批国家级教学团队。2017 年，由秦毅教授带领的人体解剖与组织胚胎学教学团队获得全国高校"黄大年式教师团队"荣誉称号。近年来，主编及参编国家规划教材 20 多部、其他各类教材和多媒体教学课件 120 多部，主持各级教学改革课题 139 项，发表教学论文 100 余篇，指导大学生获国家级高校大学生创新训练计划立项项目 26 项、自治区级项目 73 项，拥有自治区级精品课程、精品视频课程 8 门。临床前基础医学综合实验课程获得国家级教学成果奖 1 项，获得省部级教学成果奖 3 项，获得校级教学成果奖 7 项；教师在国内各类教学比赛中，获省级以上奖项 4 项。

六、学科建设

按照分层建设、重点突破的原则，学院大力加强学科建设。2014 年，学校启动首批 6 个优势学科群建设工作，生育力保持、心脑血管疾病等两个优势学科群获批立项建设。2015 年，人体解剖与组织胚胎学、病理与病理生理学、遗传学获批自治区级"十三五"重点建设学科。2016—2017 年，病原生物学、生物化学、生理学获批校级重点学科立项建设。2016 年，自治区启动"双一流"建设工作，基础医学获批"西部一流"学科建设立项。初步构建了较为完善的自治区级、校级、院级三级学科建设体系。

学院按照"构筑大平台、承担大项目、打造大团队、促进大产出"的工作思路，依托基础医学研究所，通过中地共建项目、建博专项等专项经费，建成了形态学、分子生物学、细胞学等功能齐全的科研共享平台。2010 年，生育力保持重点实验室获批教育部省部共建重点实验室。2012年通过教育部专家组验收，2013年获批教育部重点实验室。2017年，宁夏心脑血管损伤研究重点实验室获批自治区重点实验室，基础医学研究院士工作站获批立项建设。学院进一步整合优势资源，凝练研究方向，推进"科研团队负责人制"，实现资源、科研经费、研究成果、研究生等共享的运行机制，打造面向科技前沿的科研团队。2011年和2015年，生殖与遗传基础及临床研究创新团队、包虫病防治研究创新团队分别获批自治区级创新团队。2016—2017年，心血管病理生理创新团队、肿瘤分子免疫研究创新团队、糖脂代谢与疾病研究创新团队分别获批校级创新团队。

近五年来，主持各级各类科研项目290项，其中国家自然科学基金项目90余项、省部级项目118项，科研经费达4000余万元。发表SCI论文200余篇。2013—2015年，获自治区科技进步奖9项，其中，赵巍教授主持的"宁夏包虫病重组疫苗的免疫保护性及诱导动物产生免疫应答机制的研究"，姜怡邓教授主持的"特异性DNA甲基化谱在动脉粥样硬化性疾病早期诊断中的研究"获得自治区科技进步一等奖。

七、学位与研究生教育

学院学位点建设和研究生培养有新突破，2010年，新增生物学与基础医学两个一级硕士点。2013年，基础医学获批博士学位授权一级学科，新增法医学和放射学两个二级硕士学位点。2014年，招收首批博士研究生4名，2017年，顺利通过基础医学博士学位授权点专项评估。目前，在校博士研究生近40人，硕士研究生138人。通过近10年的努力与发展，学院形成了基础医学一级学科博士学位授权点，基础医学和生物学两个一级学科硕士学位授权点，下设11个二级学科，具备了"学士—硕士—博士"和"留学生本科及硕士教育"等多个培养层次和类型，人才培养模式进一步完善。不断探索研究生培养模式，连续四年获批自治区级研究生创新项目的资助，共培养研究生400余名。

八、学生工作

学院注重学生创新能力和专业素养的培养，引导学生"早期接触临床、早期接触科研、早期接触社会实践"，全面提升学生的综合素质。2008—2013年，学院共管理临床、影像、麻醉、口腔、检验等专业一、二年级学生2000余人。2013年9月，学校学生管理按照专业进行重新分配调整后，学院只负责生物技术及基础医学两个专业的学生管理。学生管理模式发生变化后，制定了《基础医学院奖学金评定办法》《基础医学院"1+1"学长带班制度》等14项制度，为学生工作的顺利开展提供了依据和保障。2017年9月，学院完成基础医学专业本科招生，目前有本科、硕士、博士三个层次的学生265人。

近五年，学院学生工作取得了优异的成绩。先后荣获全国大学生"挑战杯"三等奖2项，优秀奖2项；全国基础医学创新论坛暨实验设计大赛一等奖1项、二等奖2项、三等奖6项、优胜奖11项；全国数学建模大赛一等奖1项，全国医药数学建模优秀奖6项；获国家级科技创新课题立项3项、国家级胃癌十年调查立项1项、大学生暑期社会实践项目立项自治区级重点项目1项；全区高校化学类专业教学技能大赛团体二等奖1项，个人一等奖1项、二等奖2项、三等奖4项；全区高校"喜迎十八大"演讲比赛二等奖1项，优秀奖1项；首届全区"助学筑梦"原创微视频大赛最具希望奖；全区定向越野赛女子组团体第一名；3人获得"全区优秀志愿者"荣誉称号；连续三年被评为学校五四红旗基层团委；连续四年被评为"三下乡"社会实践优秀团队；连续三届被评为新生军训先进集体。

第三节 口腔医学院

一、历史沿革

宁夏医科大学口腔医学院成立于2003年4月，它的前身是1985年成立的原宁夏卫生学校口腔医学教研室，1986年8月招收中专生。2002年，宁夏卫生学校并入宁夏医学院。2003年4月，口腔医学系成立，同年开始招收高职口腔专业学生。2004年，开设本科层次口腔医学专业，并开始招收本科生。2004年年初，临床学院（原临床医学系）口腔医学教研室归口腔系管理。2005年，获得硕士学位授予权，并于2006年开始招生。2008年，口腔医学系更名为口腔医学院，口腔医学院与附属口腔医院实行院院合一的管理体制。2011年8月，口腔大楼开工建设，2014年11月28日搬迁至新口腔楼。

二、机构设置与领导班子

学院党政及教学机构健全，下设4个党支部及办公室、教学办公室、科研办公室、研究生办公室、学生办公室等5个行政办公室。设有口腔内科学、口腔颌面外科学、口腔正畸学、口腔修复学、口腔基础学、口腔综合学6个学系和1个口腔医学实验中心。设分工会、学生会、团委3个群团组织。

2009年9月至2017年8月，杨银学兼任院长；2009年9月至今，黄永清任副院长、常务副院长、院长。2009年10月至2013年4月，蔡菊敏任党总支书记；2013年5月至今，王新刚任党委（党总支）书记。

三、教师队伍

学院现有教师74人（含附属口腔医院编制65人）。其中，正高级职称15人，副高级职称19人。博士10人，在读博士2人，硕士学位以上教师占76%。有硕士生导师8人，宁夏313跨世纪学术带头人2人，自治区和校级学术带头人后备培养对象各1人。2005年聘四川大学口腔医学院教授、博士生导师石冰、李龙江，2008年聘上海交通大学口腔医学院院长、博士生导师张志愿院士及空军军医大学胡开进等4名口腔医学专家为客座教授。2014年，学校聘石冰、胡开进为自治区特聘专家，负责指导口腔医学的学科专业建设，定期开展讲学、实验教学等。同时采取外出进修学习、内部培训、举办各种讲座、课堂实练、临床技能训练等手段，加强教师队伍建设。2010年9月刘英教授（主任医师）荣获自治区"9·10"教育奖章。

四、专业建设与人才培养

（一）专业建设

2008年至今，学院设有口腔医学专业，具有口腔医学专科、本科和硕士研究生三个办学层次。承担着口腔医学本科、硕士、高职及其他专业本科生、留学生口腔课程的理论和实践教学任务。在实验课授课过程中，引入多媒体教学、双语教学、PBL、TBL 教学等，取得良好教学效果，将 PBL 教学从牙周病学逐步扩展到牙体牙髓病学、口腔颌面外科学和口腔修复学等课程中。对课堂效果的评价采用领导、专家、学生三结合，座谈、问卷、实时监控三结合的办法进行，促进教师不断改进教学方法。

充分利用人才资源，加强医疗对教学的支撑作用，加强口腔医学一级学科及专业建设，建成自治区级精品课程 2 门、校级精品课程 1 门、自治区级实验教学示范中心 1 个、校级优势特色专业 1 个，编写专业教材 2—3 部。2015 年，口腔医学专业获批自治区重点建设专业。

全面实施口腔专业综合改革建设项目，2016 年 6 月，完成口腔医学专业培养方案修订，从 2016 级学生开始实施新一轮的培养方案。加强口腔专业实践教学，进一步加大实验教学和基本技能训练的学时和比例，增加综合性、设计性实验的比例，把实验教学和基本训练的内容与临床医疗活动紧密结合。

（二）人才培养

2003 年开始招收专科生，每年招生人数 40—80 人，现有高职学生110名。2004 年开始招收本科生，每年招收人数 30—70 人，现有在校本科生275 名，已毕业学生 254 名，毕业生就业率达 100%，应届生的平均考研率约34.6%。2006 年，开始招收硕士研究生，每年招收 10—20 人，2009 年获得口腔医学专业硕士学位授予权，现有在校研究生 60 人，已毕业 50 人，就业率达100%。

以大学生全面发展为目标，注重培养学生的综合素质和实践技能。深化实验教学改革，充分利用实验模型，开展模拟临床教学，实行实验室开放。进一步整合口腔临床医学课程体系，完善口腔医学生实习前模拟临床诊疗全过程教学新模式。努力培养德智体美全面发展、专业理论及技能扎实、具有创新精神和实践能力的口腔应用型高级专业人才。

五、实验室建设

口腔医学院实验中心创建于 2005 年 5 月，是宁夏及周边地区口腔医学专业的考试基地。建筑面积 2400 平方米，设备总值 1000 余万元，其中，有牙科治疗椅 36 台、仿头模 91 台。现有口腔临床模拟训练室、口腔技工训练室、口腔临床操作训练室、口腔基础实验室 4 个实验室。中心实验室可同时容纳

200 名学生进行口腔基础与临床基本技能训练，可以为宁夏地区培养实用型口腔医学人才。2007 年，被评为校级实验教学示范中心，2014 年，被评为自治区级实验教学示范中心。2010 年，成为国家医师资格（口腔类别）实践技能考试及考官培训基地。2008 年，开始承担国家医师资格（口腔类别）实践技能考试、国家口腔修复工职业技能鉴定考试和自治区口腔医师定期考核业务水平测试工作，连续 7 年获得自治区"考试工作先进集体"荣誉称号。

2008 年以来，学院不断加大口腔医学实验教学示范中心建设。建设根管显微镜仿头模实验室与口腔临床技能虚拟仿真教学平台，运用虚拟现实技术，实现实验教学的数字化。在保持原有特色的基础上，进一步发展建设成为集教学、医疗、科研、考试、认证、培训和科普为一体的综合性口腔医学实验教学中心。

六、学科建设与科学研究

充分利用宁夏医科大学总医院资源优势和中华口腔医学会西部协作组优惠政策，积极争取项目合作，争取更多的国家级、省部级重点科研项目。加强横向联合与国际合作，广泛寻求社会支持，扩大资金渠道。2011 年，成立了自治区级口腔医学研究所，形成了口腔医学"医、教、研"为一体的管理模式。

2008 年起，口腔医学学科紧密将临床和基础研究相结合，应用现代分子生物学、遗传学和免疫学的方法，在口腔颌面部畸形、头颈肿瘤、口腔黏膜病、牙周病、口腔组织工程等研究方面，形成了特色鲜明的研究方向，成为宁夏口腔医学的科学研究及人才培养的重要基地。

近五年来，学院获批各级各类科研课题 45 项。其中，国家自然科学基金 10 项、省部级课题 17 项、厅局及校级科研课题 18 项。获得自治区科技进步奖 4 项、新技术新业务奖 13 项。发表 SCI 论文 20 余篇，国家级核心期刊 80 余篇，参编教材 3 部。获得宁夏自然科学优秀学术论文奖 6 项、国家发明专利 2 项。2016 年获得口腔临床医学校级重点学科，《生殖与健康重大出生缺陷防治》和口腔疾病临床研究团队成为《国家口腔疾病临床医学研究中心》核心单位，与空军军医大学口腔医学院成为结对共建单位。

七、学位与研究生教育

2006 年，获得口腔临床医学二级硕士学位授权点，2009 年，获得口腔医学专业学位授权点，2015 年，通过教育部专业学位点评估，2017 年 10 月，获得口腔医学硕士学位一级学科授予权。附属口腔医院于 2015 年获得国家住院医师规范化培训基地。加强口腔基础医学二级学科建设和导师的遴选，完善专业硕士学位研究生的临床技能培训、临床科研能力培养方案和研究生培养体系建设。开展在职攻读硕士学位研究生教育，完成学位点培养方案的重新修订及主要核心课程的建设。适度扩大招生量，在校研究生数达 60 人左右。

八、继续教育与交流合作

近五年，组织申报高水平、高质量的国家级继续医学教育项目 10 项、省市级继续教育项目 20 项。选送 20 名专业技术骨干到国内外知名院校进修学习，鼓励医教人员攻读硕士、博士学位，新增博士 5 人、硕士 50 人，改善学院学历结构。加强继续医学教育信息化管理工作，建设继续医学教育信息网络平台，制订继续医学教育信息系统管理办法。

强化规范化培训制度落实。把住院医师规范化培训纳入制度化路径，从入口、出口、培训周期到培训内容的"四统一"，做到招收制度、培训制度、考核制度规范化。扎实推行培训教学，确保培训质量，建立严格的管理体系，保障培训顺利推进。坚持规范化培训与口腔医学教育改革、医疗体制改革。推行住院医师规范化培训与临床医学硕士专业学位相衔接。"四证"率达到80%。利用现代的教学改革手段提高培训能力和质量，创建国家级口腔优秀规范化培训基地。

2008 年起，学院加强对外合作与交流，与四川大学华西口腔医（学）院、上海交通大学医学院附属第九人民医院、北京大学口腔医学院、中山大学光华口腔医院、空军军医大学口腔医院等国内知名院校建立长期、稳定的合作交流关系。现已有 30 多名教师在华西口腔医学院学习进修归来，连续 6 年共有 13 名本科生到华西口腔医学院交流培养，有 5 名博士毕业于华西口腔医学院。

九、党建与思政教育

学院党委以《口腔医学院"党建+"工作实施方案》为主线，本着以师生为主体、以诉求为起点、以解决问题为突破口，加强党风廉政建设、领导班子建设和"清风校园"建设。全面强化《口腔医学院党政联席会议制度和议事规则》，按照《口腔医学院院级领导干部工作分工细则》开展工作。开展"党建+主题党日活动"、"9·20"主题爱牙日活动，党建+青年党员带班活动""灵心慧齿微信/微博/头条号""PU口袋校园"等第二课堂阵地；共建校外合作志愿服务基地，打造符合专业特色的"灵心慧齿"青年志愿者服务队伍。围绕"大医精诚"服务学生成长成才、"口腔医学院大医文化节"主题，打造符合专业需求和人文医学教育的思想政治教育工作阵地，开展"青春做伴读好书"主题读书会。以学院口腔医学教育30载为契机，充分总结和凝练发展成果，设计以"口腔医学"英文首字母"S"为主架构的院徽标志，凝练了以"精细思考可以察细微，博学知识方能征途远"为主题寓意的院训"思精烛微、学博通途"。全面打造学院楼宇楼层文化建设，形成了以"口腔专业老物件""口腔教学教具展示""学生成长树"和"口腔医学史"等为主线的文化氛围营造。

第四节　公共卫生与管理学院

一、历史沿革

宁夏医科大学公共卫生与管理学院的前身是1972年成立的宁夏医学院卫生学教研室，1984年成立卫生系，1993年更名为预防医学系，2004年更名为公共卫生学院。2008年学校成立了管理学院，开设有"公共事业管理""信息管理与信息系统"和"市场营销"三个本科专业，年均招生90人。2015年，学校实行大学院制改革，将公共卫生学院与管理学院整合成立了公共卫生与管理学院。

二、机构设置与领导班子

2008—2015 年，原公共卫生学院设有劳动卫生与环境卫生学系、流行病与卫生统计学系、营养与食品卫生学系、全科医学系；设有预防医学教研室、儿少卫生与健康教育教研室、卫生化学教研室；原管理学院设有管理学研究室、经济学教研室、市场营销学研究室、卫生政策与法规教研室和卫生信息技术与管理教研室。

学院现有办公室、学生工作办公室、教学办公室、科研办公室和研究生办公室 5 个行政职能部门，有分工会、团委、学生会 3 个群团组织。设有职业卫生与环境卫生学、流行病与卫生统计学、营养与食品卫生学、儿少卫生与健康教育学、卫生化学、卫生政策学、卫生经济学、管理学 8 个系和公共卫生与管理学实验教学中心 1 个。现有自治区级卫生政策与管理研究所、宁夏医改创新项目推广中心、山东大学卫生研究基地等机构；挂靠的机构有宁夏营养学会、宁夏医科大学公共管理研究中心、宁夏医科大学医疗保健新技术研究所。

2002 年 5 月至 2009 年 5 月，宋琦如任公共卫生学院院长；2009 年 5 月至 2015 年 10 月，张毓洪任公共卫生学院院长；2009 年 5 月至 2015 年 10 月，李林贵任管理学院副院长、院长；2015 年 10 月至今，张毓洪任公共卫生与管理学院院长。2004 年 12 月至 2008 年 3 月，魏晋怡任公共卫生学院党总支书记；2008 年 4 月至 2013 年 3 月，赵渤任公共卫生学院党总支书记；2013 年 4 月至 2015 年 10 月，杨惠芳任公共卫生学院党总支书记；2009 年 10 月至 2014 年 5 月，王峰任管理学院党总支书记；2014 年 6 月至 2015 年 10 月，汤榕任管理学院党总支书记；2015 年 10 月至今，汤榕任公共卫生与管理学院党委书记。

三、师资队伍

学院现有教职工 77 人，专任教师 61 人。其中，教授 20 人、副教授 20 人，有博士生导师 7 人、硕士生导师 36 人；具有博士学位教师 27 人，占专任教师总数的 44.3%。有自治区"塞上名师"1 人、自治区教学名师 2 人、享受自治区政府津贴专家 1 人，有 15 位教师在全国和省级学术机构担任理事以上职务。

四、学科与专业建设

2009 年，预防医学专业被评为国家级特色专业；2015 年，被自治区列为"十三五"重点建设专业。2017 年，公共卫生与预防医学学科被列为自治区"双一流"建设学科，劳动卫生与环境卫生学为自治区级重点学科，流行病与卫生统计学、卫生管理学为校级重点学科。2017 年，流行病与卫生统计教学团队获自治区级"黄大年式教师团队"称号。医学统计学、临床流行病学、医学科研方法学为自治区级研究生优质课程；环境卫生学、劳动卫生与职业病、卫生统计学为自治区级精品课程。现有自治区在线开放课程 1 门；流行病学、营养与食品卫生学为校级精品课程。有自治区示范实验教学中心 1 个。2008 年以来，学院先后获自治区教改项目 5 项，重点专业建设子课题 14 项，校级教改项目 14 项，各专业开展案例教学、PBL 等多元化教学改革，建立了预防医学专业实践教学体系，目前，预防医学专业实践教学基地增加到 11 个，覆盖全区 5 个市，形成了自治区、市、县三级实践教学体系。

10 年来，学院立足学科发展前沿，学科布局不断优化，学科优势明显加强。2001 年和 2003 年，劳动卫生与环境卫生学、流行病与卫生统计学获批硕士学位授予权；2009 年和 2010 年，公共卫生专业学位和公共卫生与预防医学获批一级学科硕士学位授予权；2011 年，公共管理获批一级学科硕士学位授予权；2013 年，公共卫生与预防医学获批一级学科博士学位授予权。现有 1 个一级学科博士学位授权点（公共卫生与预防医学）、两个一级学科硕士学位授权点（公共卫生与预防医学、公共管理）、8 个二级学科硕士学位授权点（流行病与卫生统计学、劳动卫生与环境卫生学、营养与食品卫生学、卫生毒理学、社会医学与卫生管理、行政管理、社会保障、医学信息管理）及公共卫生专业硕士学位授权点。预防医学专业为国家级特色专业和"十三五"自治区重点建设专业，劳动卫生与环境卫生学为自治区级重点学科；2017 年，公共卫生与预防医学学科被自治区确定为"西部一流"建设学科。

五、人才培养与教学成果

1986 年，学院开始合作开展硕士研究生教育。2012 年，公共管理专业开始招收硕士研究生，2012—2017 年，共招收硕士研究生 87 人。2014 年，公共卫生与预防医学专业开始招收博士研究生。2008—2017 年，公共卫生与预防医学专业共招收硕士研究生 350 人、博士研究生 11 人。在人才培养上，注重培养"素质能力俱佳、具有国际视野和社会责任感、能引领公共卫生与预防医学事业发展"的高层次实用型人才。自 2013 年获得博士学位授权点以来，学院在师资队伍、科学研究、研究生培养、办学条件等方面得到了快速发展，逐步形成了慢性病防治研究、环境和职业危害与健康研究、职业应激与健康研究、健康管理与卫生服务研究 4 个特色明显的研究方向。

10 年来，学院教师主编、参编教材和实习指导用书 19 部；2008—2017 年，获得校级教学成果一等奖 1 项、二等奖 2 项、三等奖 2 项，发表教改论文 13 篇；2008—2017 年，先后获得校级教师基本功比赛一等奖 1 项，教学团队三等奖 3 项；校级教师基本功比赛二等奖 7 项，校级教师基本功比赛三等奖 16 项。2015 年，许静怡老师获得校级"最受学生欢迎教师"称号；2016 年，马国栋老师获自治区级教师基本功比赛三等奖 1 项。"本科生导师一贯制"的实施和学生早期接触科研取得了较好效果：2009—2016 年，共获得国家级大学生创新创业项目 12 项、自治区级大学生创新创业项目 44 项。为规范本科生论文水平和质量，2017 年印发了《公共卫生与管理学院本科生毕业论文"学术不端行为"检测及处理办法》并予以实施，效果良好。

六、实验室建设与实践教学

实验室建设与实践教学是学院培养合格人才的重要保障，结合国家高等学校实验教学示范中心建设，学院现拥有自治区级实验教学示范中心 1 个、校级重点实验室 1 个。2008 年至今，宋琦如、冯天义、杨建军先后兼任实验中心主任，配备实验研究人员 11 人，其中高级实验师 6 名、实验师 3 名、助理实验师 2 名，具有硕士研究生学历人员 4 人。实验教学中心面积为 3215.52 平方米，仪器设备总值 2122.4 万元，其中大型仪器设备（>10 万元）16 台，主要设备有气相色谱质谱联用仪（GC-MS-SE2010Ultra）、原子吸收分光光度计（Z-2000）、高效液相色谱仪（L-2000）、纳米测试粒度及 Zeta 电位分析系统（ZS90）等。其中，环境与慢性病控制为校级重点实验室，有环境职业危害与健康研究、食品安全评估与风险监测研究和慢性病防治研究 3 个方向。设有环境污染物与生态毒理学研究室、食品安全评估与风险监测研究室、慢性病防治研究室、颗粒物危害与健康影响研究室、分子毒理学研究室和医学信息处理 6 个研究室，为全校研究生、本专科生、留学生的实验教学任务和科学研究提供了保障平台。

七、科研与学术交流

2008 年至 2017 年，学院在国家级、省部级与厅局级项目申报与立项方面有了长足的发展：共立项国家级项目 31 项、金额 1100 万元；省部级项目 80 项、金额 500 万元；厅局级立项项目 65 项、金额 120 万元；横向课题 60 余项，金额 920 多万元。全院师生以第一作者的身份发表学术论文 1000 余篇，其中发表在国家级核心期刊上的有 400 余篇。2008 年至今，共发表 SCI 及 SSCI 等论文 80 余篇，获得科技成果奖 6 项，省部级科技进步奖三等奖 3 项，获得宁夏社会科学优秀成果奖 2 项。2011 年至今，出版公共管理相关专业专著 8 部。

2008 年以来，先后组织开展学术活动 20 余次，其中，2010 年承办了"第六届中国医药卫生管理学院（系）院长（主任）论坛"；2013 年承办了"第九届青年科学家论坛分论坛"；2014 年承办了"中国环境诱变剂学会风险评价专业委员会第十六届全国学术交流会""2014 西部公共卫生教育论坛""中国毒理学会第四届中青年学者科技论坛会议"以及"中国精神障碍流行病学调查与疾病负担研究项目阶段工作会议"；2015 年承办了"婴幼儿喂养与健康发育达能营养中心第十八届学术年会"；2016 年承办了"海峡两岸第三届社区营养与健康促进研讨会"；2017 年承办了"第四届亚太环境与健康论坛""宁夏心血管疾病的基础、临床和预防三位一体营养学术交流会"等。先后与美国杜克大学、内布拉斯加州大学医学中心、阿曼东方大学及台湾铭传大学签署了合作备忘录。与山东大学合作建立"卫生研究基地"，与美国哈佛大学、美国印第安纳大学、澳大利亚昆士兰大学、日本岛根大学、北京大学医学部、复旦大学、浙江大学、西安交通大学、四川大学华西医学院等高校合作开展科学研究和进行学术交流。

八、党建与思政教育

学院认真贯彻党的十八大、十九大精神，坚持用习近平新时代中国特色社会主义思想引领各项工作，不忘初心、牢记使命、不断前行，始终把党建工作与教学、科研和学生工作紧密结合，为学院发展注入强大动力。

学院党委下辖4个党支部（其中教工党支部2个、学生党支部2个），现有党员112人（其中教工党员47人、学生党员65人）。学院党委以"塞上堡垒"党建工程为抓手，以促进学院整体工作发展为目标，结合党员专业和特长，成立了"卫生政策研究型党小组""环境与健康服务型党小组""防病科普服务型党小组""食品营养与服务型党小组""青年成才型党小组""志愿服务功能党小组"6个功能党小组。不断探索新时期高校党建工作新模式，激发活力、提高水平，充分发挥了分工会、共青团和学生会等群团组织功能，为学院的建设和发展提供了有力的保障。

立德树人、培养合格人才是学院工作的出发点和落脚点。现有预防医学、公共事业管理学和市场营销学等本科专业。2008年开始，学院每年招生80—120人，现有在校本科生479名，累计毕业学生686名，毕业生就业率达96%以上，应届生的平均考研率约为41.6%。

2008年以来，学院不断加强大学生思想政治教育工作，坚持以党建带团建，以学风建设为抓手，积极组织学生开展理论学习、主题活动、社会实践等活动。加强社会主义核心价值观教育，深入学习贯彻习近平新时代中国特色社会主义思想，注重培养学生"强烈的诚信责任意识，积极的创新实践态度，文明的自律互助习惯，良好的心理人格特征"，使学生真正做到在思想上健康成长、学业上不断进步。通过开展"走进公共卫生""大学生创新创业训练计划""公寓党支部+""志愿者服务""暑期三下乡""素质拓展训练"等活动，丰富第二课堂，以高品位的文化活动全方位提升学生的文化素质。学院先后荣获第四届自治区优秀志愿者组织奖，2012级公管班获得"全国高校践行社会主义核心价值观示范团支部"称号，2013级预防2班被评为"全国活力团支部"。8名同学荣获"五星级"优秀志愿者称号；学院本科生有26人次获得全国大学生各类竞赛奖项，62人次获得自治区级大学生各类竞赛奖项，268人次获得校级各类比赛奖项。

2008年以来，学生管理始终坚持"以学生为本"的工作理念，着重培养学生自我管理、自我教育、自我成才的自律意识，强化日常管理，严格执行学生干部的"例会制""值班制"，对学生实行"考勤制""预警制"和"谈话制"，逐步形成了以完善的制度来管理学生的运行模式。建立少数民族学生教育管理档案，深入开展"四个认同"和"三个离不开"教育，夯实民族团结的思想根基，毕业生遍及北京、上海、山东、广东、浙江、江苏等20多个省市，已成为公共卫生事业教学、医疗、科研队伍的骨干。

2008年以来，学院先后获得"校级文明单位""建博工作先进单位""先进基层党总支""四星级服务型党组织""校级党建工作示范基地"等荣誉称号。

第五节　中医学院（回医学院）

一、历史沿革

中医学院（回医学院）是自治区唯一的高等中医及民族医专业人才培养基地。其前身为宁夏医学院中医系，2004年更名为宁夏医学院中医学院，2008年再次更名为宁夏医科大学中医学院。2015年，学校成立回医学院，挂靠中医学院。

二、机构设置与领导班子

学院现设有中医基础学系、中医临床基础学系、中医文史学系、针灸推拿学系、中西医临床学系、中医内科学系、回医临床学系、回医基础学系及1个中医学实验教学中心（含中医诊断学实验室、针灸推拿实验室、中医临床技能培训室、中药标本室）和1个中医文献资料室，藏书4.3万余册。设有学院办公室、学生工作办公室、教学办公室、科研办公室及研究生办公室。

2002 年至 2013 年 5 月，牛阳任中医学院院长；2013 年 5 月至 2017 年 6 月，王全年任中医学院（回医学院）院长；2017 年 6 月至今，刘敬霞任中医学院(回医学院) 院长。2002 年至 2015 年 11 月，周建辅任中医学院党总支书记；2015 年 11 月至今，魏振斌任中医学院（回医学院）党委书记。

三、教师队伍

学院拥有一支基础理论扎实、业务精湛、爱岗敬业的高素质教师队伍，截至 2017 年，有教职工 60 人，专任教师 52 人。其中，教授 30 人，副教授 14 人，讲师 4 人；硕士生导师 37 人。具有硕士以上学位的教师 42 人，占专任教师的 70%；具有博士学位的教师 26 人，占专任教师的 43.3%。2016 年，朱西杰教授荣获国家中医药管理局"中医药高等院校教学名师"称号；2017 年，刘敬霞教授荣获"自治区优秀教师"称号。学院现有国家名老中医学术经验指导老师 1 人，国家名老中医学术经验继承人 6 人，全国专业学术委员 9 名；省部级专业学术委员 12 名；自治区名中医 4 人，自治区"313"人才 1 人，获自治区"9·10"教育奖章 1 人，自治区巾帼建功标兵 1 人；校级教学名师 1 人，校级学科带头人 1 人，校级学术带头人 1 人，学术骨干 3 人。

四、专业建设

学院现有全日制本科生 735 名。2008 年以来，学院本科生中有 10 人次获得全国大学生各类竞赛奖项，28 人次获得宁夏大学生各类竞赛奖项。

学院开设中医学、中西医临床医学、针灸推拿学、回族医学 4 个本科专业和中医全科医学 1 个专业方向。其中，中医学专业为国家级特色专业和自治区优势特色专业。从 2008 年后，学院已逐步形成较为完善的中医基础、中医临床基础、中医临床、针灸推拿四大课程体系模块，承担着 40 余门中医课程的教学。此外，还开设了选修课 10 余门，每年选修人数超过 2000 人次。2016 年后，学院围绕中医各专业培养方案进行修订，对于实验教学条件的改善和提升进行了全面整合，现有实验教室可满足 20 余门课程的实验教学。近 10 年，学院积极组织教师参加全国中医药高等教育各级各类教材的编写。有

37人次参加了"十三五"规划教材编写，其中，主编、副主编、参编科学出版社"十三五"规划教材的教师共计25人，有牛阳教授主编的《温病学》、徐武清教授主编的《中医外科学》、杜小利教授主编的《中医妇科学》等；参编中国中医药出版社"十三五"规划教材的教师共计10人；参编人民卫生出版社"十三五"规划教材的教师共计2人。所有参编教材基本涵盖了中医专业课程体系中的主干课程。2015年，回医学专业设置获得教育部批准，于2016年开始招生。2017年年底，该专业的相关教材《回医基础理论》《回医诊断学》《回医方药学》《回医内科学》《回医外治学》《回医学简史》《回族历史与文化》《回医汤瓶八诊疗法》正式出版。

学院历来重视教学环节中的创新与改革，强调在教学创新与教学改革中既要紧跟时代潮流，又要保持中医特色。2008年以来，学院在总结中医人才成长规律的基础上，组织教师围绕医教协同、网络在线资源库、中医医案合理使用、中医技能培养与临床思维培训、中医各专业培养过程中的形成性评价等方向展开了较为广泛深入的教学改革与创新，尤其从2010年中医学专业认证后，全院的教学改革蔚然成风。2017年，全面修订各专业人才培养方案和教学大纲，注重中医人才的综合素养和临床技能培训，人才培养质量进一步提升。学院承担教育部中医药教指委传统医药卫生人才培养发展战略研究课题子课题1项，教育部人文社会科学研究规划基金项目1项，自治区本科质量工程青年教改项目7项，其中有回医学自治区本科质量工程青年教改项目1项，自治区校外技能培训中心项目1项，大学生创新创业项目7项。

在多年的办学实践中，学院不断加强对外合作与交流。先后与日本富山大学、岛根大学及上海中医药大学、北京中医药大学、福建中医药大学、山东中医药大学、湖南中医药大学、南京中医药大学、陕西中医药大学、甘肃中医药大学等多所学校建立了科研、教学、学生交流培养以及校际交流与合作等方面的关系。

五、实践教学

为确保人才培养质量，学生实践基地不断拓展。到2017年，学院拥有1所直属附属医院（宁夏医科大学附属回医中医医院）、2所非直属附属医院

（宁夏医科大学附属自治区中医医院、宁夏医科大学附属银川市中医医院）、10余所后期临床教学实践基地（上海市中西医结合医院、上海中医药大学附属龙华医院、江苏省中西医结合医院、陕西省中医院、西安市中医院、甘肃省庆阳市中医院、平罗县中医院、中卫市中医院、灵武市中医院、石嘴山市中医院、北京市回民医院）。近两年，为提升宁夏医科大学中医及回医学生的临床技能，学院正在筹建宁夏医科大学中医（回医）临床技能培训中心，这将为中医（回医）学生临床技能培训提供重要支撑。

六、科学研究

近10年来，全院共有50人次发表学科研究论文1000余篇，其中，核心期刊130余篇，SCI、EI等外文期刊4篇；承担了多项国家级、省部级科研课题，其中，2010年，牛阳教授主持的"十一五"国家科技支撑计划——"宁夏枸杞功效物质研究及相关产品开发"项目获得科技部立项，并于2014年通过结题验收。2013年，由宁夏医科大学作为组长单位牵头的"十二五"国家科技支撑计划——"基层及少数民族地区高发疾病防治适宜技术研究及示范项目"（800万元）获得科技部立项，其中，宁夏医科大学承担课题642万元，2017年课题及项目全部通过结题验收；2017年，"回医药现代化教育部重点实验室"成功通过教育部验收。截至2017年9月，学院共有国家科技支撑项目2项共计1122万，国家自然科学基金28项共计1211万，国家社科项目8项共计136万；宁夏自然基金项目32项共计102万，宁夏科技支撑项目14项共计111万，宁夏教育厅项目15项共计25.1万；所有科研经费数额累计达2707.1万元。近10年来，学院共承办国际学术会议2次；举办国家级中医药继续教育"中医传统辟谷养生技术培训"2次。

2016年，学院组织并参与"回族医学文献挖掘与整理""回族医学优势疾病机制研究"等工作；同年，学院获国家中医药管理局确定的重点学科5个——回族医学、中医脾胃病学、温病学、推拿学、中医诊断学。2017年，中医学专业被确立为自治区"国内一流建设学科"。2018年5月，宁夏医科大学整合医学研究院在中医学院揭牌成立。

七、学位与研究生教育

2006 年，中医临床基础专业二级硕士学位点获批并于 2007 年开始招生，2010 年，中医学专业获批为一级学科硕士点。2011 年，中医内科学、针灸推拿、回族医学、中医基础理论、中医临床基础五个二级硕士点招生。2015 年，中医专业硕士学位点获批并于 2016 年开始招生。目前，在校硕士研究生 100 人，已有 110 名研究生毕业并获得硕士学位。近年来，中医学院不断凝练学科特色与研究方向，正有序推进中医学博士点申报工作。

八、党建与思政教育

中医学院（回医学院）党委成立于 2015 年 11 月，下设 6 个党支部。学院以学习贯彻党的十九大精神为重点，突出以理想信念教育为根本，进一步强化师生不忘初心跟党走的政治觉悟；以讲政治、守规矩为核心，以廉政教育和制度防范为保障，进一步增强师生干事创业的信心；以推动发展为动力，进一步凝聚师生力量、共建共治共享发展成果。在学校党委的正确领导下，相继开展群众路线实践教育活动、"三严三实"专题教育、守纪律讲规矩等活动，推进"两学一做"学习教育常态化制度化，落实"三会一课"制度，出台了党员领导干部联系班级和支部制度，强化了党员干部的纪律规矩意识。2013 年被确定为自治区教育系统先进党建示范点。2014 年以来，以基层党组织星级评定活动为载体，加强基层组织建设，加强思想和纪律作风建设，调整设置功能党小组，组织专家开展社会义诊、中医药知识宣讲等。学院申报的两个项目作为学校服务型党组织建设重点项目立项。2015 年、2017 年相继被评为自治区教育系统和学校党委"先进基层党组织"和校级四星级服务型党组织。

近年来，学院团学工作以思想引领为先导，在各班级开展青年理想信念主题班会，团支部开展主题党日活动，充分利用学院各班级群、微信公众号等网络阵地，在团员青年当中掀起了学习宣传贯彻十九大报告精神、习近平总书记在北京大学师生座谈会上的讲话等系列主题教育活动的热潮；以常规培训为主渠道，以应时培训为辅助，强化学生思想政治教育。举办入党积极分子培训班，团员和团学干部培训班等，提高学生思想政治素质。以党建带团建，严把党员发展质量关和"推优"关。通过举办征文比赛和诗朗诵比赛、黄大年先进事迹心得交流会、组织党员赴盐池、将台堡、六盘山等地接受红色教育，开展送药、普及卫生保健知识主题党日活动等，强化学生思想引领和社会主义核心价值观的养成。以大力弘扬中医文化为特色，活动引领，丰富第二课堂内容。组织参加全国黄帝内经大赛、举办中医临床技能大赛，四大经典知识大赛、诵读经典百态人生朗读大会等特色中医药文化节系列活动，提高学生临床思维能力和操作技能水平，提升学生的文化自信。坚持实践育人，先后开展早期接触临床。开展暑期"三下乡"采集中药标本、结对扶贫点义诊、社区志愿服务等社会实践活动，宣传普及中医药卫生保健知识。学院荣获学校"三下乡"优秀团队。举办"扬中医风采，建温馨家园"为主题寝室文化设计大赛等寝室文化建设月活动，努力营造良好学习生活环境，提升了学生文化素质。

第六节 护理（高职）学院

一、历史沿革

护理学院（高等卫生职业技术学院）前身为宁夏医学院护理系，2002 年 10 月由原宁夏护士学校、宁夏卫生学校护理专业并入宁夏医学院组建而成，2004 年 10 月更名为护理学院。2014 年 9 月，宁夏师范学院医学院整建制并入宁夏医科大学后，护理学专业并入护理学院。原高职学院开设护理、药学、临床医学、医疗美容技术等 9 个专业。2015 年，学校实行大学院制改革，护理学院与高等卫生职业技术学院合并，组建护理学院（高等卫生职业技术学院），是宁夏唯一培养高层次护理人才的教学科研基地。

二、机构设置与领导班子

学院现设有办公室、教学管理办公室、科研管理办公室、研究生管理办公室、高等职业教育办公室、学生工作办公室等行政部门。设有内科护理系、外科护理系、妇产科与儿科护理系、社区护理系、基础护理系、临床护理一系、临床护理二系 7 个学系和护理学实验中心。

2002 年 10 月至 2013 年 3 月，张琳任院长；2013 年 3 月至 2014 年 4 月，蔡菊敏任院长；2014 年 5 月至今，刘娟任护理（高职）学院院长。2009 年 11 月至 2015 年 10 月，魏振斌任党总支书记；2015 年 11 月至今，司琼辉任护理（高职）学院党委书记。

三、党建与思政教育

护理学院深入学习贯彻习近平新时代中国特色社会主义思想和党的十九大精神，紧密结合国家"一带一路"重大战略和学校"双一流"建设目标愿景，把党建工作与业务工作紧密结合，取得了显著成效。护理学院（高等卫生职业技术学院）党委下设教工第一、第二党支部及本专科生党支部、研究生党支部 4 个党支部，有教师党员 35 人、学生党员 53 人，入党积极分子 200 余人。

2008 年以来，学院夯实组织基础，充分发挥党组织的凝聚力，及时调整党支部设置，配强支部书记，加大对党支部的指导力度。落实"三会一课"和组织生活制度，组织申报党支部立项活动、主题党日活动，提升党支部活力。以各类学习教育活动为抓手，强化教育培训，提高党性修养。每年举办两期入党积极分子培训班，发展党员 20 余名。认真贯彻中央八项规定精神和党风廉政有关规定，着力推动廉政建设。强化党务院务公开，完善各项规章制度。开展"崇廉尚洁"教育活动，举办了两届"崇廉尚洁"手抄报比赛；荣获"推进全面从严治党迎接自治区十二次党代会和党的十九大召开"主题征文活动一等奖，连续两年荣获学校纪委廉政征文一等奖。加强党建研究，获得自治区教育工委党建课题立项 3 项、学校党建与思政课题立项 2 项，获得自治区"弘扬延安精神"征文二等奖、优秀奖各 1 项。组织师生学习党的十九大报告，开展"学习十九大，我们在行动"等主题教育活动。获"不忘初心、牢记使命"学校学习十九大知识竞赛团体二等奖。

10 年来，学院党委先后荣获全区红十字会系统先进集体、自治区"三八"红旗集体、全区惩防体系建设和落实党风廉政建设责任制先进单位、学校先进党总支、综合治理工作先进部门、思想政治教育工作先进集体、文明院部、义务奉献工作先进单位、就业创业工作先进集体、先进党校等荣誉。教工党支部连续五届荣获学校先进党支部。

四、教学与科学研究

(一)深化教学改革

2008 年以来，将护教协同发展理念贯穿于人才培养的各个环节，在探索和应用中创建了"5 大结构"的课程体系，形成了"4 种模块"相结合的实践教学模式，改革了"3 种形式"的教学方法，实现了"两种转变"的考核评价机制，制定了"1 个标准"的操作规范，凝练出宁夏医科大学基于护教协同发展的护理学专业人才培养的"54321"模式，该成果获宁夏回族自治区教学成果特等奖。

近 10 年来，护理学院教师承担教育教学改革课题 21 项，其中，省级项目15 项；指导大学生创新实验项目 26 项，其中，国家级 12 项；主编、主审、参编教材 67 部，其中，四大出版社本科规划教材 8 部。

(二)科研工作

2008 年以来，护理学院共承担各级各类科研项目 118 项，其中 CMB（美国中华医学会资助项目）2 项、国家自然科学基金项目 6 项、国家社会科学基金项目 2 项、省部级项目 24 项、厅局级项目 22 项，获批课题经费 410 余万元；发表论文 225 篇，其中，SCI 收录论文 26 篇、EI 论文 3 篇、核心期刊论文74 篇；参编专著 8 部，获得中华护理学会科技二等奖 1 项、自治区科技进步奖 3 项、宁夏护理学会科技成果奖 7 项、宁夏自然科学优秀论文奖 21 项，发明专利 7 项。

原高职学院先后承担省、市科研项目 18 项，获国家社会科学基金 1 项，获全国职业技术教育学会卫生教育专业委员会教学成果二等奖 1 项，获宁夏回族自治区自然科学优秀学术论文一等奖 1 项。2005 年以来，全院教师在全国期刊发表论文 126 篇，其中，SCI 收录论文 3 篇，教师参加编写教材 158部，26 人次任主编；3 人次获宁夏医科大学教师授课比赛第一名，团体授课第二名。

五、专业建设

2000 年，护理学院开设护理学本科教育及护理高职教育，设有普通护理专业 1 个。2007 年，增设涉外护理及急危重症护理专业方向 2 个，共招收 5 届学生，2012 年，停止招收涉外护理及急危重症护理专业方向学生。2007 年，获批二级硕士学位点并开始招生；2011 年，获批护理学一级学科硕士学位点，现有硕士研究生导师 13 人。

护理学专业于 2009 年、2010 年分别被评为自治区级、国家级特色优势专业、2015 年获批自治区级重点专业建设单位、2016 年获批自治区向应用型转变试点学院。2017 年，护理学被确立为"十三五"校级重点学科。

学院教学实验中心共有设备总值 895.84 万元，下设 6 个普通模拟病房、1 套模拟外科手术室、1 个老年居家模拟病房，并建有健康评估实验室、妇产科护理实验室、儿科护理实验室、康复护理实验室、五官科护理实验室及急救护理实验室等，于 2017 年建成护理技能客观结构化临床考试（OSCE）站点 12 个、标准化考场 6 个；现有 23 家实践教学医院、4 个社区护理实训基地。

六、教师队伍

护理学院成立之初，2008 年，共有教师及教辅人员 30 人，其中，教辅人员 4 人，专职教师 26 人。教师中有教授 4 人、副教授 9 人、讲师 8 人，硕士研究生导师共 2 人。高等职业技术学院成立于 2002 年 10 月，有专兼职教师 60 人，其中，专职教师及教辅人员共 33 人，硕士学位教师 10 人，高级职称占专任教师的 57%。

目前，护理（高职）学院有教职工 54 名，其中专任教师 35 人。专任教师中教授 8 人、副教授 14 人、讲师 13 人，硕、博研究生导师共 13 人。具有硕士学位以上教师 35 人，其中，博士学位 5 人、在读博士 6 人。学员部分来自外地大学，包括四川大学、山东大学、第二军医大学、上海交通大学、陕西师范大学等国内重点高校。2008 年以来，有 1 人获"全国优秀科技工作者"称号、1 人获自治区"三八"红旗手称号、2 人获宁夏"最美科技人"荣誉号；自治区教学名师 1 人，学校模范教师 3 人。

为提高青年教师教学水平和能力，自 2009 年起，学院每两年举办一次全区护理师资教学竞赛。参赛对象为全区各教学医院护理师资。2011 年，"外科护理学"教学团队获学校第八届教学竞赛团体一等奖。2008 年以来，获全国青年教师教学竞赛三等奖 1 人次；全区青年教师基本功大赛二等奖 2 人次；获学校教学竞赛一等奖 7 人次、二等奖 7 人次、创新奖 2 人次、最受学生欢迎奖 1 人。2017 年，获学校教学成果一等奖 1 项、三等奖 1 项。

七、学生管理

学院现有本、专科学生 26 个班级共 1127 人（实习生 374 人），研究生 39 人。配备专职辅导员共 5 人、兼职辅导员 4 人，建立了以"专职为主、兼职为辅，专职抓思想教育、兼职抓日常管理"的工作模式。学生教育管理工作紧紧围绕高校思想政治教育工作发展和护生培养需求，多年来，积极探索并建立特色育人工作品牌，已连续举办了 10 届涵盖素质培养、技能实践、文化艺术等内容丰富的护士文化节系列活动。学院先后荣获全国高校"清洁节水青春行"舞台剧大赛一等奖、全国践行社会主义核心价值观示范团支部、全区五四红旗团组织、全区职业院校技能大赛突出贡献奖、第三届宁夏志愿服务项目申报大赛三等奖、宁夏高校学生社团公益活动竞赛三等奖等各类奖项 20 余项。

八、人才培养

2000 年，制定了护理本科人才培养方案，并于 2012 年、2014 年、2016 年进行人才培养方案的修订，新一轮人才培养方案于 2016 年正式实施。2007 年制定护理学硕士培养方案，2016 年进行修改并正式实施。学院现有硕士研究生、本科生、专科生三个学历层次。现有全日制硕士研究生 38 名，本科生 350 名，高职生 777 名。2015 年，获首届全国护理学本科技能大赛团体三等奖 1 项，本科生中有 3 人次获得全国大学生各类竞赛奖项，有 10 人次获得宁夏大学生各类竞赛奖项，30 人次获得全校大学生各类竞赛奖项。已培养 14 届护理本科毕业生、8 届学术型护理学硕士研究生，取得硕士学位 40 人。本科护士执业资格通过率为98%，本科毕业生就业率达 98%以上，宁夏卫生系统的护理骨干力量中有 90%以上是学校护理学专业的毕业生，毕业生总体社评价良好，用人单位满意度高。

为进一步提高教师教学实践水平及学生技能操作水平和能力，护理学院连续 10 年承办并参加全区护理技能大赛，积极参加全国护理技能大赛，并取得了优异成绩。

九、社会服务

2008 年，依托护理学科，学院成立了宁夏护理学行业指导委员会，为政府医疗卫生事业建言献策，作为宁夏护理学会理事单位，搭建了护理学交流平台，统一了宁夏临床护理技能的操作流程，促进了宁夏地区护理事业快速发展。2015 年，获批宁夏回族自治区省级科普教育基地，开展 "手卫生的基本知识" "围绝经期妇女保健" "老年病家庭护理" 等宣讲活动。学院成立 "南丁格尔" 护理义工志愿服务队，定期在宁夏养老服务机构、社区卫生服务机构开展与文化和健康相适应的关怀与照护。2013 年 5 月，"南丁格尔" 志愿服务队被宁夏银川市兴庆区授予优秀志愿服务队称号。2015 年，被评为宁夏义工联合会优秀会员单位。2018 年 4 月，护理学院荣获 2018 年自治区 "工人先锋号" 荣誉称号。

第七节　药学院

一、历史沿革

宁夏医科大学药学院成立于 2009 年 5 月，是宁夏回族自治区唯一的培养药学、中药学和临床药学专业人才的基地。药学院的前身是宁夏医学院药学与医学检验学系。药学与医学检验学系是 2002 年原宁夏卫生学校并入宁夏医学院后，于 2003 年在原宁夏卫校药剂学教研室和检验学教研室的基础上组建而成。2007 年 11 月，药学与医学检验学系分设成立药学系和检验学系。2008 年 3 月，药学系搬迁至宁夏医科大学雁湖校区。2009 年 5 月，宁夏医科大学药学系更名为宁夏医科大学药学院。

二、机构设置与领导班子

药学院现有管理机构 5 个：学院办公室、教学工作办公室、科研工作办公室、研究生工作办公室和学生工作办公室。

药学院成立之初，设有药剂（药分）学系、药物化学系、中药学系3个学系和 1 个药学实验教学中心。2011 年 10 月，基础学院药理学系并入药学院成立药理学系。2015 年，成立医院药学系，药剂（药分）学系分设成立药剂学系和药物分析学系。2017 年，成立微生物与生化药学系和回药学系，回药学系挂靠在中药学系，药理学系更名为药理学与毒理学系，医院药学系更名为临床药学系。至此，药学院下设 7 个学系和 1 个药学实验中心，即：药剂学系、药物化学系、中药(回药)学系、药物分析学系、药理学与毒理学系、微生物与生化药学系、临床药学系和药学实验教学中心。

2008 年 6 月至 2011 年 4 月，戴贵东任药学院副院长（主持工作）；2011 年 4 月至 2017 年 5 月，张万年任院长；2012 年 10 月至今，余建强先后任副院长、常务副院长、院长。2007 年 11 月至 2009 年 10 月，周文韬任党总支书记；2009 年 11 月至 2011 年 2 月，张云飞任党总支书记；2011 年 2 月至今，熊建团任党委（党总支）书记。

三、教师队伍

药学院"内培外引"多渠道加强师资队伍建设。学院现有教职工 66 名，其中专任教师 47 人。专任教师中教授 15 人、副教授 23 人、讲师 9 人，高级职称占专任教师的81%；有博士学位 29 人，硕士学位 15 人，共占专任教师比例为94%；有博士研究生导师 5 人，硕士研究生导师 26 人。2008 年以来，学院先后有出国研修博士 16 人次，出境培训教师 10 人次。2011 年 4 月，柔性引进上海第二军医大学原药学院院长、药物化学专家、国家重点学科带头人、博士生导师、享受国务院政府特殊津贴的张万年教授担任宁夏医科大学药学院院长。药学院教师大部分毕业于国内外大学，包括英国诺丁汉大学、日本岛根大学、中国协和医科大学、北京大学医学部、天津大学、浙江大学、吉林大学等国内外知名高校。学院教师中有教育部新世纪优秀人才支持计划 1

人、科技部中青年科技创新领军人才 1 人，海外引才百人计划 1 人、国内引才 312 计划 3 人、自治区学术技术带头人后备培育对象 1 人、校级学术技术带头人后备培育对象 1 人、学校优秀青年后备骨干培育对象 2 人。学院先后柔性引进宁夏食品药品检验所王英华主任药师和美国佛罗里达大学邢成国教授来学院工作。学院有自治区特聘专家陈凯先院士、杨宝峰院士、廖万清院士以及段金廒教授、蔡少清教授、肖小河教授、秦路平教授、谭焕然教授、丁照中教授、柴逸峰教授、李建其教授、折改梅教授等多位知名专家进行业务指导。

四、专业建设

药学院设有药学、中药学、临床药学 3 个本科专业和 1 个药学专科专业。2010 年，药学本科专业获批国家级特色专业。2012 年，中药学本科专业获批自治区级特色优势专业。2015 年，药学类专业被列为自治区重点建设专业。

2010 年，药学一级学科获批药学硕士学位授予点，开始招收药学硕士学位研究生。目前，拥有药物化学、药剂学、药理学、生药学、药物分析和微生物与生化药学等 6 个二级学科硕士学位授予权。2014 年，药学一级学科获得药学硕士专业学位授予点。2015 年首次招收专业硕士研究生。2015 年，回药学学科获批为国家中医药管理局重点学科。2016 年，药理学学科获批学校重点学科。2016 年，药学一级学科通过了教育部学科评估。2017 年，生药学学科获批学校重点学科。2017 年，药学院启动了药学一级学科博士授权点的申报工作。

药学院有硕士研究生、本科生和专科生 3 个办学层次。2003 年，药学本科专业获批首次招生。2009 年，中药学本科专业获批并首次招生。2013 年，药学本科专业实现一本批次招生。2014 年，中药学本科专业实现一本批次招生。2015 年 10 月，高职学院药学专科专业并入药学院，药学院自此开始药学专科教育。2016 年，临床药学专业获批并首次一本招生。截至 2017 年 9 月，药学院有学生 672 名，其中，硕士研究生 135 名，药学本科生 160 名，中药学本科生 144 名，临床药学本科生 73 名，药学专科生 160 名。学生生源来自于我国 22 个省、市和自治区。

五、平台建设

(一)教学平台建设

药学院重视教学平台建设。在中央与地方共建项目支持下，2007 年，药学实验教学中心被评为宁夏医科大学实验教学示范中心。2010 年，药学实验教学中心被评为自治区级实验教学示范中心。实验中心按课程所需建设了药剂学、药物分析学、药物化学、天然药物化学、生药学、中药炮制学、中药药理学、中药化学等专业主干学科实验室以及多媒体实验室、色谱分析室、光谱分析室、天平室、生药标本室等实验教学共享实验室。药学实验教学中心建筑面积 2000 平方米，仪器设备价值 246 万元。药学实验教学中心承担药学、中药学和临床药学专业本、专科共 23 门课程的实验教学任务，开出实验项目214 项，实验开出率为 100%。同时，实验中心还承担本科生毕业课题和大学生科技创新项目。

(二)科研平台建设

药学院建有自治区一流的药物研发平台。2011 年 9 月，药学院在原有宁夏回药现代化工程技术研究中心和宁夏药物研究所 2 个科学研究平台的基础上，又新建并获批 1 个自治区级科学研究平台——宁夏回医药协同创新中心。回医药协同创新中心（建筑面积 3000 平方米）下设回药方剂与资源研究、回药提取与分离、回药药效学评价、回药先导物优化、回药药代动力学研究、回药现代制剂研究、回药质量控制研究、药物安全性评价等 8 个研究室以及回药制剂、回药饮片加工和回药提取分离等 3 个中试车间，拥有各类科研设备1353 台（件），价值 2505 余万元。2011 年，学院获批"宁夏六盘山药用资源开发与利用"院士工作站。2013 年，学院获批"宁夏回医药产品研发"院士工作站。2015 年，学院获批自治区级科技创新团队 1 个（"宁夏道地中药资源开发利用"科技创新团队）。2017 年 5 月，药剂学学科获批学校创新团队。2017 年 10 月，学院获批自治区重点实验室（"宁夏药物创制研究与一致性评价重点实验室"）1 个。

六、教育改革

药学院坚持和巩固"教学中心地位",积极开展教学研究。2012年,学院实施药学和中药学专业"三级"实践教学训练模式改革。2013年,学院实施药学、中药学本科专业"三阶段"实习模式改革。2014年,学院实施本科生导师制,注重对师生过程管理和学年评估,遴选建立专兼职导师库75名。2015年,学院获批自治区药学类重点专业建设项目,并制定了为期五年的总体建设实施方案。2016年,药学院获批自治区生物医药专业集群向应用型转变试点单位。同年,学院以教育部专业评估体系为基础,以宁夏医药产业发展需求为指导,以岗位胜任力提升为标准,参考国家执业药师考试科目,在广泛征求用人单位、实习单位、在校师生代表、毕业生代表、学生家长和学校管理人员意见和建议的基础上,修订了药学本科、中药学本科和药学专科培养方案,修订了药学、中药学本科专业"三阶段"实习模式大纲,制定了临床药学专业培养方案和后期临床实习方案,完成了生物医药专业集群向应用型转变试点方案的制定和论证,开展了转型基地建设的调研工作,遴选了院企"双师双能型"教师16名。10年来,学院教师承担自治区级教改项目18项、校级教改项目15项,主编教材8部(主编或副主编)、参编12部,发表教学论文25篇,获自治区级教学成果奖2项。2017年,药学院通过了药学、中药学和临床药学3个本科专业的审核评估工作。

七、科学研究

药学院以回药研发为重点。2008年以来,学院教师先后获得各级各类研究项目192项,资助金额3910万元。2008年以来,在国内外权威杂志以通讯作者或第一作者发表论文300余篇,其中SCI及EI收录102篇。申请国家发明专利23项、授权12项。获自治区科技进步二等奖2项、三等奖2项、医学科技奖1项、优秀学术论文奖20项。出版论著5部。药学院正在积极开展民族药、保健食品和医院制剂等健康产品的研发工作以及仿制药一致性评价工作。

药学院广泛开展区内外合作交流。2008年后,学院已与上海第二军医大学、上海交通大学、山东大学、北京中医药大学和复旦大学等 5 所国内知名高校建立了长期学术交流与合作关系，与康亚药业、丽珠集团等区内外 10 家知名医药企业建立了民族药物研发的"产、学、研、用"联盟。

八、党建与思政教育

药学院成立以来，遵循教育规律，立足宁夏，服务西部，面向全国，各项事业发展迅速。学院始终坚持社会主义办学方向，坚持马克思主义的指导地位，全面贯彻党和国家教育方针，以立德树人为根本，以理想信念教育为核心，自觉培养和践行社会主义核心价值观，大力弘扬中华优秀传统文化、革命文化和社会主义先进文化，积极培养师生的社会责任感和创新精神，在教学、科研、师资队伍和人才培养方面都实现了跨越式发展。2016 年，学院荣获学校"学风建设先进单位"称号。

2008 年以来，药学院始终把党建思政工作作为"总抓手"，并以此助推学院各项工作全面发展。目前，药学院党委设有教工党支部、研究生党支部、本专科生党支部等 3 个党支部和学风建设功能党小组、学位点建设功能党小组、阳光帮扶功能党小组、专业建设功能党小组、健康产品研发功能党小组等 5 个功能党小组，现有中共党员 72 名。近年来，学院先后开展了"清风校园"建设、先进性教育、群众路线教育实践活动、"三严三实"专题教育、社会主义核心价值观教育、"两学一做"学习教育等专题教育，通过多种方式和途径，认真学习和宣传贯彻习近平新时代中国特色社会主义思想和党的十九大精神。通过功能党小组将党建工作融入到学院的日常教育、科研、服务和管理过程中。学院领导自觉秉承"信念坚定、为民服务、勤政务实、敢于担当、清正廉洁"理念，教师争做"有理想信念、有道德情操、有扎实学识、有仁爱之心"的好教师，学生争做"勤学、修德、明辨、笃实"的好学生，形成了良好育人环境。

九、人才培养

药学院注重学风建设和学生能力培养。实施学院领导联系班级、学长带班和本科生导师制。学院重视学生"第二课堂"建设，关注学生"自我教育、自我管理、自我提高"的能力培养,自 2008 年始,学院连续 10 年举办 10 届 "药学文化艺术节",全部内容均由学生自己设计、自己编排、自己演绎、自 己总结,学生综合素质提升明显。学院通过励志成才、诚信感恩、网贷防范、 创建绿色校园、反邪教等各类主题教育活动,全面促进学生成长成才。学院 毕业生年均就业率保持在 90% 以上,毕业学生遍布京、沪、广等全国各地。

2009 年以来,学院先后荣获学校"文明院部""三星级"基层服务型党组 织称号,被评为学校"先进党校" 2 次、学校"先进部门" 4 次、学校"五四 红旗"团组织 4 次。学生先后获得全国大学生各类荣誉与奖励 30 项,获得自 治区级大学生各类荣誉与奖励 43 人次。学院研究生培养要求高于学校标准, 研究生先后发表 SCI 论文 76 篇。2016 年,学院研究生 4 人获得首届"孙涛科 技创新奖"。2017 年,学院研究生 1 人获得"孙涛科技创新奖"。

第八节 理学院

一、历史沿革

理学院成立于 2009 年 5 月,它的前身是 2006 年原公共课与体育教学部, 由其中的数学教研室、信息教研室、计算机教研室及中心、物理教研室及中 心组建而成。2016 年 12 月,学校成立创新创业学院,挂靠理学院。

二、机构设置与领导班子

学院党政及教学机构健全,下设办公室、教学科研办公室、学生工作办 公室,设数学、物理、计算机基础、计算机专业、信息 5 个教研室,计算机 与医学物理 2 个实验中心。设有分工会、学生会、团委 3 个群众组织。有 1 个教工党支部和 1 个学生党支部。

2009 年 5 月至 2012 年 11 月,马竟先任党总支书记、院长。2012 年 11 月 至 2014 年 5 月,卞良任党总支书记、院长。2014 年 5 月至今,刘东任党总支 书记。2017 年 5 月至今,杨怡任院长。

三、教师队伍

截至 2017 年，有教职工 38 人，其中专任教师 27 人。正高级职称 5 人、副高级职称 9 人、中级职称 13 人。博士 4 人，在读博士 5 人，硕士 15 人，硕士学位以上教师占 89%。有硕士生导师 4 人，宁夏 313 跨世纪学术带头人 1 人，国外进修回国人员 10 人。陈群教授任中国工业与应用数学会医药数学专业委员会常务理事、宁夏数学会常务理事。张文学任 2015 中国医药数学会数学模型专业委员会委员、2017 中国数学会会员。2011 年，聘西北工业大学夏勇教授为学院客座教授，2013 年聘华东师范大学顾君忠教授、北京语言大学刘贵龙教授为院客座教授。学院一直采取外出进修学习、内部培训、举办各种讲座、课堂实练等手段，加强教师队伍建设。

四、专业建设

学院重视教学环节中的创新与改革，强调在教学创新与教学改革中既要紧跟时代潮流，又要保持理学特色。

2008 年，电子信息科学与技术专业开始招生。该专业自招生以来，先后进行了两次培养方案修订工作，在制定培养方案时坚持注重基础、强化应用、提高能力和优化素质。开展以"岗位胜任力"为导向，以"学分制管理、模块化课程、个性化培养"为核心的人才培养模式改革，在 2016 年版本人才培养方案中，确定了以培养具有岗位胜任力的复合型应用人才为目标，对课程体系和课程内容进行合理规划，努力构建创新人才培养体系，实现素质教育与专业教育、医学教育与人文教育、理论教育与实践教育、共性教育与个性教育协调发展。

2012 年，理学院积极开展教学改革，在教学过程中大力推行 PBL、微课、翻转课堂、虚拟项目驱动、参与式、启发式、探究式、讨论式等多种教学方法，实施形成性评价和多元化考核，积极开展课程整合，增强学科间交叉渗透，促进了理论与实践、知识与能力的贯通，努力提升学生的综合实践能力，有效地激发了学生学习的积极性与主动性。

五、实验室建设

计算机实验中心创建于 1995 年，建筑面积 1200 平方米，设备总值 1000 余万元。现有公共课实验室 9 个、网络实验室 1 个、电子信息专业软件实验室 1 个。计算机实验中心实验室可同时容纳 730 名学生进行计算机基础、access 数据库技术、医学统计 spss、医学文献检索等课程的实验教学，并可进行 40 名学生的网络技术和软件实验教学。实验中心已成为宁夏及周边地区无纸化考试基地，每年承担学校教务处安排的各门课程的期末无纸化考试、临床分阶段考试、宁夏卫生系列高级职称业务能力考试、宁夏医学会医师资格考试、全国数学建模培训、全校学生心理测试、医师定期考核考试等工作。

2008 年，学校加大计算机实验中心建设力度。为扩大中心的示范和辐射效应，中心积极提供行业的社会服务培训，包括宁夏财政厅会计从业资格考试、注册会计师考试、资产评估师考试等社会化考试任务，且中心实验设备向校内师生开放。

物理实验中心成立于 2003 年，2006 年被评为自治区级实验教学示范中心，同时更名为医学物理实验中心。中心实验室面积 520 平方米，仪器设备总值 300 余万元。下设物理综合实验室、物理仿真实验室、电工电子实验室、教师实验室共 5 个实验室。中心现有专职教师 6 人、实验技术人员 3 人，其中，高级职称 4 人、中级职称 5 人；博士研究生 3 人（在读）、硕士研究生 1 人。承担全校本科各专业医用物理学、药用物理学、大学物理、电路基本理论、电子技术基础等课程的实验教学工作。医学物理学实验中心自成立以来，在实验教学体系、教学内容和教学方法等方面进行了一系列改革，中心以"培养科学精神、传授物理知识、训练实践技能、鼓励探索创新"为教学理念，将实验分为基础实验、综合性设计性实验、专业实验、研究型创新性实验 4 个层次，可开出实验 60 余项。近年来，通过"中央与地方共建"项目、"日元贷款"项目的建设，医学物理学实验中心在实验内容和实验项目的先进性、试验设备和实验室环境的改善、实验中心管理以及示范辐射作用等方面取得了长足进步，并形成鲜明特色。

六、人才培养

2008 年开始招生，每年招收人数 40 人，现有在校本科生 131 名，毕业生 205 名，毕业生就业率达 95%。2008 年，学院以大学生全面发展为目标，注重培养学生的综合素质和创新实践能力；组织学生参加各类竞赛，以赛促学。2012 年实行计算机实验室开放制度，为学生提供学习平台。2014 年，不断完善学生的实习模式，培养学生从事医疗卫生信息处理与研究、信息系统建设与维护、信息化项目开发的基本能力。通过以上措施，使学生成为能胜任医疗卫生领域信息化建设和各类信息系统及计算机软件系统的设计、开发、维护和评测工作的复合型应用人才。

自 2012 年以来，组织本专业学生开展青年志愿者服务活动。学院以"电脑义诊"志愿服务活动为平台，充分发挥"电脑义诊"志愿服务队的作用，荣获"社会实践优秀团队"荣誉称号。其中，"电脑义诊"志愿服务队的队员也荣获"社会实践先进个人"的荣誉称号。

七、教学改革与科学研究

2008—2017 年，在强化教学管理、严控教学过程的同时，积极鼓励教师参与教育教学改革与研究，全方位提升了教师的教学水平。2015 年，陈群教授被评为自治区级教学名师，并设立陈群工作坊。袁晶副教授在全国教师基本功大赛中荣获三等奖。刘东在 2016 年中国电商讲师大赛中荣获厅局级一等奖。1 人在自治区教师基本功大赛中荣获一等奖，2 人在学校教师基本功大赛中荣获一等奖，1 人荣获二等奖，2 人荣获三等奖。

2008—2017 年，学院获自治区级青年教师教改项目立项 2 项、校级教改项目立项 7 项，大学生创新创业实验项目国家级立项 2 项、自治区级立项 3 项。指导学生参加数学建模、计算机素养等各类竞赛 103 项，其中，国家级一等奖 5 项、二等奖 10 项、三等奖 5 项；自治区级一等奖 25 项、二等奖 28 项、三等奖 59 项。荣获第七届全国大学生计算机应用能力与信息素养大赛总决赛"计算机基础赛项"本科组团体二等奖的优异成绩。荣获校级教学成果奖二等奖 2 项、三等奖 1 项。教师发表论文 20 余篇，主编和参编教材 12 部，出版专著 2 部。

八、党建与思政教育

理学院党总支设党总支书记 1 人，副书记 1 人。设教工、学生两个党支部，设教学提升、科研创新和社会服务三个功能党小组。

自学院成立以来，学院党总支带领全体党员认真开展学习实践科学发展观活动、群众路线教育活动，"三严三实"专题教育、"两学一做"学习教育活动，丰富组织生活形式，完善支部工作制度。2009 年到 2017 年，发展党员 66 名。有 11 名党员被评为学校优秀党员。2013 年教工党支部被评为学校先进党支部。

2009 年以来，学院重视思想政治教育工作，认真落实各项制度，通过理论学习、观看教育视频、开展主题党日、领导上党团课、实践考察等方式，开展有效的思想教育工作。2015 年在学校"六五"普法竞赛中获一等奖，2016 年获学校师德演讲比赛一等奖。

第九节　继续教育学院

一、历史沿革

继续教育学院前身是 1995 年 10 月设立的成人教育处（当时与学校教务处合署办公），2003 年 6 月，与教务处分离，2004 年 12 月，成立成人教育部，2005 年 11 月，成立成人教育学院，成为学校相对独立的二级学院，2015 年 10 月，更名为继续教育学院。

二、机构设置与领导班子

继续教育学院下设办公室、教学管理办公室、学生工作办公室、培训部 4 个职能科室和 1 个综合教研室，现有教职工 21 人（含外聘 1 人），专（兼）职教师 12 人，具有硕士学历 3 人，本科学历 9 人，正高职称 4 人，副高职称 7 人。党总支下设两个教工党支部，有正式党员 16 人。

2005 至 2015 年 10 月，胡尚平任成人教育学院院长；2015 年 10 月至今，杨美玲任继续教育学院院长。2007 年 11 月至 2010 年 8 月，雷鸣选任成人教育学院党总支书记；2010 年 8 月至 2014 年 6 月，窦红莉任成人教育学院党总支书记；2014 年 6 月至今，王峰任继续教育学院党总支书记。

三、专业设置与教学管理

（一）专业设置

2000 年起，学院开设成人高等学历教育专科升本，设有临床医学、护理学、药学、口腔医学、医学检验、医学影像学、中医学等 7 个专业，专科设有临床医学、护理学、药学、口腔医学、医学检验技术 5 个专业；设有专科和本科两个层次，学制 3 年，学习形式均为业余。

（二）教学管理

根据继续教育的规律与特点制订教学计划，合理设置课程，注重继续教育的针对性和实用性，充分调动学生学习的自觉性，发挥教师的主导作用。认真落实教学的各个环节，严格组织教学全过程，加强科学管理，保证教学质量。2014 年"成人学生综合管理系统"开始运行操作，此软件是比较全面的学生学籍管理系统，系统融合了多所大学多年来教务管理及教务改革的经验，将学生入学到毕业的所有数据纳入该系统中，功能涵盖培养计划制订、教学任务生成、排课、选课、排考、成绩，以及毕业审核，为学院提供一体化的管理模式，统一规范，改变了以往教务模块分散、不全面的弊端，大大提高了工作效率，方便和满足了成人学生的学习需求，提升了学院信息化管理的水平。

甘肃庆阳职业专修学校是学校设立的一个校外教学点，该校是 2008 年经宁夏教育厅和甘肃教育厅批准备案的教学点。为规范继续教育管理，提高教学质量，学校在 2008 年和 2010 年先后制定完善了校外教学点（班）管理规定，《宁夏医科大学成人教育校外教学点管理办法》《宁夏医科大学成人教育校外教学点管理补充规定》，从办学、学籍、教学、考试、毕业、收费等方面做了严格规定。学院每年举办一次继续教育教学工作会议，每年组织相关人员不少于两次下驻教学点进行教学检查，不定期进行课堂听课、召开师生座谈会、考试巡视、查看教学过程材料等方式，了解教学点教学有关情况，发现问题并及时解决问题。2015年，学院制订了校外教学点教学水平评估方案和评估体系，由教育厅学生处对校外教学点进行教学检查和考核评估，对规范校外教学点办学，提升办学水平具有极大的促进作用。

(三)学籍管理

2008年起，按照《宁夏医科大学业余教育学生学籍管理实施细则》，对已经取得学籍的新生，建立学生学籍档案。在新生入学时完成新生编排学号、填写学籍卡、办理学生证和考试证工作。学籍卡由学院教学管理办公室编辑成册，专柜管理，统一归档。每学期开学时，在籍学生按学校规定办理注册手续，不能如期注册者必须履行暂缓注册手续，未按学校规定缴纳学费或者其他不符合注册条件的不予注册。学籍异动必须严格履行相关手续，经学院审核通过后，方可办理。

(四)考务与成绩管理

严格考试制度，加强考风考纪和评阅试卷等管理工作。学生必须按时参加教学计划规定和学校统一安排、组织的一切活动。按照《宁夏医科大学继续教育学院考场规则》安排考场并组织监考，学院组织安排相关人员对考试情况进行巡视。成人学生的每门课程成绩有两部分组成，期终考试卷面成绩占80%，平时成绩占20%。现在，成人学生登录学生综合管理系统就可以查询个人学籍信息、成绩及考试相关信息。

(五)师资队伍建设

2016年6月，学院综合教研室成立，协同教学管理办公室，做好继续教育的教学及管理工作。根据学校专业教师的遴选条件和办法，继续教育的任课教师均由学校各二级学院或教学医院选派经验丰富的专(兼)职教师承担。在安排本科教学时，副高职称以上的教师超过60%，且均为本科以上学历，对任课专(兼)职教师参照学校的教师管理办法执行。

(六)教学科研成果

学院积极开展继续教育的科研工作，积极探索继续教育的规律、特点，总结继续教育教学方法、教学管理等方面的经验，不断提高继续教育的质量。自2008年至2018年，学院组织专业教师为成人学生编写规划教材8部，由中国协和医科大学出版社出版，参与或主持科研立项 8 项，发表学术论文 71 篇，参编教材 23 部。

四、办学情况

2011 年，学校成功申报立项了自治区政府民生计划，即高等医学学历教育村医业余大专班项目，是自治区"乡村医生学历教育（专科）"惠民工程，2012 年、2013 年和 2015 年共计招收 2776 名乡村医生大专生。学院对乡村医生实施了"开门办学，送教下乡"的办学模式，目前，已经有 1969 名乡村医生完成学业顺利毕业，回到乡村服务。截至 2017 年 11 月底，学校有在册学籍成人学生 23074 人，2008 年至 2017 年，累计毕业成人学生 37783 人，尤其是近 10 年间，学校医学高等学历继续教育快速发展，办学规模稳步攀升，2018 年创历史新高，招生人数突破万人大关。学校曾先后与区内外 6 家兄弟院校合作办学，办学效益明显提高，办学声誉和影响力不断扩大。

成人高等学历继续教育经过几十年的不懈努力与探索，逐步形成了以学历教育为主，以职业培训与技能鉴定并重的办学格局，积累了较丰富的办学经验，实现了社会效益和经济效益双赢的局面。2008 年，学院荣获全区成人高等学校招生工作先进集体；2010 年，荣获全区成人高校招生管理工作先进集体；2011 年，荣获全区高等教育自学考试助学管理工作先进集体。

表 1　2008—2018 年成人高等学历教育招生情况统计表

年级	专科（人）	本科（人）	合计（人）
2008 级	1058	1979	3037
2009 级	1646	1729	3375
2010 级	2218	2277	4495
2011 级	2498	3003	5501
2012 级	4063	3408	7471
2013 级	2726	2644	5370
2014 级	2911	4100	7011
2015 级	3235	4484	7719
2016 级	2970	5811	8781
2017 级	1883	5320	7203
2018 级	2542	7875	10417

表2　2008—2018 年成人高等学历教育毕业生情况统计表

年份	专科（人）	本科（人）	合计（人）
2008 届	864	479	1343
2009 届	879	918	1797
2010 届	829	1143	1972
2011 届	1129	1180	2309
2012 届	1305	1529	2843
2013 届	1745	2038	3783
2014 届	2218	3109	5327
2015 届	3774	3254	7028
2016 届	2378	2464	4842
2017 届	2671	3877	6548
2018 届	2807	4151	6958

　　2008 年起，成人学生管理实行班主任聘任制度，每年选聘有丰富工作经验和较强组织管理能力的人员担任成人学生的班主任工作，学院根据学生人数比例配备班主任，年终对班主任进行考核评优，对优秀班主任进行表彰奖励。为鼓励成人学生努力学习，刻苦钻研，认真完成学业，激励广大学生积极进取，促进良好学风的形成，学校每年表彰一批品学兼优的优秀毕业生。

五、社会服务

　　2005 年，宁夏医科大学继续教育学院培训部成立，学院认真落实工作职能，加强内涵建设，提高培训质量和效益，积极扩展社会服务功能。

（一）非学历教育

　　2004 年 3 月，由国家劳动和社会保障部及自治区劳动和社会保障厅批准，学校获得心理咨询师的培训资质，开始开办国家（二、三）级心理咨询师的培训工作，现已开办 25 期培训班，培训学员 875 人，培训学时达 8300 学时。学院为在校大学生开通了绿色通道，免费为在校大学生进行心理咨询师（三级）义务培训 14 期，培训大学生 350 人，已有 228 人获得了国家三级"心理咨询师"资格，通过率达 65% 以上。心理咨询师培训工作极大地满足了教育、医疗、司法、大学生以及广大社会青年学习心理学知识的需求，受到了宁夏人力资源和社会保障厅、自治区职业技能鉴定指导中心的肯定和赞扬。

（二）自学考试

2008 年 4 月，开考心理健康教育（本科）专业的自学考试。通过大力的招生宣传，自考学生人数达到 200 人，并在银川市、中卫市、吴忠市 3 市设立自学考试函授点，有效地防止了自学考试学生流失，稳定了自学考试生源。继续教育学院对学校各二级学院的自学考试工作实行宏观管理，2008 年至 2017 年，学校开办自学考试的专业有：护理学（本、专科）、药学（本、专科）、推拿保健按摩（专科）、心理健康教育（本科）。目前，已经毕业自学考试学生 2061 人（其中本科 1399 人，专科 662 人）。

（三）培训与技能鉴定

2008 年，学院组织举办了全区计划生育超声诊断技术培训班，培训学员 25 人。2009 年，组织举办了全区第三期乡镇卫生院全科医生骨干培训班，培训学员 137 人。2016 年 9 月，承办了全区"三支一扶"高校毕业生岗前和岗中培训工作，举办培训 3 期，培训学员 1092 人。2017 年 9 月，承办了全区"三支一扶"高校毕业生能力提升岗前和岗中培训班项目，举办培训 3 期，培训学员 1104 人。2016 年至 2017 年，为 4800 人开展了急救知识和技能培训。举办了 3 期母婴护理师培训班，培训学员 77 人。2016 年 11 月，举办医疗美容高级研修班，培训学员 14 人。

宁夏医科大学职业技能鉴定所是学校唯一对外服务社会的窗口，根据市场需求，积极开展面对社会和在校生的职业技能鉴定工作。学校开展鉴定的工种有保健按摩师、口腔修复工、护理员、养老护理员、药剂员、卫生检验员、中药调剂员、保育员等。近 10 年，技能鉴定 8383 人，合格率达到 95% 以上，有效地提高了在校生和下岗再就业人员的职业技能及就业能力。

第十节　国际教育学院

国际教育学院作为学校对外教育机构，通过对外国留学生的培养推动学校教育国际化的进程，培养一批"知华、友华、爱华"的留学生。

一、历史沿革

宁夏医科大学留学生教育始于 1993 年。2005 年，宁夏医科大学首批招收 28 名留学生，正式开启了临床医学本科专业的留学生学历教育工作。2005 年 3 月至 2012 年 7 月，学校留学生的招生、教育管理工作由对外合作交流处负责。随着留学生规模的扩大，学校加大了留学生教育管理工作。2012 年 9 月，国际教育学院正式成立，专门负责来华留学生的招生及教育管理和在校中国学生的对外交流和培养、中外合作办学、联合办学等工作的教学机构。2013 年，被教育部批准为中国政府奖学金生委托培养院校；2014 年，开始招收硕士学位来华留学生；2016 年，开始招收博士学位来华留学生。

二、机构设置与领导班子

国际教育学院下设综合办公室、教学管理办公室、招生工作办公室、留学生工作办公室 4 个管理机构和 1 个对外汉语教研室。

2012 年 9 月至今，单彬任院长。2014 年 5 月，成立国际教育学院党总支，窦红莉任书记。2016 年 10 月，撤销党总支设置，成立国际教育学院直属党支部，窦红莉任书记。

三、教师队伍

现有教职工 10 名，其中专任教师 2 人，专职辅导员 3 名。有教授 1 人，副教授 1 人，讲师 2 人，硕士研究生导师 2 人。具有博士学位的 2 人，具有硕士学位的 8 人。近 5 年来，发表各类学科研究论文 3 篇，获得 3 项科研课题，其中自治区课题 2 项。

四、学生情况

学院招收来华留学短期语言生非学历教育。学历教育有本科、硕士、博士3个层次。截至2017年年底，学院已有来华留学生354人，其中本科生334名，硕士研究生16名，博士研究生4名。在校留学生国别有印度、孟加拉、尼泊尔、赞比亚、坦桑尼亚、肯尼亚、塞内加尔、缅甸、新加坡、乌干达、喀麦隆、韩国、伊朗、美国、巴基斯坦、巴勒斯坦、哈萨克斯坦、津巴布韦、阿富汗、索马里、卢旺达、埃及、斐济等23个国家。

2014年以来，已招收中国政府奖学金本科生1人、硕士研究生12人、博士研究生4人。招收宁夏政府奖学金硕士研究生5人，"丝绸之路"奖学金留学生2人。先后有28名留学生获得全校大学生各类竞赛奖项。2017届本科毕业生42人，硕士毕业生2人。

五、专业设置

本科专业设置有临床医学、中医学、护理学、公共卫生学、药学5个专业。临床医学专业授课语言为汉语和英语，学制分别为5年和6年。中医学专业授课语言为汉语，学制为5年。护理学专业授课语言为汉语，学制为4年。公共卫生学专业授课语言为汉语，学制为5年。药学专业授课语言为汉语，学制为4年。现已招生的专业为临床医学、中医学，临床医学专业2005年开始招生，中医学专业2013年开始招生。

硕士专业设置有临床医学、基础医学、公共卫生学、中医学、护理学、药学6个专业。临床医学专业授课语言为汉语和英语，学制为3年。基础医学专业授课语言为汉语和英语，学制为3年。公共卫生学专业授课语言为汉语和英语，学制为3年。中医学专业授课语言为汉语和英语，学制为3年。护理学专业授课语言为汉语和英语，学制为3年。药学专业授课语言为汉语和英语，学制为3年。现已招生的专业有临床医学、基础医学，临床医学专业2014年开始招生，基础医学专业2014年开始招生。

博士专业设置有临床医学、基础医学、公共卫生学3个专业。临床医学专业授课语言为汉语和英语，学制为3年。基础医学专业授课语言为汉语和英语，学制为 3 年。公共卫生学专业授课语言为汉语和英语，学制为 3 年。现已招生的专业有临床医学、公共卫生学。临床医学专业 2017 年开始招生，公共卫生学专业 2016 年开始招生。

六、教学改革

对外汉语教研室现有专兼职教师 16 人，其中，专职教师 2 人，兼职教师 14 人。有教授 2 人，副教授 4 人，讲师 3 人。

根据留学短期语言生及本科生、硕士研究生、博士研究生等不同层次学生的汉语学习需求，2005 年，首次开设了汉语课程，从一年级开始授课，授课时间为 2—3 年，主要以提升留学生汉语水平为教学目的，注重理论和实践相融合。2011 年，开设医用汉语，从二年级开始授课，授课时间为 1 年，主要以提升留学生医用汉语水平，会话交际能力为教学目的，注重理论和实践相融合。2011 年开设中国概况课程，从一年级开始授课，授课时间为 1 学期，主要以提升留学生对中国文化的认知为教学目的。2015 年 3 月，学院首次招收汉语进修留学生，为汉语学习爱好者和即将进入学校学习的外国留学生提供有针对性的汉语专业教学与辅导。

2016 年 7 月，学院成立了《中国概况》教材编委会，专门编写适合学校留学生学习中国文化的双语教材。2016 年 11 月，学院新增留学生下临床前汉语水平考试，从 2014 级起开始实施。

七、对外交流

国际教育学院境外短期交流项目是扩大对外合作与交流的特色项目之一，是促进中国学生拓宽视野，增长见识的重要途径。此项目的开展，有效推动了对外合作交流项目由单一的考察交流向长期的合作交流转变，进一步丰富了对外交流的内涵。

2013 年 6 月，学院首次组织两名中国学生开展了日本岛根大学交流项目，为期 10 天。截至目前，已经连续开展了 5 年，参与学生 12 名。

2013 年 7 月，学院首次组织 8 名中国学生开展美国南佛罗里达大学访学交流活动，为期 10 天。

2013年9月,学院首次组织4名中国学生开展了加拿大白求恩东方医学中心访学交流活动,为期10天。截至目前,共4次组织学生参加加拿大白求恩东方医学中心交流访学,参与学生18名。

2014年7月,学院首次组织14名中国学生开展了台湾嘉南药理大学研习交流活动,为期10天。截至目前,共两次组织学生参加台湾嘉南药理大学研习交流活动,参与学生24名。

2016年11月,学院新增法国里昂第一大学短期交流项目,首次派遣7名中国学生赴法交流。2017年9月,学院组织19名中国学生开展了法国里昂第一大学短期交流项目,为期10天。2017年10月,学院新增法国里昂第一大学课程学习项目,共有11名学生开展了为期21天的食品与营养健康课程的学习。

八、人才培养

近5年来,在学生的教育培养上,学院注重完善留学生管理的各项规章制度,规范日常管理,增强留学生的规矩意识、责任意识。以留学生的实际需求为出发点,开展留学生法纪法规、心理健康、校园安全、自我防护、规矩责任等教育活动,确保留学生的安全稳定。

在留学生的文化融合教育上,以传统节日为契机,结合端午节、中秋节、元宵节、春节等中国传统节日,开展文化习俗体验、知识竞赛、联欢联谊、春节慰问等活动,让学生了解中国文化。以实践体验为教育途径,开展社区义诊、"关爱老人"志愿服务、"感知宁夏"等实践活动,让留学生认同中国文化。以文化活动为教育载体,开展书法、绘画、剪纸、摄影展,各国文化展演,以及太极、广场舞比赛等文化活动,让学生喜爱中国文化。

2016年5月,成立宁夏医科大学学生国际交流协会,搭建中外学生交流平台。发挥社团自我教育、自我服务的功能,组织中外学生定期开展交流活动,如指导留学生学习剪纸、书法等技艺,开展趣味运动会等活动,从而扩大留学生学习中国文化的渠道,强化其语言交际能力。

第十一节　马克思主义学院

一、历史沿革

马克思主义学院是在党和国家大力加强高校思想政治教育的背景下成立的。马克思主义学院前身为2004年成立的人文社科部。2014年11月，根据宁夏回族自治区《关于共建高校马克思主义学院（教学科研部）的实施意见》精神，宁夏医科大学人文社科部更名为宁夏医科大学马克思主义学院。2015年5月，马克思主义学院（人文社科学院）正式挂牌成立。

2014年11月，在教育部和自治区党委的领导和支持下，学校与山东大学签订《山东大学马克思主义学院对口支援宁夏医科大学马克思主义学院协议书》，积极推动宁夏医科大学马克思主义学院的建设。2015年，双方互设教师工作室。汤波、任天波、徐萍风3位老师被聘为山东大学硕士生合作导师。学院多位老师赴山东大学挂职锻炼和进修。山东大学多位教授专家来校讲学、教学。2016年6月，马克思主义学院全体教师赴山东大学参加教学科研能力提高培训班。

二、领导班子

2004年至2010年8月，窦红莉任人文社科部党总支书记、主任；2010年8月至2015年5月，汤波任人文社科部副主任、主任；2015年5月至今，汤波任马克思主义学院院长。2010年8月至2015年5月，雷鸣选任人文社科部党总支书记；2015年5月至今，雷鸣选任马克思主义学院党总支书记。

三、机构设置和教师队伍

2014年，学校将"心理健康教育教研室""就业指导教研室""艺术教研室"和"军事教育教研室"，归入学院管理。2015年，按照学校大学院制改革的要求，马克思主义学院设立马克思主义原理系、思想政治教育系和人文医学教育系3个学系，设马克思主义原理等11个教研室。内部管理设有行政办公室和教学科研管理办公室。学院拥有教职工 26 名，其中，专任教师 24 人，教授职称 8 人，副教授 9 人，讲师 6 人，硕士研究生导师 4 人。具有博士学位的 4 人，具有硕士学位的 16 人。学院有兼职教师 20 人。根据自治区教育工委《全区高校思想政治理论课特聘教授管理办法》精神，2015 年，学校聘请 44 位思想政治理论课特聘教授参与有关课程的教学和讲座等。

2008 年以来，窦红莉荣获"全国优秀思想政治理论课教师"称号、自治区"313 人才"称号、教育部思想政治理论课教学成果一等奖。2015 年，任天波获"全国有影响力思想政治理论课教师"入选人物。任天波、徐萍风获自治区"优秀思想政治理论课教师"称号。2016 年，张喆评为自治区思想政治理论课青年骨干教师。2016 年，获评自治区思想政治理论课优秀团队。

四、教学改革

2011 年 4 月，根据学校党委制定的《创新性人文医学素质教育模块化教育教学改革实施方案》精神，对思想政治理论课的教学方式、考核方式、实践教学、教师队伍建设和第二课堂建设等方面进行了改革和强化。学院承担了全校马克思主义基本原理概论、中国近现代史纲要、思想道德修养与法律基础、毛泽东思想和中国特色社会主义理论体系概论、形势与政策等全部思政课程的教学。毛泽东思想和中国特色社会主义理论体系概论为自治区精品课程。马克思主义基本原理概论、思想道德修养与法律基础为校级精品课程。同时，学院承担学校研究生课程中国特色社会主义理论与实践研究、自然辩证法概论、马克思主义与社会科学方法论和中国马克思主义与当代的教学。同时，开设了社会学、中国传统文化概论、中西文化比较研究等多门选修课。

学院为自治区毛泽东思想和中国特色社会主义理论体系概论课程建设指导委员会单位，每年组织全区相关课程教师的培训和课程建设。为加强思想政治理论课实践教学，2014 年开始，马克思主义学院先后与六盘山红军长征纪念馆、将台堡红军长征会师纪念园、盐池县革命历史纪念馆、单家集革命遗址、银川黄河军事博览园等单位共建爱国主义教育教学基地。

五、科研工作

2008年以后，学院加强科研管理工作，从科研基础知识和基本技能的培养入手，提高对科研促进教学的意义和作用的认识。经过努力，从2010年开始，学院教师主持国家级社科规划项目9项：王艳红主持的"西夏医药文书整理与研究"、吴世彩主持的"回医药学的科学价值及民族区域特色研究"、窦红莉主持的"医术文献整理及医药文化研究"、田淑卿主持的"社会主义核心价值体系融入党的建设方法和途径研究"、任天波主持的"回族地区青少年心理健康及心理危机干预机制研究"、徐萍风主持的"回族地区医患纠纷频发困境的多维医德医风建设研究"、汤波主持的"回族地区大学生思想政治教育中的人文关怀和心理疏导体系构建研究"、张喆主持的"引导少数民族青年学生坚持'三个自信'的途径研究"、刘征主持的"东南亚健文女性文学研究"。教师还主持自治区级社会科学规划项目21项。主持其他厅局级、校级研究项目30项以上。

2008年以来，学院教师共发表学科和教学研究论文90多篇，其中核心期刊20篇，外文期刊4篇。教师主编出版著作6部；主编、参编教材9部。

六、党建工作

2012年，学院召开宁夏医科大学人文社科部第一次党员代表大会，选举产生了新的党总支委员会。雷鸣选、汤波、任天波、徐萍风、张喆当选党总支委员会委员。马克思主义学院成立前后，党总支积极参加学校"塞上堡垒"党建工程、"清风校园"工作，积极开展"学习型党组织建设"和"党的群众路线教育实践活动"，开展"三严三实"和"两学一做"学习教育。认真学习贯彻习近平新时代中国特色社会主义思想和党的十九大精神。党总支以建设服务型党组织为目标，建立4个功能党小组，在教学改革、科学研究、人文医学教育和服务社会等方面充分发挥党组织的战斗堡垒和党员的先锋模范作用，促进学院的全面发展。2014年至2015年，围绕教育教学中心工作环节，党总支开展"提高教学水平，为党旗争光"系列活动，促进了教师各方面能力的提升。2015年，学院被评为自治区教育系统基层党建示范点单位。

七、人文医学教育

为了进一步加强学校人文医学素质教育，使人文教育与医学教育相融合，逐步增加医学法学、医学哲学、医学社会学、医学史、医患沟通等人文课程，突出人文社会科学为医学生的行医能力服务的目的，合理进行课程设置。

为使人文素质教育渗透于医学教育中，全面提高医学生人文医学素质水平，培养全面发展的医学人才，2011 年 4 月，学院积极申报获批成为"中国医师人文医学执业技能培训（宁夏）基地"。有 11 位教师取得了培训师资格。自 2011 年以来，已经成功举办了 12 期培训班，1500 多名医护人员和医学生参加了培训。

第十二节　体　育　部

一、历史沿革

宁夏医科大学体育部的前身是成立于 1958 年的宁夏医学院体育教研室。2006 年，原体育教研室、外语教研室、数理教研室、文献检索教研室合并成立了公共课与体育教学部，黄少云任副主任，任天波任副书记，潘春光任体育教研室主任。2007 年 11 月至 2009 年 9 月，马竟先任公共课与体育教学部党总支书记。2009 年 5 月，以原公共课与体育教学部体育教研室为基础，正式组建宁夏医科大学体育部。

二、机构设置

体育部党政及教学机构健全。党总支下设 1 个教工党支部，1 个分工会。行政设办公室、教学办公室、科研办公室。教学机构设基础教研室、专业教研室。教辅机构设场馆管理中心、健康测试中心、国防教育中心（2013 年移交学生处）。

2009 年 5 月至今，黄少云任体育部主任。2009 年 5 月至 2014 年 4 月，黄少云任体育部党总支书记;2014年4月至今,潘春光任党总支书记。

三、体育工作管理

1980年4月,学校成立体育运动工作委员会,全面统筹学校体育工作。委员会主任由主管学校体育工作的副校长担任,办公室设在体育部。2013年7月,学校召开首届体育工作大会,通过了《关于加强学校体育工作、增强大学生体质的实施意见》。会议表彰了10个学校体育先进集体、5个学校体育先进协会、67名学校体育先进个人,极大地推动了全校体育的教学、科研、群体、竞技工作。2013年10月,学校第十次校长办公会研究决定,每双周的周四下午原则上不安排课程,作为师生开展政治学习及文体活动时间;后经过调整改为每周三进行。此项规定对促进学校群众体育活动开展,提升师生的保健意识和形成良好锻炼习惯产生了积极的意义,得到了师生的广泛肯定和支持。2010年,校体委将每年运动会由秋季改为春季。运动会的规模逐年扩大,教职工参赛单位已覆盖全区直属医院、非直属医院、教学医院、实习医院、见习医院。2015年3月,体育部获得学校工作先进部门称号。

四、硬件设施建设

学校体育场馆总面积63686平方米,其中,标准田径场2个、标准足球场2个、标准篮球场13个、标准排球场9个、网球场5个、羽毛球场14个、乒乓球台22张、拓展训练基地1个,面积达1500平方米,多功能体育馆2个,总面积为10586平方米,生均体育面积为7.96平方米。

五、教师队伍

截至2017年年底,拥有专任教师20人,兼职教师3人,工勤人员6人。其中正高职称8人、副高职称8人,副高以上职称人员占教师总数的80%。教师中硕士10人、在读博士1人,硕士学位以上教师占教师总数的55%。在自治区第三届学生体育艺术协会中有常务理事1人、理事1人、中国高等教育学会医学教育专业委员会体育教育研究会理事1人。

采取外出进修、学习、考察、培训、举办各种讲座等手段,不断更新教师教育教学理念，充实教学方法与手段，为体育教育教学改革奠定了坚实的基础。2016 年 9 月，体育部选派姚正宁老师赴法国参加了由自治区教育厅组织的校园足球教练员为期 3 个月的培训班。

六、教学科研

(一)教学工作

体育部承担全校本科、留学生、高职生全部的体育普修课及全校体育非限定性选修课的教学，共开设课程 10 余门。

2013 年 5 月，宁夏医科大学第九届教师基本功大赛举行。体育部教师团队获得基础组团体三等奖和组织奖，任莉、冯莉、殷鼎 3 位教师获得基础组个人三等奖。

2013 年秋季学期，学校公共课教育教学改革开始实施。其中，体育课程以授课形式、课程评价为主要内容开展了一系列的改革。进一步加大了形成评价的比例，由过去百分制改为四级分制，其中把早操列为评价指标之一，同时规定每个学生每学期必须完成规定 1000 米（男子）、800 米（女子）的达标测试，如不能达标，体育课成绩将不合格。学生体质测试不合格者，当年体育课成绩也将定为不合格，多种举措激励了学生自主锻炼的积极性和自觉性，学生身体素质水平逐年提高。

2014 年 9 月，邀请国家体育总局体育文化研究基地主任、我国第一位体育女博士、深圳大学陈小蓉教授在学校作了题为《深圳大学体育课程模式改革的理论与实践》的学术报告。报告对广大教师的教育教学理念更新，起到了积极促进作用。

2016 年 11 月，在学校举办的"弘扬长征精神，争做四有教师"师德演讲比赛中，冯莉以"德不孤，必有邻"为题的演讲荣获二等奖。充分体现了体育部在加强教师师德教育方面的成绩，展示了广大体育教师师德为先、立德树人的风范。2017 年 6 月，宁夏医科大学第十一届教师基本功大赛举行。冯莉获得基础组一等奖，戈胡蓉获得基础组三等奖。

2017 年，利用中地共建资金 100 万元，进一步扩大了学校拓展基地的规模与设施，体育教学由原来的传统教学方式逐步向户外教育、拓展运动等军事体育领域延伸。在积极探索学习公共体育教学理念、方法、手段的同时，根据医学院校学生的特点，狠抓学校的课外体育协会及运动队训练工作，为学校 13 个体育协会配备了辅导教师指导协会日常活动，提供运动场所及器材、设备，学校现有 6 个代表队常年训练，竞赛成绩逐年提高。

(二)教学科研成果

在 2008 年度宁夏医科大学教学成果奖评选中，潘春光老师主持的"体育课程教学改革的研究与实践"获得校级教学成果二等奖。2017 年 7 月，在宁夏医科大学 2017 年度校级教学成果奖评选中，刘旭宁老师主持的"宁夏医科大学素质拓展课程探索与实践"获得三等奖。2008 年至 2017 年，体育部教师共发表科研、教改文章 60 篇，获省部级课题 4 项，局级课题 4 项，校级课题 17 项。

七、体育运动其他成绩

2011 年 4 月，宁夏医科大学第四十届运动会成功举办。研究生学院于海同学以 11″20 的成绩打破了学校保持了 26 年之久的男子 100 米短跑记录。

2011 年 9 月，由李志刚担任教练，蔡淼霖和张华林配对组成搭档的宁夏医科大学教工代表队，获得首届"宁大杯"全区高校网球比赛教职工组混双冠军。

2012 年 4 月，宁夏医科大学第四十一届运动会成功举办。中医学院 2008 级周源同学以 11.30 米的成绩、理学院 2009 级杨小海同学以 10.88 米的成绩，同时打破了学校保持了 26 年的男子铅球 10.78 米的记录。

2012 年 5 月，在全区第三届大学生运动会上，学校女子乒乓球队获得团体冠军。

2012 年 11 月，学校获"国家学生体质健康标准测试赛本科院校（宁夏赛区）第一名"，表明学校学生身体素质大幅提升，充分展示了学校近年来体育教学的成果，受到了自治区教育厅表彰。

2013 年 4 月，学校第四十二届运动会成功举行。临床医学院 2011 级学生买买提以 52″9 的成绩打破了男子 400 米项目尘封 24 年的历史记录。

2015 年，体育部教师殷鼎代表自治区代表队获得第八届全区少数民族体育传统体育运动会木球比赛一等奖，并获得第十届全国少数民族体育传统体育运动会木球比赛二等奖，同时，获得"优秀运动员"称号。

2016 年 4 月，宁夏医科大学第四十五届运动会成功举办，高职学院学生何琪以 28"1 打破了女子 200 米的校记录。

2016 年 5 月至 7 月，在全区"胜利体育杯"第十二届学生运动会中，学校获得高校甲组团体总分第三名。田径队获女子团体总分第一名，男子团体总分第二名，并破（平）7 项校记录，武术队在 22 个项目中获 7 金 5 银 4 铜佳绩；定向越野队成功实现团体三连冠，并取得了 6 个单项第一，5 个单项第二，4 个单项第三的好成绩；羽毛球女队获团体第一，成绩喜人。

2016 年 9 月，武术队在由 26 所中医药院校参加的全国中医药院校第十三届传统保健体育运动会上（山西太原），获集体项目太极拳银牌、七星功铜牌、太极剑第六名和团体总分第五名，并获得体育道德风尚奖。

2017 年 5 月至 6 月，学校中医学院张福同学在"2017 中国大学生勇闯天涯挑战未登峰"活动中第一个登顶。张福同学是该项活动宁夏、内蒙古片区大学生的唯一代表，充分展示了医科大学学子的风采。

2017 年 5 月至 6 月，学校男子足球队代表宁夏参加中国大学生校园足球联赛校园组（西北区）的比赛，获得"体育道德风尚奖"称号。通过本次比赛，对促进学校足球运动开展，提升足球竞技水平起到了积极的推动作用。

2017 年 9 月，学校定向越野代表队在全区学生定向锦标赛中，获得高校乙组男子团体总分、女子团体总分及团体总分（三项）冠军，成功实现"四连冠"。学校包揽了男子短距离前三名及女子短距离前三名。此外，在团队赛与接力赛中，学校均获得第一名。

2017 年 10 月，女子篮球队获得 2017 年全区学生篮球锦标赛（大学组）"体育道德风尚奖"。

2017 年 10 月，女子排球队获得 2017 年全区学生排球锦标赛（大学组）第四名，男子排球队获得 2017 年全区学生排球锦标赛（大学校园组）第五名，并获得 2017 年全区学生排球锦标赛（大学组）"体育道德风尚奖"。

2017 年 10 月，学校羽毛球队获得 2017 年全区学生羽毛球锦标赛（大学组）混合团体（校园组）第二名，在各单项赛中获得女子单打冠军，同时，获得女子双打、男子双打、混合双打亚军。

2017 年 10 月至 11 月，足球队获得 2017 年宁夏青少年校园足球联赛大学男子校园组季军。

第十三节　外国语教学部

一、历史沿革

外国语教学部成立于 2009 年 4 月，前身为原宁夏医学院基础部外语教研室；2006 年 4 月，外语教研室与原基础学院数学物理教研室、计算机教研室和体育教研室等合并，成立了宁夏医学院公共课与体育教学部；2009 年 4 月，公共课与体育教学部外语教研室与高职学院外语教研室合并，成立了宁夏医科大学外国语教学部。

二、机构设置与领导班子

外国语教学部下设有：1 个教工党支部，1 个分工会；设办公室、教学办、科研办 3 个行政机构；有研究生教研室、本科生教研室、高职高专教研室 3 个教研室和 1 个英语语言实验中心。

2009 年 4 月，外国语教学部成立。2009 年 4 月至 2011 年 8 月，滕京任党总支书记、主任；2011 年 11 月至今，吴川任党总支书记。2016 年 11 月至今，郝向利任主任。

三、教师队伍

外国语教学部现有专兼职教师 38 人，其中教授 5 人，副教授 14 人。具有硕士学位 27 人，硕士以上学位教师占教师总数的 71%。有外籍教师 5 人，实验系列 3 人。担任宁夏高校外语教学研究会常务理事 1 人，担任宁夏翻译协会理事 2 人。

外国语教学部始终把提高教师教学科研能力作为一项重要工作来抓，加强师资队伍培养，强化教学团队建设，与区内外专业机构和友好院校经常开展学术交流，每年选派教师参加区内外进修学习。

四、党建工作

外国语教学部党总支现有党员 12 名，有两个功能党小组。教学部坚持以习近平新时代中国特色社会主义思想为指导，深入贯彻落实党的十八大、十九大精神，坚持"围绕中心抓党建，抓好党建促教学"工作思路，立足教学岗位，开展师德师风建设，充分发挥党总支政治核心、党支部的战斗堡垒作用和党员的先锋模范作用，在提升教学质量，组织师生文化活动、服务社会等方面起到了组织保障作用。

教工党支部分别于 2013 年、2015 年、2017 年度 3 次获得学校"优秀党支部"荣誉称号。大学英语本科教研室被授予 2012—2015 年度"校级文明科室"。多名教师被评为校级"优秀教师"。郝向利教授获得 2016 年度宁夏医科大学"模范教师"荣誉称号。

五、教学科研

2009 年以来，教学部积极落实各项教学科研规章制度。重视课程建设，在大学英语课程教学改革、课程考核方式改革、教材建设、英语文化活动等方面取得了显著成果。积极组织外语部教师认真编写出版医学英语教材，把基础通识英语课程同适用学校医学生专业特点的医学英语结合起来，构成了包含读写译、视听说课型的综合英语教学体系。积极加强语音实验室建设，英语语言实验中心拥有语音实验室 11 间，设备总值 370 余万元。在教学中实施课堂教学和网络自主学习结合的线上线下大学英语混合教学模式。以学生为中心的课堂教学与现代教育技术有机结合，增加学生网络自主学习模块，强化大学生英语自主学习能力，贯彻"以教师为主导，学生为主体"的教学理念。

近 10 年来，大学英语教学改革理念已渗透于大学英语课程教学的各个环节，并取得了较好的教育教学效果。校园英语文化氛围日渐浓厚，学生语言应用能力不断提高。学校学生全国大学英语四六级考试通过率较以前有显著提高，每年有 1000 余名学生通过全国大学英语四六级统考。

教学部以大学英语课程建设为核心，围绕教学科研团队、科学研究、学术交流、人才培养、经费保障等方面加强建设，进而推进教学部各项工作协调发展。2008 年以来，教师共有 20 余人发表学科教学研究论文 100 余篇，其中核心期刊 22 篇，4 名教师主编出版英语著作 14 部（其中，出版大学英语教材 12 部）；获批立项 25 项科研课题，自治区级各类课题 6 项；共获得科研资助经费 17 万余元。有 20 多名教师先后多次在全国大学生英语竞赛、"外研社杯"全国大学生英语演讲大赛、阅读大赛、写作大赛、辩论大赛等赛事中荣获国家级三等奖及自治区级特等、一、二、三等奖优秀指导教师奖。2012 年，"大学英语教学团队"获批校级教学团队建设。2009 年至 2017 年，有 4 位教师主持申报并获得校级"教学成果奖"（一等奖 1 人，二等奖 1 人，三等奖 3 人次）；5 人次获得自治区总工会和教育厅分别组织的自治区级教师教学比赛二、三等奖。

六、学生培养

2008 年以来，外国语教学部充分利用教学改革对大学英语教学产生正面的导向作用，有效开展课堂教学活动。同时，利用学生的课外时间组织开展全校大规模的英语第二课堂活动，以赛促学，师生积极参与，校园英语文化活动氛围日渐浓厚。每年选拔优秀学生参加全区"全国大学生英语竞赛"和"外研社杯"全国英语辩论、演讲、写作、阅读大赛等赛事活动，成绩显著。2008 年以来，学校先后有 10 余名学生代表宁夏参加全国大学生英语竞赛获得国家级三等奖、优胜奖。500 余名大学生在全国英语辩论、演讲、写作、阅读等大赛宁夏赛区竞赛中分别取得特等、一、二、三等奖的佳绩。

外国语教学部经常组织指导学生社团——大学生英语协会开展英语系列活动。英语协会在外国语教学部教师指导下，积极组织开展校级层面学生英文演讲、写作、辩论、阅读大赛及英文短剧、歌曲比赛、英文电影赏析等活动。定期聘请外籍教师参与"英语角"和英语竞赛辅导活动，以拓展学生的英语视野和跨文化交际意识和能力，进一步促进提高了学生的英语综合应用能力。

七、社会服务

外国语教学部充分发挥教师外语专业优势，服务于自治区及学校各种大型国际交流和学术活动。自 2002 年起，选派教师和优秀学生参加中阿博览会等大型会议翻译志愿服务工作。教学部先后 3 次获得中阿博览会"先进翻译单位"称号，有 10 名教师获"翻译先进个人"荣誉称号。

第十三章　大学医院系统

大学医院系统，是在学校领导下以医教协同开展临床教育教学、医学科学研究、医疗卫生服务为主要任务的校院联合体，主要由学校附属医院、教学医院和实习医院组成，是高等医学教育的重要组成部分，共同担负着医学人才培养的重要任务。多年来，学校非常重视大学医院系统建设，把大学医院的教育教学、学科建设、人才队伍建设、科学研究等纳入整体发展规划，大力支持医院的建设发展，有力地促进了大学医院系统建设的蓬勃发展。各医院发挥主观能动性，依托学校教育资源优势和良好的社会声誉，加强内涵建设，既促进医院的可持续发展，又有效提高了学校的教育教学水平，形成了具有共同理念、互相依存、互相促进的健康发展态势。

第一节　大学医院系统建设

一、基本情况

2008 年以来，学校招生规模不断扩大、新办专业逐渐增加等变化，对临床实践教学基地建设提出了更高、更迫切的新要求。在学校"十一五""十二五""十三五"规划中，对临床实践教学基地的建设作出了规划。"十二五"期间，学校不断整合社会资源，积极扩大大学附属医院、教学医院规模，于 2011 年启动大学医院系统建设，召开了大学医院系统建设高峰论坛，认定 9 所附属医院，14 所教学医院，90 余所实习医院及其他实践教学基地；"十三五"期间，学校坚持走内涵式发展道路，调整规模，优化结构，逐步淘汰了一批实习基地，有力提升了见习、实习基地质量，认定 12 所附属医院、20

所教学医院及 50 余所实习见习基地。将大学医院建设纳入学校的整体建设规划，修订完善了《宁夏医科大学加强大学医院系统建设的实施办法》，建立了稳定的管理体系与协调机制，深度推进医教协同育人平台建设，实现资源共享，相互支持，强化了对学生的临床实践技能、职业素养的培养。

二、管理机构

2009 年 6 月，学校成立医院实训管理处，全面负责学校临床教学基地的教学管理，教学基地（医院和社区）总体规划、建设和管理，临床教师的培训，统筹协调各学院与实践教学基地的理论、见习和实习教学工作，组织临床教学检查。各学院参照学校管理规定，制订符合各专业的培养目标、教学大纲、实习大纲以及临床的各项操作规程、质量标准等。各附属医院、教学医院和实习医院教务部（科教科）负责落实教学任务，各教研室（科室）负责执行。学校和大学医院通过定期召开临床教学工作会、培训指导、教学走访和评审检查等多种形式，不断加强与临床教学基地的沟通与协调。每两年召开一次临床教学基地工作会，总结、交流各医院教学经验和管理经验。

医院实训管理处成立后，进一步健全了各临床教学基地教学管理组织与机构，各医院设有专门负责教育教学的副院长，成立科教科（教培部），配备专职的教学管理人员；各教研室设主任、副主任、教学秘书。形成分管院长负责、科教科组织管理、教研室具体执行的三级教学管理体系。制定实施《宁夏医科大学教学基地兼职教师聘任管理暂行规定》，由学校制订方案并组织专家对任课教师、教学秘书和其他教学管理人员实施严格分类培训和考核，授课教师必须逐一接受学校组织的试讲并合格后，才确认其任教资格。

三、主要工作

第一，开展教学方法改革。2009 年 9 月，在临床医学本科专业开展双螺旋式见习、实习教学改革，制订"双螺旋"教学改革三年推进方案，大力推进 PBL 教学、CBL 教学、床旁教学（SSE）、情景模拟教学、信息技术辅助教学等先进方法，培养学生临床思维，充分调动学生参与学习的积极性。 2010 年 7 月，学校在附属石嘴山市第一人民医院召开后期临床教学工作会议，交流临床见习新模式——双螺旋教学法、临床教学管理等方面的内容。2012 年，多次组织专家分别在附属吴忠市人民医院、石嘴山市第三人民医院、石嘴山市第二人民医院和自治区第五人民医院开展"双螺旋"教学改革模式推广活动。经过努力，"双螺旋"临床教学模式已经在这 4 家医院开始试行。

第二，蓬勃开展各类技能竞赛活动。2010 年 6 月，举行首届"医模杯"宁夏医科大学大学生临床、护理技能大赛，2013 年举办宁夏医科大学首届实践教学基地中青年教师临床技能比赛，为各实践教学基地相互学习、相互交流、取长补短搭建了平台，充分展示各实践教学基地的教学水平，进一步推动了临床实践教学基地的建设。2011 年至 2017 年，连续 6 年组织学生参加全国高等医学院校大学生临床技能竞赛，2015 年 4 月，成功承办了第六届全国高等医学院校大学生临床技能竞赛西南西北分区赛。比赛中分别获得总决赛三等奖两次、西南西北分赛区二等奖两次、三等奖两次、神经系统检查最佳选手单项奖 1 次、获得 2013 年分区赛特等奖，取得了五年制参赛院校排名第一的优异成绩。

第三，积极组织临床执业医师分阶段考试实证研究第一阶段考试。2015 年至 2018 年，按照国家医学考试中心的要求，完成四个年级近千名临床专业和中医大四年级学生的临床执业医师分阶段考试实证研究第一阶段考试工作。在 2016 年国家医学考试中心组织召开的分阶段考试第一阶段考试工作总结会上受到了表扬，被评为二等奖。此项工作为执业医师考核培训积累了经验，也为国家教育部制订临床执业医师分阶段考试实证研究实施方案提供了依据。

第二节　直属附属医院

一、总医院

宁夏医科大学总医院始建于 1935 年，是集医疗、教学、科研等职能于一体，宁夏回族自治区规模最大、技术力量雄厚、医疗设备先进、专家人才荟萃的一所综合性三级甲等医院，学科齐全、技术力量雄厚、特色专科突出、多学科综合优势强大。总医院现有职工 5691 人，其中卫生专技人员 4760 人，高级职称 1187 人，博士 119 人，硕士 1184 人。享受国务院政府特殊津贴 12 人，自治区政府特殊津贴 19 人，国家"百千万人才工程"第三层次 8 人，自治区"313 人才工程"20 人，"卫生部有突出贡献中青年专家"2 人，自治区"塞上英才"5 人；实际开放床位 3684 张，共有 51 个临床科室、12 个医技科室，2012 年成立了宁夏医科大学总医院医院集团，包括区内外 29 家会员单位，其中心脑血管病医院、肿瘤医院、口腔医院为直属分支机构。医院先后获得国家级自然科学基金 125 项、省部级科研项目 406 项，医学实验中心通过 ISO15189 国家认可委认可，建立了生物芯片北京国家工程研究中心宁夏分中心、宁夏人类干细胞研究所、宁夏临床病原微生物重点实验室；《适用于临床使用的人胎盘间质细胞库的建立方法》于 2012 年获得国际专利并成功实现医学转化。这项研究是宁夏科技工作者在世界该领域取得的、具有自主知识产权的原创性成果。2018 年 3 月总医院通过三级甲等医院复审。

宁夏医科大学总医院是学校最主要的教学任务承担单位，具备"学士—硕士—博士—博士后"整套教育教学培养体系，拥有省级重点学科 4 个，国家级临床技能综合培训中心 1 个，实验室 17 个，教学实践平台 6 个，教师 623 人（其中，博士学位 79 人，硕士学位 372 人，教授、副教授 337 人，博士生导师 10 人，硕士生导师 163 人）。成立了中国医师协会外科基本技能培训基地、卫生部内镜专业技术培训基地、卫生部心血管疾病介入诊疗培训基地、卫生部临床药师培训基地、国家执业医师资格实践技能考试和考官培训基地，形成了承担国家级培训任务的完整体系。

二、附属中医回医医院

宁夏医科大学附属中医回医医院始于 1980 年成立的吴忠市中医医院，2011 年被认定为学校直属附属医院。作为国家重点民族医医院建设单位，经过 36 年的发展，现已成为一所集医疗、教学、预防、保健、康复于一体的三级甲等民族医医院，是宁夏首批中医类别住院医师规范化培训基地、中医类别全科医师规范化培训基地、"自治区级大学生校外实践教育基地"、宁夏医科大学实验基地和国家医师资格实践技能考试基地，是全区唯一通过首批"全国百姓放心示范医院"验收的中医回医医院。医院现有职工 255 人，其中，高级职称 27 人，博士学位 1 人，硕士学位 10 人，设置床位 300 张。医院现已拥有脾胃病科、心病科两个国家级重点专科，肾病科、针推科两个自治区级重点专科，肺病科 1 个自治区级优势专科，回医八疗科、回医脑病科、回医肿瘤科、回医骨伤科 4 个回医特色科室。设置有 1 个急诊科，24 个专业诊室，6 个特聘专家门诊，11 个临床病区及麻醉手术室等医技功能检查科室。

附属中医回医医院 2011 年被认定为学校直属附属医院，承担着学校中医学专业、中西医结合专业、中西医全科、针灸推拿等专业的教学任务。截至 2017 年，共接收了 707 名本专科学生及 100 余名中医方向研究生。

三、附属专科医院

(一)宁夏医科大学总医院心脑血管病医院

该院是宁夏医科大学总医院的分支机构，地处银川市高新技术开发区，是自治区内唯一一所集医疗、教学、科研、保健为一体，以治疗心脑血管疾病为特色并涵盖相关支撑学科的公立医院。医院依托宁夏医科大学总医院雄厚的医疗技术力量，以最大限度保障病人能得到最优质的医疗服务。医院设有 14 个临床科室，9 个医技科室，获批成立了更年期疾病诊疗中心、变态反应性疾病诊疗中心、胸痛中心、垂体相关疾病诊疗中心、肺血管疾病诊疗中心等特色诊疗中心，为有特殊需求的人群提供了就近治疗的条件和环境。医院各项工作有序发展，医教研工作稳步推进，硬件设施逐步完善，医疗技术不断提升，部分医疗技术达到了国内先进水平，填补了区内多项空白。医院编制床位 600 张。

截至 2017 年 12 月，医院在岗职工 828 人，卫生专技人员 737 人，高级职称 124 人。护理人员 433 人，医技人员 77 人，博士 7 人，硕士 167 人。享受国务院政府特殊津贴 1 人、自治区政府特殊津贴 1 人、自治区"313 人才" 1 人、国家"百千万人才工程"第三层次 2 人，自治区引进优秀高层次人才 1 人，"塞上名医" 1 人。2011 年至今，获批国家自然科学基金 8 项，省部级课题 58 项，厅局级课题 11 项，校级课题 51 项，科研经费达到 662.95 万元。发表 SCI 论文 36 篇，中文核心 722 篇。

(二)宁夏医科大学总医院肿瘤医院

该院是宁夏医科大学总医院的分支机构，由原肿瘤内科、肿瘤外科、放射治疗科整合组建而成，2012年3月正式落成启用。是自治区内唯一一所集医疗、教学、科研、培训为一体，以治疗肿瘤性疾病为特色的专科医院。医院建筑面积21400平方米，开放床位480张，设有10个临床科室、3个医技科室、6个行政职能科室。年平均门诊量16万余人次，年平均出院患者1.8万余人次，年平均手术近4000例次。医院现有职工361人，其中专业技术人员345人，中高级职称人员160人，硕士学历以上人113人。拥有医用电子直线加速器、麦默通乳腺微创旋切系统等肿瘤专科治疗设备，其他医疗设备及人员均依托于总医院，实现资源共享。医院承担肿瘤病学、放射治疗学以及部分外科学、诊断学的教学工作。2002年获批肿瘤学硕士研究生学位点，培养硕士研究生70余名。近三年，承担国家级、省部级和厅局级科研课题46项，其中国家自然科学基金立项10项，发表论文206篇，举办学术活动367场。

(三)宁夏医科大学附属（总医院）口腔医院

该院是宁夏医科大学的附属医院、总医院直属分支机构。是宁夏口腔医学专业医疗质量控制中心、首批国家级住院医师规范化培训基地、国家医师资格考试（口腔类别）实践技能考试与考试培训基地、自治区级口腔医学实验教学示范中心。是自治区唯一一所集口腔医疗、教学、科研、考培和预防保健为一体的省级口腔专科医院，于2014年11月28日建成开业。

医院建筑面积22595平方米，开放床位53张，口腔综合治疗椅72台，设置牙体牙髓病科、牙周病科、口腔颌面外科、正畸科、修复科、儿童口腔科、黏膜病科、特诊科等口腔临床专业科室。现有人员115人，其中卫生专业技术人员108人，正高职称13人，副高职称16人，其中博士6人，硕士45人，硕士研究生导师10人。1人担任中华口腔医学会常务理事，14人分别在口腔各专业委员会担任委员。

医院坚持科技兴院，近年来获得多项国家级和省部级科研立项。加强对外合作与交流，与四川大学华西口腔医学院、上海交通大学医学院附属第九人民医院、北京大学口腔医学院、中山大学光华口腔医学院、空军军医大学口腔医院等国内知名院校建立长期、稳定的合作交流关系。有8位国内知名教授被聘为自治区特聘专家。

第三节　非直属附属医院

一、第二附属医院

银川市第一人民医院始建于 1957 年，是集科研、教学、临床于一体的区域性现代化大型综合医院，也是银川市辖唯一一所三级甲等综合性医院，还是"好大夫在线"银川智慧互联网医院线下基地医院。医院有编制床位 1200 张，职工 1795 人，设有 32 个临床科室，14 个医技类科室，36 个病区，9 个社区卫生服务站。拥有国家重点专科 1 个，市级重点专科 4 个。是国家胸痛中心基地、国家住院医师规范化培训基地。年门、急诊 75 万人次，担负着银川市及周边省市 500 万以上人口的医疗保健服务重任。

银川市第一人民医院，是自治区大学生校外实践教育基地，拥有占地面积 2300 平方米的临床技能培训中心，设立 16 个教研室，有教授、副教授 68 人，硕士生导师 11 人。2000 年，被认定为宁夏医科大学非直属附属医院。每年承担 1 个临床医学本科班及部分专科班的临床教学任务以及临床本专科学生、护理专业学生 200 余人的毕业实习任务。

二、附属石嘴山市第一人民医院

石嘴山市第一人民医院创建于 1959 年，建院 50 年来，已发展为集医疗、教学、科研、预防、保健和康复于一体的综合性二级甲等医院、宁夏医科大学非直属附属医院和内蒙古乌海市、鄂尔多斯市鄂托克旗医保定点医院，医院占地面积 4.5 万平方米，建筑总面积 6.4 万平方米。2010 年，通过自治区三级甲等医院评审，现开放床位 520 张，年门诊量近 33 万人次，年住院病人 1.65 万人次，手术 9500 余例，其中内蒙古地区患者占住院病人 31.2%，门诊病人 40%，已成为一所服务宁蒙交接区近 100 万人口的区域性医疗中心。

医院现有职工 690 名，其中，副高职称 84 名，教授、副教授 17 名，石嘴山市"351 人才"29 名，市卫生系统学科带头人 9 名。设有 22 个临床科室、6 个医技科室、8 个教研室，其中 13 个学科为市级重点学科，占全市的

40%以上。2006 年被认定为附属医院，每年承担学校 100 余名各专业学生毕业实习及一两个本科班的后期临床教学任务。

三、附属自治区中医医院

宁夏医科大学附属自治区中医医院暨中医研究院创建于 1986 年，是一所隶属于宁夏卫生和计划生育委员会，集医疗、教学、科研、预防、保健、康复为一体的三级甲等中医医院。是国家中医药管理局中医药国际交流合作基地、宁夏中医中西医结合住院医师规范化培训基地和全科医师培训基地、中医类别执业医师资格实践技能考试基地等。医院占地面积 36500 平方米，编制床位 500 张。拥有国家级重点学科 2 个、临床重点专科 2 个、中医药管理局重点专科 4 个、国家级重点研究室 1 个、中医药管理局中医药科研实验室 1 个；自治区级重点专科 3 个、重点优势专科 2 个；国家名老中医药专家传承工作室 8 个；先后荣获国家及自治区科技奖 10 余项，申请专利 1 项，院内科研成果转化形成医院制剂 6 个剂型 30 多个品种。

现有职工 692 人，卫生专业技术人员 620 名，高级职称 127 人。拥有中医师承博士专业学位导师 3 人、硕士研究生导师 4 人。全国名中医 3 人、自治区名中医 7 人；享受国务院及自治区政府特殊津贴专家 4 人；"塞上英才"与"313 人才"、青年拔尖人才等 5 名。2016 年 2 月被认定为宁夏医科大学附属自治区中医医院，设有 8 个教研室，承担着全区中医临床、教学、实习和科研工作。近 5 年来接收 400 余名本科生、29 名硕士生的实习及 270 余名中医住院医师的培训任务。

四、附属银川市中医医院

银川市中医医院创建于 1958 年，是宁夏最早建立的中医医院。50 多年来，医院坚持以突显中医特色的办院理念，走名医、名药、名科、名院发展之路，成为集中医医疗、教学、科研、预防、保健、康复为一体，中医特色鲜明、中医优势突出的三级甲等中医医院。医院下设北安、银新苑、唐徕、长城花园四家社区卫生服务站。

医院开设有 30 多个专业科室，科室设置齐全，设备先进，开放床位 410

张。医院拥有高级专业技术职称人员 100 余人，有 20 余人担任国家级专业委员会委员以上职务，具有硕士研究生学历 40 余人，拥有全国老中医药专家学术经验继承工作指导老师 8 名，自治区老中医药专家学术经验继承工作指导老师 9 名，自治区名中医 4 名，博士后导师 1 名，硕士研究生导师 7 名。有国家名中医工作室 3 个，银川市名中医工作室 2 个。医院坚持科教兴院、人才强院的发展战略，承担着国家第二、三、四、五批师承工作及宁夏医科大学、陕西中医学院本科、硕士研究生临床教学工作。2005 年被认定为宁夏医科大学附属医院，设有 7 个教研室，每年承担着 200 余名各级各类实习生的临床实习任务。先后荣获第三、四批全国老中医药专家学术经验继承工作先进管理单位、宁夏医科大学优秀实践教学基地等荣誉。

五、附属吴忠市人民医院

吴忠市人民医院创建于 1950 年，至今有 60 多年的发展历史，是吴忠市唯一一所集医疗、急救、教学、科研、预防保健、康复及社区医疗卫生服务于一体的综合三级乙等公立医院，担负着吴忠市及周边地区 200 万群众的医疗救治和基层卫生院专业技术人员的进修培训任务。医院现开放床位 922 张，床位使用率达 119.1%，年门诊病人 63 万人次，住院病人 3 万人次，手术 6000 余例。医院现占地面积 7.67 万平方米，总建筑面积为 3.83 万平方米，新院迁建 2012 年 3 月正式动工，项目总资金约 11.25 亿，总占地面积 287 亩，一期建筑面积 21 万平方米，床位 1500 张，目前，一期工程已投入使用，医院的硬件设施及服务功能得到很大的提升。

医院现有职工 1192 人，其中，高级职称 139 名，中级职称 148 名，享受国务院、自治区政府特殊津贴 4 人，自治区青年文明号 2 人，硕士研究生 10 人，本科学历 452 人，专科学历 588 人。医院现设有 26 个临床科室，9 个医技科室，13 个行政职能科室，9 个临床教研室，1 个临床技能培训中心。2011 年，被认定为学校附属医院，每年承担各专业 100 余名学生的毕业实习工作及 1 个临床本科教学班的临床见习和其他各项教学任务。

六、附属银川市口腔医院

银川市口腔医院始建于 1989 年，是宁夏回族自治区最大一所集医疗、教学科研、预防保健为一体的公立口腔专科医院。医院坚持走特色发展道路，其中口腔种植为自治区级优势重点专科，口腔预防医学、牙周病学、正畸科、颌面外科为银川市级医学优势重点专科，此外牙体牙髓科、儿童口腔科、老年口腔科等多个区内知名特色专科。拥有3D成型仪（3D打印）、牙科用数字印模仪（3shape）、CAD/CAM、口腔CT、牙种植系统、口腔显微系统、口腔数字观察仪、牙科全麻治疗椅等多种国际国内最先进诊疗设备。

医院现有职工438人，专业技术人员381人。中高级职称及硕士以上学历人员129人，聘请国内外知名客座教授10名，自治区特聘专家2人。医院秉承"上善若水、精医敬业"的院训，全面推进医疗、教学、科研、人才培养、学科建设、文化建设和综合管理等各个方面走上快速持续发展的道路。银川市口腔医院2012年被认定为宁夏医科大学附属医院，设有8个教研室，每年承担学校30余名学生的实习任务。

七、附属石嘴山市第二人民医院

石嘴山市第二人民医院是一所集医、教、研于一体的三级乙等综合医院，始建于1984年，是宁夏助理全科医师培训基地，有1个市级"120"急救中心。医院位于市政府所在地大武口区，占地面积3.6万平方米，建筑面积4.5万平方米，医院设置临床医技科室35个，行政后勤科室22个，院外附设医疗服务机构2个，开设床位720张，年门诊36万人次，住院2万人次，手术8000余台次。

现有在职员工797名，其中自治区政府特殊津贴专家1名、自治区"313人才"3名、市级学科带头人及"351人才"40名、主任医师28名、副主任医师(技、护师)112名、中级卫生技术人员154名，设置教研室12个。2013年，被认定为宁夏医科大学附属医院，承担各专业百余名学生的毕业实习及1个教学班的临床见习任务。

八、附属石嘴山市第三人民医院

平罗县人民医院成立于1950年，是自治区规模较大实力较强的一所县级综合医院，担负着平罗县30万人口的医疗预防保健服务任务。医院占地面积

33131 平方米、建筑面积 36050 平方米，有固定资产 8500 万元，其中专业设备 4000 多万元。编制床位 400 张，设有 17 个临床科室，6 个职能科室，4 个医技科室。1996 年，被卫生部审定为"二级甲等医院"，2000 年，获区级文明单位称号，2002 年，由全国中华医院管理学会评定为"百姓放心医院"，2005 年 10 月，被中华医院管理协会审批为全国第二批百姓放心示范医院。

现有职工 620 人，专业技术人员占 88%，副高以上职称 55 人，中级以上职称 134 人。医疗人员 157 人，医技人员 74 人，护理人员 235 人，设有 4 个临床教研室。2004 年，被认定为宁夏医科大学教学医院，2015 年，被认定为宁夏医科大学非直属附属医院，每年承担 40 余名各专业学生的毕业实习及 1 个教学班的临床见习任务。

九、附属固原市人民医院

固原市人民医院（宁夏回族自治区第二人民医院），创建于 1958 年，其前身为中国人民志愿军 531 医院，是一所集医疗、教学、科研、急救、保健于一体的三级乙等公立医院，承担着固原市四县一区及周边市县 200 多万群众的基本医疗救治和基层卫生院专业技术人员的进修培训任务，是宁夏助理全科医师培训基地。新院 2017 年 3 月正式投入运营，总投资逾 8.2 亿元，设置床位 1000 张。下设有 20 个临床科室，11 个医技科室，20 个行政后勤科室。拥有 1.5T 磁共振成像仪、128 排超高端螺旋 CT、超高档彩色多普勒超声波诊断仪、全数字化超高端四维彩色多普勒超声诊断仪、高档心脏彩色多普勒超声诊断仪等大型医疗设备 500 余台（件）。

医院在职职工 1189 名，高级职称 155 名，卫生专业技术人员占全院职工的 88%。设有 7 个临床教研室，2017 年被认定为宁夏医科大学非直属附属医院，承担 60 余名各专业本专科的毕业实习及 1 个教学班的临床见习任务。

十、附属自治区人民医院

宁夏回族自治区人民医院创建于 1971 年，是一所集医疗、教学、科研、预防、保健、康复、急救于一体的三级甲等医院，是全国全科医师培养基地、住院医师规范化培训基地、宁夏外科学院士工作站、宁夏眼科学院士工作站依托单位，也是宁夏临床检验、临床质控、护理质控、麻醉质控、临床用血质控制中心。医院由总院、西夏分院、宁夏医疗急救中心、宁夏眼科医院、宁南医院5个院区组成，分布在银川市3个辖区和宁南山区的中心地带。医院总占地面积600亩，固定资产15亿元，开放床位2630张，年门诊量149.58万人次，年出院患者7.58万人次，年手术2.47万台次。

医院现有职工3200余人，其中，专业技术人员2698人，硕士生导师36人、硕博研究生430人、教授和副教授146人、享受国务院和自治区政府特殊津贴29人、自治区"313人才"和"塞上英才"等25人。医院设有8个教研室，建有1个临床技能培训中心。2017年，被认定为学校非直属附属医院，每年承担学校各专业70—90名学生的毕业实习和部分后期临床教学任务。

第四节　教学及实习医院

教学及实习医院，是大学医院系统的重要组成部分，对学校的教学工作起到了强有力的支撑和完善作用。经过10多年的发展，确定了适合学校发展要求、实践教学能力过硬的一大批区内外医院作为学校的教学及实习医院，共有教学医院20个（见表1）、实习医院33个（见表2）。

表1　宁夏医科大学教学医院一览表

序号	教学医院	认定时间	医院等级	编制床位数（张）
1	自治区第五人民医院	2008	三级乙等	532
2	银川市妇幼保健院	2008	二级乙等	240
3	中卫市人民医院	2009	三级乙等	600
4	宁夏民政厅民康医院	2009	二级甲等	250
5	银川市第三人民医院	2013	二级甲等	260
6	青铜峡市第一人民医院	2009	二级甲等	330
7	上海市浦东新区公利医院	2007	二级甲等	650
8	上海市第七人民医院	2009	二级甲等	700
9	甘肃省人民医院	2010	三级甲等	3350
10	青海省人民医院	2010	三级甲等	1500
11	解放军兰州总医院	2013	三级甲等	不公开

续表

序号	教学医院	认定时间	医院等级	编制床位数（张）
12	甘肃省庆阳市中医医院	2013	三级甲等	700
13	西安医学院附属医院	2012	三级甲等	1200
14	陕西省中医医院	1993	三级甲等	1200
15	北京市回民医院	2015	三级乙等	400
16	自治区宁安医院	2017	二级甲等	280
17	北京大兴区人民医院	2017	三级乙等	1100
18	平罗县中医院	2018	二级甲等	400
19	深圳市罗湖医院集团	2018	三级甲等	2500
20	银川市国龙医院	2018	二级甲等	300

表2　宁夏医科大学实习医院一览表

序号	实习医院	认定时间	医院等级	编制床位数（张）
1	山东大学附属医院	2010	三级甲等	1600
2	大连市中心医院	2010	三级甲等	700
3	重庆市涪陵区第二人民医院	2010	三级乙等	650
4	解放军总医院安宁分院	2013	三级甲等	550
5	解放军兰州第五医院	1987	三级甲等	400
6	宁夏武警总队医院	2008	三级乙等	300
7	自治区第三人民医院	2008	二级甲等	218
8	银川市第二人民医院	2007	二级甲等	325
9	石嘴山市中医院	2008	二级甲等	350
10	青铜峡市中医院	2007	二级甲等	180
11	灵武市人民医院	2007	二级甲等	230
12	灵武市中医院	2007	二级甲等	170
13	自治区妇幼保健院	2007	二级甲等	550
14	自治区第四人民医院	2008	三级乙等	200
15	固原市原州区人民医院	2007	二级甲等	450
16	永宁县人民医院	2007	二级甲等	200
17	永宁县中医院	2007	二级甲等	60
18	贺兰县人民医院	2008	二级甲等	160
19	银川市新协和医院	2010	二级甲等	60

续　表

序号	实习医院	认定时间	医院等级	编制床位数（张）
20	青铜峡市第二人民医院	2009	二级甲等	300
21	中卫市中医院	2010	二级甲等	400
22	中宁县人民医院	2008	二级甲等	200
23	中宁县中医院	2008	二级甲等	100
24	上海市龙华医院	2010	三级甲等	650
25	上海市中西医结合医院	2011	三级甲等	440
26	内蒙古医科大学附属医院	2007	三级甲等	3090
27	北京市煤炭总医院	2009	三级甲等	500
28	吴忠市新区医院	2012	二级甲等	600
29	石油城燕鸽湖医院	2014	二级甲等	310
30	同心县人民医院	2008	二级甲等	180
31	湖南中医药大学附属医院	2018	三级甲等	1880
32	北大医疗康复医院	2018	三级甲等	950
33	唐山市人民医院	2018	三级甲等	1040

附录1:

宁夏医科大学当选自治区党代会代表、党委委员和人大代表名单

1. 2012 年自治区第十一次党代会代表：吴世彩、金群华

2. 2017 年自治区第十二次党代会代表：马　林、刘敬霞

3. 2017 年自治区第十二届党委委员：马　林

4. 2008 年自治区第十届人代会代表：戴秀英

附录 2：

宁夏医科大学当选全国及自治区政协委员名单

1. 2008 年全国政协第十一届委员会委员：戴秀英

2. 2013 年全国政协第十二届委员会委员：孙　涛　戴秀英

3. 2008 年自治区政协第九届委员会委员：

徐武清　何仲义　金群华　赵　巍　马玉芳　齐　岳　杨　怡
马瑞霞　杨银学　沈　冰　张　锦　刘国莲

4. 2013 年自治区政协第十届委员会委员：

吴世彩　徐武清　马瑞霞　马玉芳　金群华　何仲义　秦　毅
杨　怡　杨海波　沈　冰　陈中伟　崔瑞琴　裴秀英　纳丽莎
刘国莲

5. 2018 年自治区政协第十一届委员会委员：

王　琦　杜　勇　马瑞霞　陈中伟　杨　怡　马良宏　纳丽莎
马　科　刘　娟　何仲义　哈春芳　崔瑞琴　裴秀英　刘国莲

附录3：

宁夏医科大学正高级职称人员名录

序号	姓 名	学科专业	职称 1	评定时间	职称 2	评定时间
1	孙 涛	神经外科学	教授	2001-08-30	主任医师	1998-12-28
2	何仲义	人体解剖与组织胚胎学	教授	2003-08-28		
3	秦 毅	人体解剖与组织胚胎学	教授	2004-08-28		
4	田建英	人体解剖与组织胚胎学	教授	2006-08-18		
5	赵承军	人体解剖与组织胚胎学	教授	2009-11-10		
6	刘 娟	人体解剖与组织胚胎学	教授	2011-01-01		
7	牛建国	人体解剖与组织胚胎学	教授	2012-07-01		
8	张莲香	人体解剖与组织胚胎学	教授	2013-10-24		
9	苗珍花	人体解剖与组织胚胎学	教授	2013-10-24		
10	李军平	人体解剖与组织胚胎学	教授	2017-10-13		
11	常 青	人体解剖与组织胚胎学	教授	2017-10-13		
12	焦旭文	人体解剖与组织胚胎学	教授	2017-10-13		
13	蒙兆年	人体解剖与组织胚胎学	教授	2017-10-13		
14	杨玉荣	病原生物学与医学免疫学	教授	2006-08-18		
15	韩 梅	病原生物学与医学免疫学	教授	2007-09-04		
16	王 琦	病原生物学与医学免疫学	教授	2008-11-27		
17	杨志伟	病原生物学与医学免疫学	教授	2010-03-30		
18	孙建民	病原生物学与医学免疫学	教授	2015-09-09		
19	苏春霞	病原生物学与医学免疫学	教授	2015-09-09		
20	张艳丽	病原生物学与医学免疫学	教授	2015-09-09		
21	万巧凤	病原生物学与医学免疫学	教授	2016-09-08		
22	周 旭	生理学	教授	2004-08-28		
23	李光华	生理学	教授	2008-11-27		
24	扈启宽	生理学	教授	2010-03-30		
25	胡淑婷	生理学	教授	2017-10-13		
26	陶 虹	生理学	教授	2017-10-13		
27	姜怡邓	病理生理学	教授	2013-10-24		

续　表

序号	姓　名	学科专业	职称1	评定时间	职称2	评定时间
28	杨晓玲	病理生理学	教授	2017-10-13		
29	徐远义	病理学	教授	2006-08-18		
30	景　丽	病理学	教授	2012-07-01		
31	裴秀英	生物化学与分子生物学	教授	2005-08-28		
32	孙玉宁	生物化学与分子生物学	教授	2010-03-30		
33	黄卫东	生物化学与分子生物学	教授	2010-03-30		
34	杨　怡	生物化学与分子生物学	教授	2013-10-24		
35	梁金香	生物化学与分子生物学	教授	2013-10-24		
36	赵　薇	生物化学与分子生物学	教授	2017-10-13		
37	徐　方	遗传学与细胞生物学	教授	2000-09-10		
38	赵　巍	遗传学与细胞生物学	教授	2002-08-30		
39	霍正浩	遗传学与细胞生物学	教授	2004-08-28		
40	冯宁川	医用化学	教授	2001-08-30		
41	闫乾顺	医用化学	教授	2009-11-10		
42	苟国敬	医用化学	教授	2011-01-01		
43	许红平	医用化学	教授	2013-10-24		
44	郑志祥	医用化学	教授	2015-09-09		
45	马　瑾	医用化学	教授	2016-09-08		
46	姚　遥	医用化学	教授	2017-10-13		
47	姚惠琴	医用化学	教授	2017-10-13		
48	焦海燕	医学遗传与细胞生物学	教授	2006-08-18		
49	陆　宏	医学遗传与细胞生物学	教授	2010-03-30		
50	吴　莉	医学遗传与细胞生物学	教授	2011-01-01		
51	钟慧军	医学遗传与细胞生物学	教授	2011-01-01		
52	王　银	神经生物学	教授	2011-01-01		
53	杨文君	生物技术	教授	2012-07-01		
54	郭嘉义	生物技术	研究员	2013-12-10		
55	张毓洪	流行病与卫生统计学	教授	2006-08-18		
56	郭忠琴	流行病与卫生统计学	教授	2005-08-28		
57	刘　兰	流行病与卫生统计学	教授	2007-09-04		
58	牛晓丽	流行病与卫生统计学	教授	2009-11-10		
59	乔　慧	流行病与卫生统计学	教授	2010-03-30		
60	冯天义	流行病与卫生统计学	教授	2011-01-01		
61	尚玉秀	流行病与卫生统计学	教授	2011-01-01		
62	王志忠	流行病与卫生统计学	教授	2016-09-08		

续 表

序号	姓 名	学科专业	职称1	评定时间	职称2	评定时间
63	宋琦如	职业卫生与环境卫生学	教授	2002-08-30		
64	宋 辉	职业卫生与环境卫生学	教授	2004-08-28		
65	刘志宏	职业卫生与环境卫生学	教授	2006-08-18		
66	杨惠芳	职业卫生与环境卫生学	教授	2008-11-27		
67	李 玲	职业卫生与环境卫生学	教授	2014-07-15		
68	赵海萍	儿少卫生与健康教育学	教授	2006-08-18		
69	杨建军	营养与食品卫生学	教授	2010-03-30		
70	王俏荔	卫生经济学	教授	2017-10-13		
71	马冬梅	管理学	教授	2014-07-15		
72	李林贵	管理学	教授	2014-07-15		
73	梁 勇	管理学	教授	2014-07-15		
74	牛 阳	中医学	教授	2005-08-28	主任医师	2007-09-04
75	朱西杰	中医学	教授	2006-08-18	主任医师	2007-09-04
76	杨丽美	中医学	教授	2007-09-04	主任医师	2008-11-27
77	杨利侠	中医学	教授	2007-09-04	主任医师	2008-11-27
78	贺晓慧	中医学	教授	2007-09-04	主任医师	2008-11-27
79	冯振娥	中医学	教授	2008-11-27	主任医师	2009-11-20
80	胡凤媛	中医学	教授	2008-11-27	主任医师	2009-11-20
81	徐武清	中医学	教授	2008-11-27	主任医师	2009-11-20
82	夏慧茹	中医学	教授	2008-11-27		
83	马玉芳	中医学	教授	2009-11-10	主任医师	2011-01-01
84	梁 岩	中医学	教授	2010-03-30	主任医师	2011-01-01
85	龙一梅	中医学	教授	2011-01-01	主任医师	2012-07-01
86	马 科	中医学	教授	2012-07-01	主任医师	2015-12-03
87	杨 桦	中医学	教授	2012-07-01		
88	陈 岩	中医学	教授	2013-10-01		
89	张嵘珺	中医学	教授	2013-10-24		
90	王全年	中医学	教授	2014-07-15		
91	刘敬霞	中医学	教授	2014-07-15	主任医师	2015-12-03
92	杜小利	中医学	教授	2014-07-15		
93	惠 宏	中医学	教授	2014-07-15		
94	马惠昇	中医学	教授	2015-09-09		
95	周小平	中医学	教授	2015-09-09		
96	俞 洋	中医学	教授	2015-09-09		
97	钱月慧	中医学	教授	2015-09-09		

续　表

序号	姓　名	学科专业	职称1	评定时间	职称2	评定时间
98	黄银兰	中医学	教授	2015-09-09		
99	崔瑞琴	中医学	教授	2015-09-09		
100	南　一	中医学	教授	2016-09-08		
101	王　荣	中医学	教授	2017-10-13		
102	李卫强	中医学	教授	2017-10-13		
103	郑海生	中医学	教授	2017-10-13		
104	刘　英	口腔医学	教授	2007-09-04	主任医师	2006-08-18
105	王颖丽	精神病学与医学心理学	教授	2014-07-15	主任医师	2012-07-01
106	李秋丽	医学心理学	教授	2015-09-09		
107	杨　文	医学检验学	教授	2013-10-24		
108	徐广贤	医学检验学	教授	2013-10-24		
109	廖国玲	医学检验学	教授	2015-09-09		
110	王秀青	医学检验学	教授	2016-09-08		
111	妥　忠	护理学	教授	2005-06-01		
112	邱洪流	护理学	教授	2007-09-04	主任医师	2008-11-27
113	蔡菊敏	护理学	教授	2007-09-04		
114	李胜玲	护理学	教授	2008-11-27	主任医师	2005-08-28
115	赵　莉	护理学	教授	2009-11-01		
116	崔杏芳	护理学	教授	2009-11-01		
117	刘国莲	护理学	教授	2009-11-10		
118	朴海善	护理学	教授	2013-10-24		
119	王国宁	护理学	教授	2015-09-09		
120	刘淑敏	护理学	教授	2016-09-08	主任护师	2013-11-01
121	李玉香	护理学	教授	2016-09-08		
122	王文苹	药剂学	教授	2014-07-15		
123	王　昊	药物化学	教授	2015-09-09		
124	王志忠	药物化学	教授	2016-09-08		
125	李兆君	医用化学	教授	2016-09-08		
126	付雪艳	中药学	教授	2014-07-15		
127	陈　靖	中药学	教授	2014-07-15		
128	赵云生	中药学	教授	2016-09-08		
129	张新慧	中药学	教授	2017-10-13		
130	隋　宏	药学	教授	2009-11-10		
131	李凤梅	药学	教授	2010-03-01		
132	张立明	药学	教授	2011-01-01		

续 表

序号	姓 名	学科专业	职称1	评定时间	职称2	评定时间
133	张 霞	药学			高级工程师	2011-01-01
134	杨建宏	药学	教授	2017-10-13		
135	胡尚平	病理学	教授	2001-08-30		
136	张红梅	药理学	教授	2010-03-30		
137	余建强	药理学	教授	2011-01-01		
138	杨美玲	药理学	教授	2011-01-01		
139	彭晓东	药理学	教授	2011-01-01		
140	赵玉萍	药理学	教授	2014-07-15		
141	郑 萍	药理学	教授	2015-09-09		
142	赵启鹏	药理学	教授	2017-10-13		
143	窦红莉	思想政治教育	教授	2006-08-18		
144	汤 波	思想政治教育	教授	2007-09-04		
145	牛银凤	思想政治教育	教授	2008-11-27		
146	徐萍风	思想政治教育	教授	2009-11-10		
147	张 杰	思想政治教育	教授	2010-03-30		
148	白 宁	思想政治教育	教授	2010-03-30		
149	陈 晶	思想政治教育	教授	2012-07-01		
150	任天波	思想政治教育	教授	2016-09-08		
151	张 喆	思想政治教育	教授	2017-10-13		
152	吴立春	计算机	教授	2008-11-27		
153	卞 良	计算机	教授	2009-11-10		
154	杨德仁	计算机	教授	2009-11-10		
155	陈 群	数学	教授	2008-11-27		
156	李乐霞	物理	教授	2014-07-15		
157	邵江华	物理	教授	2017-10-13		
158	黄少云	体育	教授	2006-08-18		
159	刘旭宁	体育	教授	2009-11-10		
160	潘春光	体育	教授	2009-11-10		
161	刘 平	体育	教授	2011-01-01		
162	陈 伟	体育	教授	2013-10-24		
163	吴 伟	体育	教授	2014-07-15		
164	郝战军	体育	教授	2014-07-15		
165	任 莉	体育	教授	2016-09-08		
166	李永晋	英语	教授	2013-10-24		
167	金 巍	英语	教授	2013-10-24		

续　表

序号	姓　名	学科专业	职称1	评定时间	职称2	评定时间
168	王玲娜	英语	教授	2014-07-15		
169	吴　川	英语	教授	2014-07-15		
170	郝向利	英语	教授	2014-07-15		
171	王惠芳	文献检索			研究馆员	2011-01-01
172	路锦绣	出版			编审	2004-08-28
173	李　谦	新闻			高级编辑	2014-09-11

附录4：

宁夏医科大学直属附属医院正高级职称人员名录

1. 总医院

序号	姓 名	学科专业	职 称	评定时间
1	方 刚	临床医学	主任医师	2000−12−30
2	郭玉林	临床医学	主任医师	2000−12−30
3	方 浩	临床医学	主任技师	2008−11−27
4	杨 力	内科学	主任医师	2002−08−30
5	阮继刚	内科学	主任医师	2006−08−18
6	胡建国	临床医学	主任医师	2003−08−28
7	张 锦	临床医学	主任医师	2001−12−25
8	杨锐英	内科学	主任医师	2001−12−25
9	贾绍斌	内科学	主任医师	2004−08−28
10	白晓川	临床医学	主任医师	2004−08−28
11	杨国镇	临床医学	主任医师	2006−08−18
12	吴晓萍	临床医学	主任医师	2005−08−28
13	宋国庆	临床医学	主任医师	2013−11−01
14	余佳宁	临床医学	主任医师	2006−08−18
15	陆 彪	临床医学	主任医师	2005−08−28
16	卞广波	儿科医学	主任医师	2006−08−18
17	邱银萍	儿科医学	主任医师	2006−08−18
18	吴 萍	内科学	主任医师	2006−08−18
19	石学宁	临床医学	主任医师	2003−08−28
20	范学文	神经病学	主任医师	2005−08−28
21	方建群	临床心理学	主任医师	2007−09−04
22	吕 洁	临床医学	主任医师	2005−08−28
23	张 庆	神经病学	主任医师	2007−09−04
24	张雪玉	妇产科学	主任医师	2004−08−28
25	杨尧华	临床医学	主任医师	2004−08−28
26	王宁菊	人体解剖与组织胚胎学	主任医师	2003−08−28
27	罗湘江	临床医学	主任医师	2005−08−28

续 表

序号	姓　名	学科专业	职　称	评定时间
28	尹清云	人体解剖与组织胚胎学	主任医师	2006-08-18
29	金向明	临床医学	主任医师	2010-03-30
30	刘新兰	肿瘤学	主任医师	2006-08-18
31	折　虹	临床医学	主任医师	2004-08-28
32	赵　仁	临床医学	主任医师	2008-11-27
33	汪京峡	病理学与病理生理学	主任医师	2005-08-28
34	王英絮	临床医学	主任医师	2006-08-18
35	王凤莲	临床医学	主任医师	2006-08-18
36	董维刚	临床医学	主任医师	2005-08-28
37	马　敏	口腔医学	主任医师	2001-12-25
38	漆　明	口腔医学	主任医师	2003-08-28
39	刘　锋	人体解剖与组织胚胎学	主任医师	2005-08-28
40	黄永清	口腔医学	主任医师	2006-08-18
41	景　捷	口腔医学	主任医师	2004-08-28
42	宋林林	口腔医学	主任医师	2007-09-04
43	李亦工	临床医学	主任医师	2002-08-30
44	谢岩青	外科学	主任医师	2006-08-18
45	邹嘉宾	临床医学	主任医师	2006-08-18
46	徐　俊	临床医学	主任医师	2007-09-04
47	俞永涛	临床医学	主任医师	2009-11-20
48	王志华	临床医学	主任医师	2006-08-18
49	丁惠强	临床医学	主任医师	2005-08-28
50	黄建国	临床医学	主任医师	2006-08-18
51	陆相杨	临床医学	主任医师	2005-08-28
52	王　云	外科学	主任医师	2001-12-25
53	韩育宁	外科学	主任医师	2004-08-28
54	吴春华	临床医学	主任医师	2004-08-28
55	李培军	外科学	主任医师	2003-08-28
56	吴银生	临床医学	主任医师	2007-09-04
57	何士平	临床医学	主任医师	2007-09-04
58	赵　翔	临床医学	主任医师	2008-11-27
59	姚　明	外科学	主任医师	2006-08-18
60	夏鹤春	临床医学	主任医师	2002-08-30
61	李广兴	临床医学	主任医师	2006-08-18
62	李宗正	临床医学	主任医师	2004-08-28

续 表

序号	姓 名	学科专业	职 称	评定时间
63	刘吉庆	临床医学	主任医师	2006-08-18
64	田继辉	神经病学	主任医师	2005-08-28
65	叶晓锋	外科学	主任医师	2004-08-28
66	刘奇伦	病理学与病理生理学	主任医师	2004-08-28
67	葛 箭	临床医学	主任医师	2006-08-18
68	赵国忠	临床医学	主任医师	2004-08-28
69	于松宁	临床医学	主任医师	2006-08-18
70	王 琦	遗传学	主任医师	2007-09-04
71	李明皓	临床医学	主任医师	2006-08-18
72	马国荣	临床医学	主任医师	2006-08-18
73	张志卫	临床医学	主任医师	2005-08-28
74	刘荣清	临床医学	主任医师	2005-08-28
75	李玉芳	中医学类	主任医师	2006-08-18
76	张 栩	临床医学	主任医师	2003-08-28
77	李 葳	临床医学	主任医师	2004-08-28
78	黄建宁	临床医学	主任医师	2006-08-18
79	张 东	临床医学	主任医师	2006-08-18
80	杨立山	病理学与病理生理学	主任医师	2006-08-18
81	米成嵘	临床医学	主任医师	2005-08-28
82	李 娟	临床医学	主任医师	2004-08-28
83	单振潮	临床医学	主任医师	2003-08-28
84	陈孟华	内科学	主任医师	2002-08-30
85	金群华	外科学	主任医师	2002-08-30
86	马玉宝	临床医学	主任医师	2003-08-28
87	党宏万	药学	主任药师	2004-08-28
88	文友民	药学	主任药师	2006-08-18
89	张立成	药学	主任药师	2010-03-30
90	张冬青	临床医学	主任技师	2004-08-28
91	张冬梅	麻醉学	主任医师	2005-08-28
92	刘 俊	麻醉学	主任医师	2005-08-28
93	孟尽海	临床医学	主任医师	2007-09-04
94	平学军	影像医学与核医学	主任医师	2006-08-18
95	王学忠	内科学	主任医师	2009-11-20
96	卜让吉	管理科学	主任医师	2010-03-30
97	訾秀娟	病理学与病理生理学	主任医师	2011-01-01

续 表

序号	姓 名	学科专业	职 称	评定时间
98	杨宝忠	流行病与卫生统计学	主任医师	2012-07-01
99	贺 栋	临床医学	主任医师	2007-09-04
100	陈丽军	临床医学	主任医师	2008-11-27
101	强 艳	临床医学	主任医师	2008-11-27
102	司 岑	临床医学	主任医师	2008-11-27
103	李秀忠	人体解剖与组织胚胎学	主任医师	2009-11-20
104	魏 宁	临床医学	主任医师	2007-09-04
105	仇玉民	临床医学	主任医师	2008-11-27
106	武 玲	遗传学	主任医师	2009-11-20
107	崔丽娟	临床医学	主任医师	2011-01-01
108	任新明	医学检验	主任技师	2011-01-01
109	白永泽	医学检验	主任技师	2012-07-01
110	陈 颖	护理学	主任护师	2010-03-30
111	杨俏玲	内科学	主任医师	2011-01-01
112	陈 芳	内科学	主任医师	2009-11-20
113	高 英	儿科医学	主任医师	2010-03-30
114	张晓春	先进医疗科学	主任医师	2013-11-01
115	马金海	中医儿科学	主任医师	2012-07-01
116	梁丽俊	病原生物学	主任医师	2011-01-01
117	赵 芳	临床医学	主任医师	2009-11-20
118	薛 莉	内科学	主任医师	2007-09-04
119	陈桂生	神经病学	主任医师	2008-11-27
120	郭 涛	神经病学	主任医师	2010-03-30
121	杨芝红	遗传学	主任技师	2008-11-27
122	申铁华	护理学	主任护师	2016-12-18
123	王 岚	临床医学	主任医师	2009-11-20
124	张 桓	病理学与病理生理学	主任医师	2011-01-01
125	赵君利	妇产科学	主任医师	2007-09-04
126	哈春芳	临床医学	主任医师	2008-11-27
127	张治宁	临床医学	主任医师	2007-09-04
128	徐 仙	妇产科学	主任医师	2007-09-04
129	姚桂兰	妇产科学	主任医师	2011-01-01
130	潘丽华	临床医学	主任医师	2009-11-20
131	丁永慧	妇产科学	主任医师	2012-07-01
132	刘满梅	影像医学与核医学	主任医师	2015-12-03

续 表

序号	姓 名	学科专业	职 称	评定时间
133	米光丽	护理学	主任护师	2010-03-30
134	李云霞	临床医学	主任医师	2008-11-27
135	马 涛	内科学	主任医师	2008-11-27
136	何剑莉	临床医学	主任医师	2009-11-20
137	丁 喆	病理学与病理生理学	主任医师	2013-11-01
138	施惠娟	人体解剖与组织胚胎学	主任医师	2011-01-01
139	喻 楠	药理学	主任医师	2007-09-04
140	夏 莉	病理学与病理生理学	主任医师	2009-11-20
141	丁学平	中医学	主任医师	2010-03-30
142	花君霞	中医学	主任医师	2009-11-20
143	吴心芳	中医学	主任医师	2009-11-20
144	丁玉梅	中医学	主任医师	2012-07-01
145	田 彤	中医骨伤科学	主任医师	2009-11-20
146	马晓勇	中医学	主任医师	2012-07-01
147	王军齐	临床医学	主任医师	2009-11-20
148	武永利	针灸推拿学	主任医师	2009-11-20
149	朱 蓉	中医学类	主任医师	2009-11-20
150	赵 凯	中医外科学	主任医师	2008-11-27
151	张跃全	中西医结合	主任医师	2015-12-03
152	保国华	临床医学	主任医师	2009-11-20
153	刘怀涛	临床医学	主任医师	2012-07-01
154	马瑞霞	人体解剖与组织胚胎学	主任医师	2007-09-04
155	马雅玲	眼科学	主任医师	2007-09-04
156	武淑玲	临床医学	主任医师	2009-11-20
157	詹冬梅	基础医学类	主任医师	2011-01-01
158	刘 靖	临床医学	主任医师	2007-09-04
159	王 兵	口腔医学	主任医师	2007-09-04
160	王 丽	口腔医学	主任医师	2008-11-27
161	雍 敏	人体解剖与组织胚胎学	主任医师	2008-11-27
162	岳 进	口腔医学	主任医师	2010-03-30
163	孙小娟	口腔医学	主任医师	2013-11-01
164	张 敬	外科学	主任医师	2011-01-01
165	乔永东	临床医学	主任医师	2005-08-28
166	赵浩宁	临床医学	主任医师	2005-08-28
167	安维军	临床医学	主任医师	2007-09-04

续 表

序号	姓　名	学科专业	职　称	评定时间
168	杨海波	外科学	主任医师	2010-03-30
169	李亚平	临床医学	主任医师	2010-03-30
170	金卫东	外科学	主任医师	2011-01-01
171	施建党	临床医学	主任医师	2011-01-01
172	万荣华	临床医学	主任医师	2007-09-04
173	王金星	临床医学	主任医师	2016-12-18
174	唐　彦	护理学	主任护师	2012-07-01
175	刘燕萍	护理学	主任护师	2010-03-30
176	韩利忠	临床医学	主任医师	2006-08-18
177	许建业	临床医学	主任医师	2007-09-04
178	吕志勇	临床医学	主任医师	2012-07-01
179	赵向东	临床医学	主任医师	2007-09-04
180	王万东	临床医学	主任医师	2013-11-01
181	黄德俊	临床医学	主任医师	2011-01-01
182	马香玉	护理学	主任护师	2012-07-01
183	郭卫东	临床医学	主任医师	2010-03-30
184	何卫彪	临床医学	主任医师	2015-12-03
185	李红霞	临床医学	主任医师	2008-11-27
186	王　革	病理学与病理生理学	主任医师	2007-09-04
187	董幼平	临床医学	主任医师	2009-11-20
188	马希刚	内科学	主任医师	2009-11-20
189	杨晓军	病原生物学	主任医师	2008-11-27
190	马晓薇	临床医学	主任医师	2010-03-30
191	刘晓彦	临床医学	主任医师	2008-11-27
192	张　平	人体解剖与组织胚胎学	主任医师	2008-11-27
193	杨　岩	内科学	主任医师	2007-09-04
194	鱼云霞	临床医学	主任医师	2007-09-04
195	杨　霞	内科学	主任医师	2012-07-01
196	李文峰	临床医学	主任医师	2009-11-20
197	朱学贤	临床医学	主任医师	2011-01-01
198	任广城	临床医学	主任医师	2016-12-18
199	罗保华	护理学	主任护师	2013-11-01
200	刘　双	护理学	主任护师	2010-03-30
201	蔺治凯	临床医学	主任医师	2008-11-27
202	王　文	人体解剖与组织胚胎学	主任医师	2007-09-04

续表

序号	姓　名	学科专业	职　称	评定时间
203	陈淑萍	临床医学	主任医师	2010-03-30
204	王剑君	病理学与病理生理学	主任医师	2012-07-01
205	孙海峰	病理学与病理生理学	主任医师	2009-11-20
206	纳丽莎	病理学与病理生理学	主任医师	2008-11-27
207	张旭华	临床医学	主任医师	2008-11-27
208	匡爱华	临床医学	主任医师	2008-11-27
209	韩恩善	临床医学	主任医师	2009-11-20
210	郭　涛	临床医学	主任医师	2011-01-01
211	陈文革	人体解剖与组织胚胎学	主任医师	2009-11-20
212	尚　钧	应用数学	正高职高级工程师	2011-01-01
213	朱　宁	针灸推拿学	主任医师	2009-11-20
214	史兴忠	针灸推拿学	主任医师	2014-10-11
215	迟名伟	临床医学	主任医师	2007-09-04
216	李　峰	临床医学	主任医师	2010-03-30
217	岳　峰	临床医学	主任医师	2011-01-01
218	周雪鸿	外科学	主任医师	2012-07-01
219	杜　勇	儿科医学	主任医师	2013-11-01
220	郑西卫	临床医学	主任医师	2008-11-27
221	郭宏伟	人体解剖与组织胚胎学	主任医师	2012-07-01
222	竺　红	内科学	主任医师	2010-03-30
223	池淑红	内科学	主任医师	2012-07-01
224	戈朝晖	外科学	主任医师	2011-01-01
225	周　玮	病理学与病理生理学	主任医师	2011-01-01
226	徐　军	外科学	主任医师	2010-03-30
227	李晓东	人体解剖与组织胚胎学	主任医师	2011-01-01
228	师宏斌	病理学与病理生理学	主任医师	2012-07-01
229	苏金林	临床医学	主任医师	2012-07-01
230	王惠萍	护理学	主任护师	2010-03-30
231	王宏玉	护理学	主任护师	2013-11-01
232	马玉英	护理学	主任护师	2011-01-01
233	王秀兰	护理学	主任护师	2010-03-30
234	孙维红	药学	主任药师	2006-08-18
235	于美玲	药学	主任药师	2008-11-27
236	贾乐川	药学	主任药师	2007-09-04
237	汪晓军	药学	主任药师	2010-03-30

续 表

序号	姓 名	学科专业	职 称	评定时间
238	孙 芳	药学	主任药师	2008-11-27
239	贾 伟	遗传学	主任技师	2011-01-01
240	唐秀英	医学检验	主任技师	2012-07-01
241	廖黎娜	护理学	主任护师	2011-01-01
242	包志平	护理学	主任护师	2015-12-03
243	李绪梅	护理学	主任护师	2011-01-01
244	闵红星	人体解剖与组织胚胎学	主任医师	2007-09-04
245	王建珍	麻醉学	主任医师	2007-09-04
246	朱立宏	临床医学	主任医师	2010-03-30
247	张 斌	临床医学	主任医师	2011-01-01
248	陈学新	麻醉学	主任医师	2008-11-27
249	雷庆红	病理学与病理生理学	主任医师	2010-03-30
250	陈进华	临床医学	主任医师	2007-09-04
251	马汉祥	麻醉学	主任医师	2009-11-20
252	倪新莉	麻醉学	主任医师	2010-03-30
253	王 锋	临床医学	主任医师	2011-01-01
254	廖 红	麻醉学	主任医师	2012-07-01
255	邓立琴	麻醉学	主任医师	2012-07-01
256	井 蕊	病理学与病理生理学	主任医师	2012-07-01
257	蔡 磊	影像医学与核医学	主任医师	2011-01-01
258	陈 勇	影像医学与核医学	主任医师	2010-03-30
259	陈 兵	影像医学与核医学	主任医师	2009-11-20
260	朱 力	影像医学与核医学	主任医师	2011-01-01
261	刘 云	影像医学与核医学	主任医师	2009-11-20
262	马赞林	肿瘤学	主任医师	2014-10-11
263	侯秀梅	护理学	主任护师	2012-07-01
264	黄继辉	临床医学	主任医师	2012-07-01
265	赵晓红	人体解剖与组织胚胎学	主任医师	2010-03-30
266	王凤莲	临床医学	主任医师	2011-01-01
267	刘保军	病理学与病理生理学	主任医师	2012-07-01
268	高 超	病理学与病理生理学	主任医师	2007-09-04
269	师新荣	临床医学	主任医师	2007-09-04
270	吴若芬	医学检验	主任技师	2011-01-01
271	赵 峰	临床医学	主任医师	2009-11-20
272	侯登华	临床医学	主任医师	2008-11-27

续 表

序号	姓 名	学科专业	职 称	评定时间
273	庞 龙	外科学	主任医师	2014-10-11
274	肖东星	临床医学	主任医师	2013-11-01
275	芦鸿雁	护理学	主任护师	2016-12-18
276	叶顺晴	汉语语言文学	研究馆员（图书）	2016-12-16
277	刘仲涛	人体解剖与组织胚胎学	主任医师	2014-10-11
278	丁 雯	工商管理	主任护师	2016-12-18
279	王 艳	护理学	主任护师	2014-10-11
280	华桂珍	护理学	主任护师	2015-12-03
281	王丽凤	护理学	主任护师	2015-12-03
282	袁进萍	护理学	主任技师	2016-12-18
283	林莉芝	护理学	主任护师	2014-10-11
284	姜银芝	护理学	主任护师	2015-12-03
285	田 玲	护理学	主任护师	2015-12-03
286	陆 波	病原生物学	主任护师	2014-10-11
287	张 曦	人体解剖与组织胚胎学	主任护师	2016-12-18
288	吕学红	护理学	主任护师	2015-12-03
289	张月娟	护理学	主任护师	2015-12-03
290	雷新宁	护理学	主任护师	2013-11-01
291	康东红	护理学	主任护师	2014-10-11
292	邹文珍	护理学	主任护师	2015-12-03
293	李 蕾	护理学	主任护师	2016-12-18
294	乔艳玲	护理学	主任护师	2016-12-18
295	徐秀英	护理学	主任护师	2013-11-01
296	刘学华	护理学	主任护师	2014-10-11
297	马凤华	护理学	主任护师	2015-12-03
298	李桂芳	病原生物学	主任护师	2016-12-18
299	哈丽阳	临床医学	主任技师	2014-10-11
300	王菊英	医学检验	主任技师	2016-12-18
301	席向红	医学检验	主任技师	2013-11-01
302	周向阳	病理学与病理生理学	主任医师	2013-11-01
303	陆志东	外科学	主任医师	2011-01-01
304	李迎光	病理学与病理生理学	主任医师	2012-07-01
305	邸晓君	护理学	主任护师	2013-11-01
306	周晓燕	医学检验	主任技师	2015-12-03
307	贺淑霞	医学检验	主任技师	2013-11-01

续 表

序号	姓 名	学科专业	职 称	评定时间
308	刘祥红	医学检验	主任技师	2013-11-01
309	蔡永梅	医学检验	主任技师	2016-12-18
310	马彩英	护理学	主任护师	2015-12-03
311	袁迎春	卫生事业管理	主任医师	2015-12-03
312	高知玲	影像医学与核医学	主任技师	2015-12-03
313	朱 凯	影像医学与核医学	主任技师	2014-10-11
314	黄琦芳	工程造价管理	正高职高级工程师	2017-11-30
315	王晓东	影像医学与核医学	主任医师	2013-11-01
316	郭艳红	人体解剖与组织胚胎学	主任医师	2013-11-01
317	阿 胜	临床医学	主任医师	2013-11-01
318	余 洋	外科学	主任医师	2015-12-03
319	张朝林	临床医学	主任医师	2015-12-03
320	李振叶	国际企业管理	正高职高级工程师	2012-07-01
321	司建炜	外科学	主任医师	2013-11-01
322	王佐正	外科学	主任医师	2013-11-01
323	葛新红	病理学与病理生理学	主任医师	2013-11-01
324	张 红	内科学	主任医师	2013-11-01
325	马 云	内科学	主任医师	2013-11-01
326	周海宁	临床医学	主任医师	2014-10-11
327	马 辉	临床医学	主任医师	2011-01-01
328	杨小英	药物化学	主任药师	2013-11-01
329	吴海峰	外科学	主任医师	2015-12-03
330	李 海	外科学	主任医师	2013-11-01
331	李金平	外科学	主任医师	2014-10-11
332	陈 晶	药学	主任药师	2014-10-11
333	马建萍	肿瘤学	主任医师	2014-10-11
334	陈大鹏	内科学	主任医师	2015-12-03
335	陈德胜	外科学	主任医师	2014-10-11
336	张 莉	影像医学与核医学	主任医师	2014-10-11
337	蒋 波	外科学	主任医师	2015-12-03
338	王晓红	急诊医学	主任医师	2013-11-01
339	闫少宁	影像医学与核医学	主任医师	2014-10-11
340	高小平	耳鼻咽喉科学	主任医师	2014-10-11
341	周晓玲	内科学	主任医师	2014-10-11
342	张淑香	内科学	主任医师	2014-10-11

续 表

序号	姓　名	学科专业	职　称	评定时间
343	李怀玉	儿科医学	主任医师	2015–12–03
344	丁向春	临床医学	主任医师	2014–10–11
345	张庆华	专业和谐形态交易	主任医师	2011–01–01
346	马良宏	外科学	主任医师	2014–10–11
347	康少锋	软件工程	正高职高级工程师	2015–12–30
348	马丽娜	临床医学	主任医师	2016–12–18
349	康玉明	临床医学	主任医师	2015–12–03
350	何进喜	外科学	主任医师	2015–12–03
351	王　伟	外科学	主任医师	2016–12–18
352	陈　娟	内科学	主任医师	2014–10–11
353	雷　晨	病理学与病理生理学	主任医师	2015–12–03
354	马斌武	神经病学	主任医师	2015–12–03
355	李　芳	内科学	主任医师	2016–12–18
356	马爱玲	病理学与病理生理学	主任医师	2015–12–03
357	詹文华	病原生物学	主任医师	2016–12–18
358	马晓强	外科学	主任医师	2015–12–03
359	陈志强	影像医学与核医学	主任医师	2014–10–11
360	哈灵侠	临床医学	主任医师	2015–12–03
361	王　锋	外科学	主任医师	2015–12–03
362	赵瑞宁	外科学	主任医师	2015–12–03
363	米占虎	外科学	主任医师	2015–12–03
364	张飞雄	内科学	主任医师	2015–12–03
365	王　燕	肿瘤学	主任医师	2015–12–03
366	刘　萍	内科学	主任医师	2015–12–03
367	丁　欢	临床医学	主任医师	2016–12–18
368	尹　梅	内科学	主任医师	2015–12–03
369	赵银霞	儿科医学	主任医师	2015–12–03
370	马立燕	儿科医学	主任医师	2014–10–11
371	苏泽礼	临床医学	主任医师	2015–12–03
372	龚　瑞	临床医学	主任医师	2015–12–03
373	孟淑萍	影像医学与核医学	主任医师	2015–12–03
374	杨艳娟	内科学	主任医师	2014–10–11
375	杨　春	外科学	主任医师	2015–12–03
376	王建军	皮肤病与性病学	主任医师	2015–12–03
377	郭宏庆	耳鼻咽喉科学	主任医师	2016–12–18

续 表

序号	姓　名	学科专业	职　称	评定时间
378	马　萍	临床医学	主任医师	2013-11-01
379	刘　晨	药理学	主任药师	2015-12-03
380	胡　蓉	临床医学	主任医师	2014-10-11
381	卢冠军	外科学	主任医师	2016-12-18
382	黄李雅	内科学	主任医师	2015-12-03
383	王志伟	生物医学工程	正高职高级工程师	2017-08-23
384	王利新	临床检验诊断学	主任技师	2016-12-18
385	沈江涌	外科学	主任医师	2016-12-18
386	吴玉华	儿科医学	主任医师	2016-12-18
387	邱晓峰	临床医学	主任医师	2006-08-18
388	陈中伟	临床医学	主任医师	2009-11-20
389	杨少奇	内科学	主任医师	2010-03-30
390	李秀萍	临床医学	主任医师	2009-11-20
391	王振海	神经病学	主任医师	2008-11-27
392	杨冬梅	临床医学	主任医师	2008-11-27
393	王晓麒	内科学	主任医师	2011-01-01
394	沈　冰	外科学	主任医师	2005-08-28
395	袁海峰	外科学	主任医师	2016-12-18
396	侯　嘉	内科学	主任医师	2015-12-03
397	王　峰	外科学	主任医师	2013-11-01
398	杨彩虹	妇产科学	主任医师	2013-11-01
399	申淑珍	内科学	主任医师	2012-07-01
400	徐清斌	内科学	主任医师	2013-11-01
401	何　军	内科学	主任医师	2012-07-01
402	丁　勇	临床医学	主任医师	2015-12-03
403	吕　亮	临床医学	主任医师	2011-01-01
404	刘启明	人体解剖与组织胚胎学	主任医师	2016-12-18
405	马学东	外科学	主任医师	2009-11-20
406	刘　丹	临床医学	主任医师	2015-12-03
407	陈中青	内科学	主任医师	2016-12-18
408	曾　斌	临床医学	主任医师	2011-01-01
409	崔丽莉	临床医学	主任医师	2004-08-28
410	董小英	内科学	主任医师	2013-11-01
411	张慧萍	临床医学	主任医师	2015-12-03
412	刘　清	外科学	主任医师	2015-12-03

续 表

序号	姓 名	学科专业	职 称	评定时间
413	俞宏军	交通信息工程及控制	正高职高级工程师	2016-12-25
414	杨晓霞	临床医学	主任医师	2009-11-20
415	姜 敏	内科学	主任医师	2011-01-01
416	闫佩峰	中医学	主任医师	2014-10-11
417	郑红英	内科学	主任医师	2012-07-01
418	井辉明	中医学	主任医师	2014-10-11
419	谢 岩	哲学	研究员（自然科学）	2013-12-10
420	赵丽玲	临床医学	主任医师	2009-11-20
421	刘竹华	应用心理学	主任医师	2012-07-01
422	杨文峰	外科学	主任医师	2014-12-25
423	李银山	卫生管理	主任医师	2011-01-01
424	田永华	临床医学	主任医师	2009-11-20
425	吕怀盛	肿瘤学	主任医师	2013-06-01

2. 附属回医（中医）医院

姓 名	学科专业	职 称	评定时间
李绍君	临床医学	主任医师	2016-12

附录 5：

宁夏医科大学副高级职称人员名单

（按姓氏笔画排序）

丁文清	丁春晖	丁　玲	丁　娟	丁润梅	丁淑琴	丁银秀	卜　磊
于永杰	于承军	于　欣	马文智	马立虎	马会明	马全瑞	马　丽
马丽娅	马国栋	马学琴	马建荣	马英锋	马　轶	马　浩	马竞先
马　锐	文玉军	方建群	王发选	王宁萍	王汉卿	王伟英	王军礼
王军辉	王君玲	王志昇	王志英	王秀玉	王　芳	王进宝	王建寰
王金风	王金社	王俏荔	王娅娜	王　洁	王　荣	王　悦	王　浩
王艳红	王艳荣	王彩霞	王淑静	王富科	王　晴	王登科	王　锐
王想平	韦小红	冉志成	冉林武	冯　军	冯　丽	冯俊彪	冯　莉
卢化爱	卢宁清	史彦奎	司琼辉	司联晶	宁艳花	田大年	田文祥
田　珏	白长财	白安宁	白滨宁	石丰厚	任红玲	任海涛	任彬彬
全　莉	刘玉霞	刘军明	刘红梅	刘宏鹏	刘秀英	刘学英	刘建平
刘　征	刘昆梅	刘俊文	刘贺荣	刘晓慧	刘艳华	刘鸿宇	孙玉凤
孙利宏	孙　琪	朱万平	朱月英	朱石嶙	朱亚飞	朱国明	朱建华
朱明星	朱玲勤	朱美霖	朱续章	汤　榕	祁波涛	祁　玲	纪　华
许红霞	邢珍红	闫　琳	何淑兰	何　琴	何　颖	吴小谦	吴玉章
吴克谦	吴秀丽	吴　凯	吴　洋	吴　娟	吴惠萍	吴　辉	吴　璟
宋　斐	张义伟	张卫红	张云飞	张文学	张东宁	张占武	张　宁
张玉梅	张亚娟	张华林	张　丽	张　宏	张　炜	张鸣号	张　春
张　茜	张　虹	张　娟	张晓奇	张爱君	张逢源	张彩芳	张敏娟
张淑雅	张　喆	张琳娜	张新慧	李一晴	李卫强	李云鸿	李元杰
李永红	李军平	李　红	李红兵	李丽萍	李志刚	李　抗	李灵芝
李秀美	李宗吉	李　建	李建宁	李彦明	李星云	李　玲	李　娟

李 晔	李桂忠	李淑玫	李 翔	李 燕	杜 娟	杨凤琴	杨 华
杨延周	杨延辉	杨红梅	杨建宏	杨 昕	杨晓岗	杨晓明	杨晓玲
杨晓辉	杨继华	杨雪梅	汪 岭	汪 蓓	汪 静	纳冬侠	芦晓红
苏晓虎	苏 源	苏 蕊	辛秀红	邱红燕	邱鹏飞	邵江华	陆惠玲
陈红军	陈 宏	陈国芳	陈健茂	陈艳辉	陈 莹	陈 楠	陈 静
陈燕玲	陈耀庚	单 彬	周永伟	周永忠	周庆宁	周 丽	周建辅
周 波	周 茹	周 健	周 密	孟力勃	尚亚莉	庞 云	庞 军
林俊英	林 雯	林 源	武立新	武建军	罗 彦	罗彦慧	罗惠琴
范 灵	郎多勇	郎 颖	郑小敏	郑晓虹	郑海生	陕秀琴	侯延辉
侯学红	侯绍章	侯春丽	俞 维	哈丽娜	姚正宁	姚 青	姚惠琴
姚智卿	姚 蓬	姚 遥	姜 红	段成茜	段相国	胡仲红	胡志安
胡淑婷	贺岭风	赵 旭	赵迅霞	赵启鹏	赵建军	赵 晨	赵 琳
赵 瑜	赵嘉庆	赵 燚	赵 薇	党 洁	党 玲	唐 丽	唐利龙
夏 铂	展志明	徐力生	徐建虎	徐 涛	徐惠芳	徐 蓉	殷振海
聂黎虹	袁 玲	袁 清	袁 晶	贾立勤	贾桂花	贾 桦	郭凤英
郭 乐	郭丽芳	郭建红	郭 维	陶秀娟	陶 虹	顾金海	高文卫
高玉杰	高玉婧	高秀玲	高顺利	高清菡	高 源	商思娥	崔 岚
崔春林	崔美廉	常 青	常 越	康金玲	康彩琴	曹秀琴	曹相玫
曹菊梅	梁 军	梁锦屏	黄 义	黄宁波	黄 宇	黄应川	黄 河
黄 青	黄 敏	黄 菱	黄新海	黄 群	彭 亮	彭 勃	彭 涛
景 红	温 静	焦旭文	董克勤	董俭达	董 琳	谢 波	韩怀钦
韩学波	韩金波	黑常春	摆 茹	楚元奎	蒙兆年	雷 燕	靳慧敏
廖佳杰	熊建团	蔡玉芳	蔡慧珍	德小明	樊艳茹	樊瑞斌	穆国霞
穆 静	霍秀花	戴 波	魏晋怡	魏银军			

附录 6：

宁夏医科大学直属附属医院副高级职称人员名单

（按姓氏笔画排序）

1. 总医院

丁风兰	丁红英	丁丽艳	丁　杰	卜　阳	万　定	于文滔	于园园
马小民	马小红	马小英	马云帆	马永静	马玉凤	马玉杰	马立虎
马全武	马　列	马如梅	马安红	马　丽	马利亚	马启明	马启珍
马秀花	马秀珍	马学平	马学礼	马宝立	马宝奇	马建军	马　泽
马俊文	马春梅	马秋萍	马　峰	马　涛	马培花	马淑琴	马维华
马　菁	马富强	马　强	马惠珍	马瑞琴	马　磊	尹光霞	尹　姬
尹继红	尹高军	尹梅荣	文武林	方永鹏	方晓东	毛东英	毛鸿琴
牛子瞻	牛宁奎	牛　伟	牛香平	王万弟	王义勇	王小娟	王小萍
王小燕	王　云	王月梅	王　乐	王　卉	王　卉	王宁平	王永春
王永香	王玉珍	王立斌	王立鹏	王　帆	王丽娜	王丽娟	王丽婷
王利茹	王志军	王志阳	王　芳	王　芳	王建英	王　昇	王　波
王　波	王玮玲	王　青	王　亮	王贵杰	王轶萍	王香团	王晓君
王晓妮	王晓娟	王桂荣	王海英	王海桃	王海滨	王海燕	王爱军
王　艳	王艳阳	王艳荣	王　莉	王　莉	王　莉	王　莉	王竟靖
王　萍	王银林	王银锋	王惠霞	王　琴	王　琼	王　程	王新丽
王　煜	王瑞君	王福霞	王　静	王　静	王慧娟	王　磊	付丽娜
付建敏	兰　红	冯　平	冯阳阳	冯　育	冯　俭	冯　珂	包学红
卢建明	卢银红	卢震辉	史红梅	史学琴	史金红	史清梅	叶小平
叶红强	叶建华	叶　琳	宁　艳	左　锋	田　可	田兴仓	田　芳
田　娜	田　洁	田选恩	田海萍	田淑萍	田惠荣	白东利	白向荣

白启钧	白桂莲	白 彬	白 瑛	白 慧	石 青	石 惠	石 琳
边 虹	闪明海	龙 淳	乔光伟	乔金瑞	买正军	仲红立	任 芳
任迎春	任宗芬	任明霞	伊玲玲	关玉华	关立锋	刘云宏	刘月秋
刘永超	刘玉香	刘玉娟	刘存香	刘旭东	刘丽坤	刘丽娟	刘志军
刘秀梅	刘 芳	刘 芳	刘学娟	刘 玢	刘 净	刘 剑	刘春虹
刘春莲	刘贵芳	刘 娟	刘 娟	刘 娟	刘晓玲	刘 烨	刘爱娟
刘爱翠	刘艳梅	刘艳萍	刘 敏	刘淑芳	刘 萍	刘敬莉	刘 斌
刘 静	刘 慧	刘燕翔	向丽云	吕 叶	吕秀玲	吕爱军	吕鹏海
孙丽荣	孙克宁	孙 君	孙 青	孙晓阳	孙 涛	孙彩霞	安永侠
师维红	戎凤玲	成 江	朱月萍	朱永朝	朱立平	朱秀琪	朱 涛
朱素华	朱彩侠	朱 琪	朱琳虹	汤学敏	汤 蓉	米爱民	纪学芹
许少先	许宁兰	许向东	许学珍	许建峰	许春燕	许晓燕	许 瑜
邬红娥	闫小梅	闫丽华	闫 芳	闫宝兰	闫 钢	闫 峰	闫 瑞
齐立温	何 琴	何 伟	何丽荣	何秀梅	何学琴	何 玲	何雅姿
余文军	余 涛	吴文华	吴立刚	吴庆秋	吴红萍	吴丽华	吴丽萍
吴宏霞	吴学军	吴建文	吴 娟	吴彩娥	吴越香	吴 辉	吴 薇
宋世君	宋庆芳	宋 玲	宋 娟	宋艳艳	宋梦玲	张二炜	张 力
张凤仙	张文华	张文萍	张宁妹	张宁虹	张永贵	张永梅	张 汀
张玉蓉	张生山	张华林	张向阳	张 帆	张竹英	张红岩	张自新
张丽芳	张 利	张国军	张国栋	张 奇	张学红	张建荣	张 亮
张 洁	张盈颖	张科东	张科静	张美红	张美红	张晓东	张 晖
张桂香	张桂琴	张爱风	张爱芸	张珠文	张艳红	张 莉	张彩侠
张 曹	张淑红	张淑芬	张淑玲	张 珺	张维霞	张菊花	张银菊
张雪梅	张朝霞	张 超	张雅囡	张 鹏	李万红	李义德	李卫勇
李广永	李云阳	李占君	李宁珍	李永军	李永丽	李永菊	李玉玲
李玉梅	李玉琴	李亚俊	李亚娣	李 红	李红萍	李 妍	李 芳
李 芳	李国富	李学存	李宝玲	李经文	李俊仁	李勇军	李 娜
李春红	李津宁	李 炯	李秋丽	李 圆	李 娟	李晋南	李晓玲
李晓银	李晓雯	李晓燕	李 涛	李 涛	李艳荣	李彩艳	李彩梅

李梅兰　李梅英　李淑红　李淑珍　李淑娟　李银环　李惠锋　李景学
李　锋　李　溪　李　鹏　李慧君　李薛红　李　霞　杜兰芳　杜　伟
杜晓红　杜晓霞　来　伟　杨小荣　杨　平　杨生平　杨立森　杨吉琴
杨　汝　杨　丽　杨丽颖　杨志娟　杨秀芳　杨秀莲　杨秀琴　杨建勤
杨治花　杨春芳　杨春霞　杨玲燕　杨晓波　杨晓峰　杨晓萍　杨晓燕
杨海燕　杨　笑　杨　培　杨　萍　杨　晶　杨　琴　杨　雯　杨　瑞
杨　蔚　杨　震　步　晖　沈小琴　沈艳娟　沈颖莉　沙立萍　沙　勇
沙彦妮　纳　丽　肖　华　苏利红　苏秀琴　苏　荣　苏晓乾　苏桂花
苏海银　苏维霞　邱少东　邱　洁　邵淑萍　陆永珍　陆　逊　陈子畅
陈月梅　陈冬梅　陈本栋　陈亚玲　陈　伟　陈兴贵　陈　军　陈红香
陈启众　陈志娇　陈志荣　陈建红　陈　虹　陈　凌　陈桂英　陈　萍
陈景云　陈　静　陈耀平　侍明海　单翠萍　周　红　周　丽　周丽萍
周宜蓉　周　荣　周凌芸　周惠霞　周　瑞　周　瑾　周　燊　孟宪文
孟海霞　孟朝风　尚元元　尚发果　屈　伸　岳晋巍　岳晓玲　岳彩霞
巫新玲　林瑞珠　武立萍　武春玲　武海亮　武雪婕　罗永云　罗晓丽
罗彩霞　苑秀梅　苟敏华　郄占军　郎淑慧　金晓峰　金晓菲　金　睿
侯兴宁　侯　岚　侯学红　侯春丽　侯晓霖　俞玉梅　哈思敏　哈玲芳
姚月芳　姚　军　姚红英　姜　燕　封　芳　柳风琴　柳　东　柳　明
柳　英　柳　琪　段梅欣　段惠玲　胡永芳　胡玉兰　胡志强　胡志鹏
胡　彬　胡慧娟　荆　忻　费平霞　贺银丽　赵月霞　赵兰菊　赵冬梅
赵丽萍　赵志军　赵国华　赵建国　赵俊杰　赵俊玲　赵春娟　赵春燕
赵　倩　赵振虹　赵晓帆　赵彩萍　赵　辉　赵新兰　郜淑红　郜　丽
郝少才　郝绍文　钟　立　闻金萍　项秀芹　剡将术　唐振宁　夏永胜
夏羽菡　夏岑峰　夏莉娟　夏新舍　徐　丹　徐丽茹　徐保宁　徐春梅
徐艳萍　徐菊龙　徐颖霞　徐翠莲　柴雪珺　柴　瑞　栾　军　桂玉芳
桑小银　殷志荣　殷菊琴　海　平　涂小平　秦　璟　袁春秀　贾　才
贾立勤　贾　梅　贾韶彤　郭文敏　郭玉雯　郭　华　郭　侠　郭淑萍
郭　蓉　郭　鑫　钱彩侠　陶　伟　陶　巍　顾素玲　顾继伟　高玉华
高　华　高希武　高改莉　高学琴　高艳凤　高锋利　高慧玲　寇华炜

崔丽萍　崔　岩　崔恩颖　常银环　常　缨　扈学琴　曹丽萍　曹晓燕
曹　瑞　梁月红　梁　红　梁　彦　梁晓艳　梁雪云　盛慧萍　黄丽娟
黄利红　黄秀梅　黄建宁　黄春洲　黄凌燕　黄　晖　黄　睿　奥海航
强克萍　智春宁　温米琴　温　岩　程久琪　程　华　程清林　董　琪
董锡钧　蒋海燕　蒋新玲　蒋　蓉　谢鸿雁　韩凤玉　韩自荣　韩淑霞
韩毅东　鲁凤娟　鲁亚玲　黑　龙　楚国庆　窦春阳　窦　辉　詹学华
詹　莉　詹福寿　路　蕾　路　霞　雍芬君　雷　红　雷晓丽　雷　鹏
鲍文强　鲍春燕　廖　茹　熊建功　熊　英　缪月琴　翟会珍　翟学峰
谭　海　谭　莹　樊海燕　樊　莉　滕玉龙　潘文姣　潘自兵　潘　琳
潘新福　潘静玲　黎　萍　穆　彬　薛　宁　薛莉娜　薛腊梅　魏世杰
魏春娥　魏海英　魏喜芹

2. 附属回医（中医）医院

马丽霞　马跃农　孔　波　尤桂英　王志环　王学珍　王耀武　甘德军
田文荣　刘　芸　刘敏颖　祁金花　余长兴　张风兰　张风梧　张桂梅
李晓林　李领军　陈　文　罗文玉　赵顺歌　唐立洪　戴永福

附录 7：

宁夏医科大学附属医院正教授职称人员名单

1. 总医院

2008 年：丁惠强　平学军　吕　洁　白晓川　李玉芳　何兰杰　折　虹
　　　　　陈孟华　罗湘江　景　捷　潘莲草

2009 年：杨国镇　陆　彪　王凤莲　马　敏　韩育宁　叶晓锋　米成嵘
　　　　　孟尽海　张如意

2010 年：马雅玲　方建群　乔永东　刘新兰　余佳宁　余建军　范学文
　　　　　赵浩宁　徐　仙　胡宁敏

2011 年：刘　俊　张　平　张冬梅　闵红星　鱼云霞　薛　莉　杨芝红
　　　　　黄永清

2012 年：杨晓军　邱银萍　陈桂生　姜　敏　赵君利　田继辉　王建珍
　　　　　王振海　杨　岩　赵　峰　王　岩　王　文　夏　莉　邱晓峰
　　　　　刘荣清　杨立山

2013 年：陈　勇　哈春芳　贾　伟　马瑞霞　纳丽莎　潘丽华　沈　冰
　　　　　施惠娟　王英絮　杨少奇　喻　楠　张　庆　庄文娟

2014 年：郑　波　梁丽俊　阮继刚　郑西卫　安维军　武永利　赵　凯
　　　　　柯亨宁

2015 年：卞广波　陈学新　马汉祥　马晓薇　施建党　王　革　王晓东
　　　　　吴心芳　吴银生　武淑玲　尹国强　于松宁　张　敬　张庆华
　　　　　张治宁　赵　芳　周　玮　朱　力

2016 年：葛新红　党宏万　陈德胜　渠川铮　胡　蓉　丁永慧　马　辉
　　　　　陈　兵

2017 年：郭艳红　马良宏　马希刚　杨彩虹　戈朝晖　倪新莉　杨海波
　　　　　雷　晨　文友民

2. 第二附属医院（银川市第一人民医院）

2009 年：李书平

2010 年：刑学宁　张炳英　苏　颖　郭彩云

2011 年：杨晓梅

2012 年：王　岩

2014 年：陈彦香

2015 年：曾玲双　马　璟　张　平

3. 附属石嘴山市第一人民医院

2008 年：李　芳

4. 附属自治区人民医院

2008 年：商　莉

2009 年：王一农　张永平

附录 8：

宁夏医科大学高层次人才名录

1. 何梁何利基金科学技术创新奖
   2014 年　　孙　涛
2. 国家中医药高等学校教学名师
   2016 年　　朱西杰
3. 卫生计生突出贡献中青年专家
   2010 年　　张　锦
   2015 年　　牛　阳
4. 自治区"塞上英才"
   2012 年　　孙　涛　孔繁元　陈树兰
   2014 年　　徐　方　金群华　贾绍斌
   2016 年　　王振海
5. 自治区"塞上名师"
   2015 年　　刘志宏
   2017 年　　霍正浩
6. 自治区"教学名师"
   2016 年　　秦　毅　陈　群　李胜玲　韩　梅　赵　芳
   2018 年　　杨建军　彭晓东
7. 国家百千万人才二层次入选者
   2009 年　　白飞虎
8. 国家百千万人才三层次入选者
   2008 年　　张庆华
   2009 年　　苟国敬

2011 年　　戈朝晖

2013 年　　朱　力

2014 年　　马良宏

2015 年　　胡　蓉

9. 教育部新世纪优秀人才支持计划入选者

2010 年　　陈　靖　姜怡邓

2011 年　　徐广贤

2012 年　　王　银

10. 享受国务院特殊津贴人员

2008 年　　贾绍斌

2010 年　　王振海　夏鹤春　白飞虎

2014 年　　姜怡邓　米成嵘　哈春芳

2016 年　　苟国敬　马瑞霞　武永利　倪新莉

11. 享受自治区政府特殊津贴人员

2009 年　　霍正浩　张庆华

2011 年　　刘志宏　赵　巍　李培军

2013 年　　牛　阳　马瑞霞　哈春芳　倪新莉

2015 年　　徐广贤　李振叶　沈　冰　陈　娟　施惠娟

2017 年　　马良宏　戈朝晖　余建强　张慧萍

12. 自治区"313 人才工程"入选者

2011 年　　姜怡邓　陈　娟

2013 年　　杨文君　武永利　施惠娟

2014 年　　孙玉宁　李振叶　陈　勇

2015 年　　杨　怡　周　玮

13. 自治区青年拔尖人才培养工程人选

(1)国家级学术技术带头人后备骨干

2016 年　　牛建国　杜　勇

2017 年　　付雪艳　杨少奇　马立燕

(2)自治区级学术技术带头人后备骨干

2016 年　　黄李雅

2017 年　　南　一　王　浩　李　芳　卢冠军　王　琴

（3）自治区优秀青年后备骨干

2016 年　　谢　岩　王立斌　林瑞珠　陈本栋

2017 年　　王艳阳

14. 自治区科技领军人才

2015 年　　姜怡邓　徐广贤　倪新莉　谢　岩

2016 年　　杨晓玲　胡　蓉　武永利

15. 自治区"海外引才百人计划"人选

2010 年　　黄卫东　王　银　卢震辉　张晓春

2012 年　　王　昊　刘　娟

2014 年　　谢　岩

16. 自治区"国内引才 312 计划"人选

2010 年　　付雪艳　杨惠芳　徐广贤

2012 年　　杨少奇

2014 年　　刘敬霞

2016 年　　王文苹　陈　靖　王艳阳　李广永

附录9：

宁夏医科大学党政群及
教辅科研部门负责人任职情况

表1　党群部门负责人任职情况表

部　门	姓　名	职　务	任职时间
办公室	张公明	主　任	2008 年 1 月至 2010 年 4 月
	张　生	主　任	2010 年 4 月至 2013 年 4 月
	张云飞	主　任	2013 年 5 月至今
组织部	周运生	部　长	2003 年 5 月至 2009 年 7 月
	郝银菊	部　长	2009 年 8 月至 2017 年 11 月
宣传部	魏晋怡	部　长	2008 年 3 月至 2009 年 10 月
	周文韬	部　长	2009 年 10 月至今
统战部	魏晋怡	部　长	2009 年 4 月至 2011 年 1 月
	张云飞	部　长	2011 年 1 月至 2013 年 4 月
	丁文锦	部　长	2013 年 4 月至 2014 年 4 月
	卞　良	部　长	2014 年 6 月至今
监察室	陕秀琴	主　任	2008 年 3 月至 2010 年 7 月
	魏晋怡	主　任	2011 年 1 月至今
研究生工作部（研究生院）	何仲义	院　长	2008 年 1 月至 2012 年 3 月
	徐　方	院　长	2012 年 3 月至今
	马玉龙	部长（书记）	2015 年 10 月至今
学生工作部（处）	马建荣	部　长	2008 年 3 月至 2010 年 7 月
	马晓东	部　长	2010 年 7 月至今
离退休人员服务处	丁宏志	处　长	2005 年 1 月至 2009 年 4 月
	贺　锦	处　长	2009 年 5 月至 2013 年 5 月
	丁　玲	处　长	2013 年 6 月至今
		兼党总支书记	2016 年 10 月至今
	俞尚忠	党总支书记	2004 年 12 月至 2009 年 12 月
	吴克谦	党总支书记	2011 年 8 月至 2015 年 8 月

续　表

部　门	姓　名	职　务	任职时间
工　会	杨　群	主　席	2003 年 6 月至 2008 年 9 月
	代良兵	主　席	2010 年 2 月至 2011 年 3 月
	丁文锦	主　席	2012 年 2 月至 2013 年 4 月
	冯天义	主　席	2013 年 5 月至今
团　委	黄　河	书　记	2007 年 11 月至 2010 年 1 月
	孙冬梅	书　记	2010 年 2 月至今

表 2　行政部门负责人任职情况表

部　门	姓　名	职　务	任职时间
人事处	刘荣耀	处　长	2002 年 5 月至 2010 年 4 月
	朱建华	处　长	2010 年 4 月至 2014 年 4 月
	刘志宏	处　长	2014 年 4 月至今
财务处	张　生	处　长	2006 年 12 至 2010 年 4 月
	马　璀	处　长	2010 年 4 月至今
教务处	刘志宏	处　长	2004 年 12 月至 2009 年 3 月
	霍正浩	处　长	2009 年 3 月至今
发展规划处	刘志宏	处　长	2009 年 3 月至 2014 年 4 月
	张　生	处　长	2005 年 7 月至 2009 年 3 月
	陕秀琴	处　长	2014 年 4 月至今
科学技术处	徐　方	处　长	2004 年 12 月至 2012 年 3 月
	何仲义	处　长	2012 年 3 月至 2014 年 4 月
	姜怡邓	处　长	2014 年 4 月至今
（毕业生就业处）招生就业处	马　璀	处　长	2009 年 4 月至 2010 年 4 月
	朱续章	处　长	2010 年 4 月至今
对外合作交流处	滕　京	处　长	2008 年 1 月至 2011 年 8 月
	黄　河	处　长	2011 年 8 月至今
医院实训管理处	誉秀娟	处　长	2012 年 5 月至今
后勤管理处	褚大龙	处　长	2001 年 12 月至 2009 年 2 月
		党总支书记	2009 年 2 月至 2010 年 4 月
	朱续章	处　长	2009 年 3 月至 2010 年 4 月
	刘荣耀	处　长	2010 年 4 月至 2010 年 7 月
	马建荣	处　长	2010 年 7 月至今
		兼党总支书记	2014 年 4 月至今
	吴克谦	党总支书记	2010 年 7 月至 2011 年 8 月
	刘曙光	党总支书记	2011 年 9 月至 2014 年 4 月
后勤集团	刘德义	总经理	2004 年 12 月至 2009 年 3 月
	吴克谦	总经理	2009 年 11 月至 2010 年 7 月
保卫处	李　明	处　长	2009 年 3 月至 2010 年 4 月
	司琼辉	处　长	2010 年 6 月至 2011 年 9 月
	冯俊彪	处　长	2011 年 10 月至 2016 年 10 月
	张晓奇	处　长	2016 年 10 月至今

表3　教辅科研部门负责人任职情况表

部　门	姓　名	职　务	任职时间
图书馆	王惠芳	馆　长	2008 年 8 月至 2009 年 5 月
			2010 年 7 月至今
	宋琦如	馆　长	2009 年 5 月至 2010 年 7 月
	王想平	书　记	2013 年 5 月至今
档案馆	高　岭	馆　长	2009 年 6 月至 2010 年 12 月
	林俊英	馆　长	2012 年 2 月至今
	吴克谦	书　记	2016 年 10 月至 2018 年 7 月
学报编辑部	王惠芳	主　任	2009 年 5 月至 2010 年 7 月
	宋琦如	主　任	2010 年 7 月至今
现代教育技术中心	卞　良	主　任	2008 年 8 月至 2012 年 11 月
	马竟先	主　任	2012 年 11 月至今
	李　伟	书　记	2016 年 11 月至今
实验室与装备服务中心	吴克谦	主　任	2008 年 3 月至 2009 年 3 月
	黄　楚	主　任	2009 年 12 月至 2011 年 11 月
	马维华	主　任	2011 年 11 月至 2013 年 12 月
	肖　华	主　任	2013 年 12 月至 2015 年 10 月
	杨惠芳	主　任	2015 年 10 月至今
	卢晓华	书　记	2016 年 10 月至今
医学教育研究所	霍正浩	所　长	2010 年 3 月至 2013 年 5 月
	方建群	所　长	2013 年 5 月至今
医学科学技术研究中心	朱建华	主　任	2008 年 5 月至 2010 年 4 月
	赵　巍	主　任	2010 年 5 月至今
	黄　楚	书　记	2011 年 11 月至 2013 年 10 月
	刘曙光	书　记	2014 年 4 月至 2015 年 5 月
	周建辅	书　记	2015 年 10 月至今
实验动物中心	杨　文	主　任	2012 年 12 月至今
	冯俊彪	书　记	2016 年 10 月至今
生育力保持重点实验室	王燕蓉	主　任	2009 年 12 月至 2012 年 12 月
	吴　际	主　任	2012 年 12 月至今
	裴秀英	常务副主任	2016 年 11 月至今
颅脑疾病重点实验室	孙　涛	主　任	2007 年 7 月至今
	姚智卿	书　记	2016 年 10 月至今
回医药现代化重点实验室	牛　阳	主　任	2011 年 8 月至今
	马英锋	常务副主任	2017 年 5 月至今

附录 10：

宁夏医科大学首届杰出、优秀校友奖名单
（2013 年）

1. 首届杰出校友

刘天锡（73 级）　　郭龙（76 级）　　王燕蓉（77 级）　　步宏（77 级）

孙香萍（94 级）

2. 首届优秀校友

速家震（58 级）　　田顺典（58 级）　　傅致祥（59 级）　　金越震（60 级）

胡庆和（63 级）　　蒋正尧（64 级）　　郭得和（72 级）　　李秀萍（73 级）

刘秀芳（74 级）　　侯培森（75 级）　　周江宁（76 级）　　王福麟（77 级）

刘平和（77 级）　　伍建刚（77 级）　　苏　颖（77 级）　　李平安（77 级）

李春虹（77 级）　　宋东江（77 级）　　姜　宁（77 级）　　薛塞峰（77 级）

孙　宁（78 级）　　李正直（78 级）　　李峻岭（78 级）　　周　虹（78 级）

陶茂萱（86 级研究生）　　　　　　顾海欧（曾在校工作）

附录11:

宁夏医科大学
2008—2017 年退休正副高级职称人员名单

退休时间	正高级职称	副高级职称
2008 年	刘秀芳　任　力　袁本香　周　娅	
2009 年	李国放　李国莉　文润玲	刘桂珠　米藏智　苏全安　贺　军
2010 年	高亦珑　郭艾青	陈银涛　史小安　王桂兰　赵淑红
2011 年	杨桂珍　赵　瑞	惠六宁　王建军　张荣幸　赵光亚
2012 年	蒋袁絮　王成芳　王燕蓉	郭玉兰　赵　艳
2013 年	白　洁　贾月霞　王　妍　张　琳 赵锡兰　闫建端	陈永霞　解宾银　刘光华　杨晓萍 张延安
2014 年	贺　弋　吴飞燕	胡向莲　林延玲　牛希荣　任金霞 苏　羽　杨卫东　张焱
2015 年	曹　军　姬晓灵　邵　平　张惠英 滕　京	冯雅萍　沈新生　赵天春　闫惠琴
2016 年	李晓琳　汤建中　赵伟明	崔　岫　马俊儒
2017 年	田淑卿　张建中　崔建奇　龚力军 李正直　任义芳　孙　宁　张继荣	韩生银　康艳玲　马荣嬡　时银英 王爱红　王荒野　王效军　谢恩莲 薛新民　杨冬华　姚婉霞　叶　莉 周建军　周新民

后 记

"乾坤初造，平头六十，恰好一周甲子；细数流年，谈笑间顷，又历十年生聚。"伏案掩卷，《宁夏医科大学史（2008—2018）》终可付梓；黉夜月明，校史编写组不辱使命，为学校60华诞献上一份厚重的贺礼。

宁夏医学院栉风沐雨、筚路蓝缕，历经了60年的创业和发展。2008年8月更名为宁夏医科大学，10年的光阴又过去了。这10年是学校发展史上具有划时代意义的阶段。瞻之于表，窥之于里，梳理和记载这一阶段学校发展的脉络和足迹，是传承学校历史、弘扬学校文化、发扬学校精神的重要工作。学校党委、行政领导和各党政部门以及各学院高度重视，撰写和提供了大量文献、图片、实物和其他资料。编写组的同志们，四处奔走，八方收集，严密考据，字斟句酌，力争客观、真实地反映学校发展的面貌。随着文字的积累，一幅幅不忘初衷、砥砺前行的画卷逐步展开。屹立银川之南，云霞郁其蔚蒸，金石供其陶铸。钻研济世群科，学非探其花，要自拔其根。名师济济，桃李不言，下自成蹊。受命驱驰，致力医道之传，厚积人文之蕴。在有限的时间里，要全面翔实地记载和总结这些方面的内容，是相当困难的。也一定有很多令人遗憾之处。朝乾夕惕，我们将在大家的帮助下争取做得更好。

本书的编撰是在学校党委的直接领导下进行的。全体编委会成员认真审稿，审阅文献资料。马林、孙涛任主编，田淑卿、朱建华、周文韬、王想平、汤波任副主编，负责本书撰写的组织协调工作。本书分工组稿情况分别为：第一章，王想平；第二章，张云飞；第三章，周文韬；第四章，雷鸣选；第五章，邱鹏飞；第六章，张晓奇；第七章，李颖；第八章，孙冬梅；第九章，林俊英；第十章，李谦；第十一章，张云飞；第十二章，汤波；第十三章，卢晓华；附录，魏银军。王想平负责全书的统稿和润稿。全校各学院、各党政部门和教职员工对校史撰写工作给予了大力支持，在此一并表示衷心感谢！

以此书祝贺宁夏医科大学校庆60周年，祝学校鹏程万里，再创辉煌！